实用头面痛诊疗学

主　编　冯卓蕾

副主编　谭　晶　孙东光

编　委　（按姓氏汉语拼音排序）

冯卓蕾　金　笛　李小琳

刘玉林　孙东光　谭　晶

唐元章

科学出版社

北　京

内 容 简 介

本书共 14 章，第 1～3 章为头面痛基础知识介绍，包括头面部解剖、头面痛评估和头面痛分类。第 4～7 章为原发性头痛疾病的具体阐述，包括病因及发病机制、辅助检查、临床表现、诊断和鉴别诊断、治疗方法及预防措施等。第 8～14 章为相关专科疾病引起头面痛的介绍，将眼科、口腔科、耳鼻喉科等专科相关头面痛疾病分部位、分类别地从病因、发病机制、临床表现、诊断等方面进行了详细阐述。

本书以最新国际头面痛分类标准为指导，结合最新基础研究理论和治疗新技术，全面详细地阐述了疼痛专科常见头面痛疾病及相关专科头面痛疾病诊治的全过程，是疼痛专科医师必读书，也是神经内科、眼科、耳鼻喉科、麻醉科等临床医师的实用参考用书。

图书在版编目（CIP）数据

实用头面痛诊疗学 / 冯卓蕾主编. —北京：科学出版社，2021.1
ISBN 978-7-03-067334-3

Ⅰ. 实… Ⅱ. 冯… Ⅲ. ①头痛–诊疗②面神经痛–诊疗 Ⅳ. ①R741.041 ②R745.1

中国版本图书馆 CIP 数据核字（2020）第 255220 号

责任编辑：张立丽 / 责任校对：杜子昂
责任印制：李 彤 / 封面设计：蓝正设计

科 学 出 版 社 出版
北京东黄城根北街 16 号
邮政编码：100717
http://www.sciencep.com

北京凌奇印刷有限责任公司 印刷

科学出版社发行 各地新华书店经销
*
2021 年 1 月第 一 版 开本：787×1092 1/16
2021 年 1 月第一次印刷 印张：14 3/4
字数：355 000
POD定价： 69.80元
（如有印装质量问题，我社负责调换）

前　言

世界卫生组织（World Health Organization，WHO）于 2000 年提出"慢性疼痛是一种疾病"。随后，国际疼痛学会（International Association for the Study of Pain，IASP）将"疼痛"确认为继呼吸、脉搏、体温和血压之后人类第五大生命体征。可见，"疼痛"不仅是一种主观感受，而且其本身就是一种疾病，应该得到认真对待和正确治疗。疼痛中的头面部疼痛在临床十分常见，严重影响人们的生活质量。目前关于头面部疼痛诊疗的书较少。随着国内外专家对头面痛疾病研究的不断深入，其病理生理学机制和临床研究结果日新月异。为此，我们依照 2018 国际头面痛分类标准（第三版），参阅了近年来国内外头面痛疾病相关文献并结合国内外疼痛医学治疗经验，从临床实用角度出发，组织相关专业人士编写了《实用头面痛诊疗学》一书。希望本书能提高临床医师对头面痛的诊疗水平，使头面痛患者得到早期、正确的诊断和及时的治疗，最大限度地改善患者的生活质量。

本书共 14 章，将临床常见难治性头面痛相关疾病进行了全面阐述，包括头面痛疾病的病因和发病机制、临床表现、诊断和鉴别诊断、治疗方法及预防措施等；书中配有相关图片，使内容形象具体更加容易理解。本书在充分体现全面性和实用性的基础上，注重介绍新的基础研究理论和前沿的治疗技术，为疼痛科、神经内科、眼科、耳鼻喉科和麻醉科等临床医师、本科生、研究生及规培生提供了一本实用有益的学习参考工具。本书内容新颖，题材广泛，重点突出，实用性强，基本体现了当前国内外头面痛的诊疗先进水平，是近年来少有的关于头面痛诊疗的用书。

本书得到了国内疼痛相关领域专家的关怀和指导，以及科学出版社的支持与帮助，在此致以衷心感谢。

尽管我们在编写过程中做了很大的努力，但限于编者经验，书中不足之处敬请广大读者提出宝贵意见。

编　者

2020 年 11 月

目　录

第1章 头面部解剖

第1节 头面部解剖概述

一、头面部边界与分区

头部以下颌角、下颌骨下缘、乳突尖端、上项线和枕外隆凸的连线为界与颈部分开。以眶上缘、颧弓上缘、外耳门上缘至乳突的连线为界，头部分为后上方的颅部和前下方的面部。

头部以颅骨为支撑，外部覆盖皮肤、筋膜和肌肉，内部容纳脑及被膜。面部有视器、位听器、口、鼻等器官，其中味器和嗅器属头面部的特殊感觉器。鼻腔和口腔是呼吸道和消化道与外界相通的门户。头面部的血液供应来自颈内、外动脉和椎动脉，并经颈内、外静脉回流；淋巴均流向颈深淋巴结；神经主要是脑神经，少部分是脊神经颈丛的分支。

二、头面部体表及骨性标志

头部骨性标志明显，对于头部定位有重要意义（图 1-1，图 1-2）。

1. 眉弓 位于眶上缘上方 1.5cm、额结节下方的弓状隆嵴处，在老年男性中较为突出。眉弓对应大脑额叶下缘，其内侧深面有额窦。

2. 眶上切迹 位于眶上缘内、中 1/3 交界处，距正中线约 2.5cm，内有眶上血管和神经走行。用力按压时感觉疼痛。眶上切迹或呈孔状。据统计，两侧均呈切迹者占 59.2%，两侧均呈孔状者占 36.1%，一侧呈孔状、另一侧呈切迹者占 4.7%。眶上孔纵径平均为 0.29cm，横径平均为 0.18cm。

3. 眶下孔 位于眶下缘中点下方约 0.8cm 处，距正中线约 2.84cm，相当于鼻翼与眼外眦连线的中点。眶下孔呈卵圆形，口朝下，纵径平均为 0.5cm，横径平均为 0.3cm，眶下血管及神经由此穿过。此处为眶下神经阻滞的位点。行神经阻滞时，朝上、偏后方向进针，穿刺针与面部中线成 30°夹角。

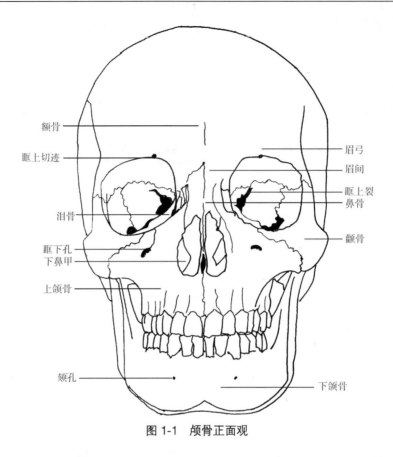

额骨
眶上切迹
泪骨
眶下孔
下鼻甲
上颌骨
颏孔

眉弓
眉间
眶上裂
鼻骨
颧骨
下颌骨

图 1-1　颅骨正面观

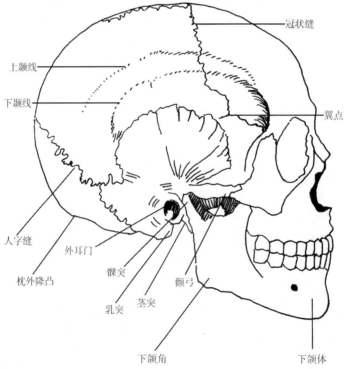

上颞线
下颞线

人字缝
枕外隆凸
外耳门
乳突
髁突
茎突
颧弓
下颌角

冠状缝
翼点
下颌体

图 1-2　颅骨侧面观

4. 颏孔　位于下颌第一、二前磨牙根下方，下颌体上、下缘连线的中点或其稍上方，距正中线约 3cm。呈卵圆形，实际是一个短管，开口多向后上方，纵径平均为 0.5cm，横径平均为 0.3cm，有颏血管和颏神经通过，为颏神经阻滞的穿刺部位。颏孔的位置和开口方向均随年龄改变而发生变化，其位置可随年龄增长而逐渐上移和后移，7~8 岁儿童略低于成人位置，15 岁时接近成人，脱牙老人由于下颌牙槽吸收则多接近下颌体上缘。其开口方向在婴儿期朝前上方或前方，6 岁以后朝向后上方。行颏神经阻滞时，穿刺颏孔的进针方向应向内下、稍偏后，穿刺针与该处皮肤成 45°夹角。

眶上切迹、眶下孔和颏孔三者一般位于同一垂直面上，也可按此做各神经的阻滞麻醉。

5. 翼点　额、顶、颞、蝶四骨汇合之处多呈"H"形，又称翼区，其中心位于颧弓中点上方约二横指处（约 3.8cm）。翼点是颅骨的薄弱部分，内面有脑膜中动脉前支通过，此处受暴力打击时易发生骨折，常伴有该处动脉的撕裂出血，形成硬膜外血肿。

6. 颧弓　由颞骨的颧突和颧骨的颞突共同组成，全长均可触及。颧弓上缘相当于大脑半球颞叶前端的下缘。颧弓下缘与下颌切迹间的半月形中点，是咬肌神经阻滞及上、下颌神经阻滞的进针点。

7. 耳屏　为位于耳甲腔前方的扁平突起。在耳屏前方约 1cm 处可触及颞浅动脉搏动，在耳屏前方还可以检查颞下颌关节的活动情况。

8. 髁突　位于颧弓下方、耳屏前方，构成颞下颌关节。在张、闭口运动时可触及髁突向前、后滑动，若髁突滑动受限将导致张口困难。

9. 下颌角　位于下颌体下缘与下颌支后缘相交处。位置突出，骨质薄弱，是下颌骨骨折的好发部位。

10. 乳突　位于耳垂后方，在其根部前内方有茎乳孔，面神经由此孔出颅。在乳突后部的颅骨内面有乙状窦沟，容纳乙状窦。乳突根治术时注意勿伤及面神经和乙状窦。

11. 前囟点　是冠状缝与矢状缝的相交点，又名冠矢点。新生儿此处的颅骨因骨化尚未完成，仍由结缔组织膜性连接，呈菱形，称为前囟，1~2 岁时闭合。前囟膨出是颅内压增高的体征。

12. 人字点　是矢状缝的后端与人字缝的相交点。有时此处呈一线性凹陷，可以触之。新生儿的后囟即位于此处。后囟较前囟小，呈三角形，出生后 3~6 个月闭合。患佝偻病或脑积水时，前、后囟均闭合较晚。

13. 枕外隆凸　位于枕骨外面正中最突出的隆起，与枕骨内面的窦汇相对应。65%的男性和 10%的女性枕外隆凸发育明显。枕外隆凸有项韧带附着，下方有枕骨导血管，颅内压增高时枕骨导血管扩张。沿枕外隆凸做正中切口行颅后窝开颅术时，注意勿伤及窦汇和枕骨导血管，以免发生大出血。

14. 上项线　自枕外隆凸向两侧延伸至乳突的骨嵴，内面与横窦平齐。

第 2 节　颅部的解剖

颅部由颅顶、颅底、颅腔和内容物组成。颅顶又分为额顶枕区和颞区，并包括其深面的颅顶诸骨。颅底有内、外面之分。内面分为颅前窝、颅中窝和颅后窝三部分。颅底有许多重要的孔道，是神经和血管出入颅的部位。

一、颅顶

（一）额顶枕区

1. 边界　前为眶上缘，后为枕外隆凸和上项线，两侧借上颞线与颞区分界。

2. 层次　覆盖于此区的软组织由浅入深分为 5 层，即皮肤、浅筋膜（皮下组织）、帽状腱膜及枕额肌、腱膜下疏松结缔组织和颅骨外膜。其中，浅部三层连接极其紧密，合称"头皮"。深部两层连接疏松，易于分离。

（1）皮肤：厚而致密，可作为植皮的供皮区。含有大量毛囊、汗腺和皮脂腺，是疖肿和皮脂腺囊肿的好发部位。皮肤富含丰富的血管，外伤时易出血，但是创口愈合较快。

（2）浅筋膜：由致密的结缔组织和脂肪组织构成，内有纤维束将皮肤和帽状腱膜紧密相连，将脂肪分隔成许多小格，内有血管和神经穿行。感染时渗出物不易扩散，小格内压力急剧升高压迫神经末梢引起剧痛。小格内的血管多被周围结缔组织固定，创伤时血管断端不易自行收缩闭合，故出血较多，常需压迫或缝合止血。浅筋膜内的血管和神经分为前、后两组。

前组包括内、外侧两组。外侧组距正中线约 2.5cm，走行眶上动、静脉和眶上神经。内侧组距正中线约 2cm，有滑车上动、静脉和滑车上神经通过。两动脉均是眼动脉终支，两神经均是眼神经分支。眶上动脉在眶上神经的外侧，滑车上动脉在滑车上神经的内侧。三叉神经痛患者可在眶上缘内、中 1/3 处有压痛。

后组包括枕动、静脉和枕大神经。枕动脉是颈外动脉的分支，枕静脉汇入颈外静脉。枕大神经是第 2 颈神经后支的内侧支，穿过颈深部肌群，在上项线平面距正中线 2cm 处穿斜方肌腱膜，然后和枕动脉伴行，走向颅顶。枕动脉在枕大神经外侧，两者间有一定的距离。行枕大神经阻滞时以枕外隆凸与乳突连线中点为进针点，或在枕外隆凸下方一横指、向外侧约 2cm 处进行。

颅顶的神经均走行于皮下组织，其间存在纤维束，所以皮下组织内注入局部麻醉药（简称局麻药）有较大阻力。因为神经分布互相重叠，局麻药阻滞一支神经常得不到满意的效果，应将神经阻滞的范围扩大。

（3）帽状腱膜：前连枕额肌额腹，后连枕腹，两侧逐渐变薄，续于颞浅筋膜。头皮外伤若未伤及帽状腱膜，则伤口裂开不明显；若伤及帽状腱膜，则出血汹涌。缝合头皮时一定要注意此层，减少皮肤张力，有利于伤口愈合和止血。

（4）腱膜下疏松结缔组织：又称腱膜下间隙，是位于帽状腱膜与骨膜之间的薄层疏松结缔组织，前至上眼睑和鼻根，后达上项线。头皮通过此层与颅骨外膜疏松连接，此层出血时血液容易广泛蔓延，形成较大的血肿，在鼻根及上眼睑皮下出现瘀斑。此间隙内的静脉经导静脉与颅骨板障静脉和颅内硬脑膜静脉窦相通，若发生感染，可继发颅骨骨髓炎或向内扩散。因此，腱膜下间隙被认为是颅顶部的"危险区"。

（5）颅骨外膜：由致密结缔组织构成，借少量结缔组织与颅骨表面相连，两者易于剥离。骨膜与颅缝紧密连接，骨膜下血肿或脓液常局限于一块颅骨的范围内。

（二）颞区

1. 边界　位于颅顶两侧，上界为上颞线，下界至颧弓上缘，前界是额骨颧突和颧骨额突，后界为上颞线的后下段。

2. 层次　软组织由浅入深分为 5 层，依次为皮肤、浅筋膜、颞筋膜、颞肌和骨膜。

（1）皮肤：颞区皮肤移动性较大，是手术切口常选择的位置，愈合后瘢痕不明显。

（2）浅筋膜：脂肪组织较少，其内的血管和神经分为耳前和耳后两组（图 1-3）。

1）耳前组有颞浅动、静脉和耳颞神经，三者伴行，从腮腺上缘发出，至颧弓表面到达颞区。颞浅动脉是颈外动脉发出的两终支之一，在耳屏前方可触及搏动；颞浅静脉伴行，汇入下颌后静脉；耳颞神经是三叉神经第三支下颌神经的分支，对其进行局部阻滞可在耳轮脚前方进行。

2）耳后组有耳后动、静脉和枕小神经，分布于颞区后部。耳后动脉起自颈外动脉；耳后静脉汇入颈外静脉；枕小神经来自第 2、3 颈神经，属颈丛的分支。

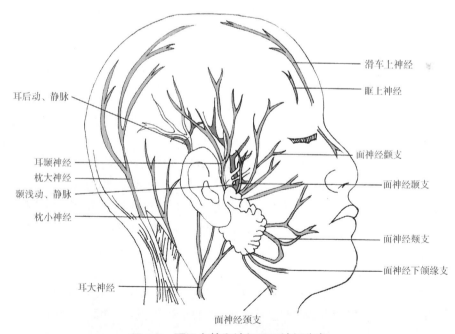

图 1-3　颞区血管和神经及面神经分布

（3）颞筋膜：分为颞浅筋膜和颞深筋膜。颞浅筋膜很薄弱，为帽状腱膜的延续，向下至面部逐渐消失；颞深筋膜浅层附着于颧弓的外面和上缘，深层附着于颧弓的内面和上缘。两层之间夹有脂肪组织，颞中动脉（发自上颌动脉）和颞中静脉由此经过。

（4）颞肌：较厚，呈扇形，起自颞窝和颞深筋膜深面，前部肌纤维向下，后部肌纤维向前，逐渐集中，经颧弓深面，止于下颌骨冠突和下颌支前缘与内侧面。开颅减压术常采用颞区入路。颞肌深部走行血管和神经，颞深动脉来自上颌动脉，颞深神经来自下颌神经，支配颞肌。

（5）骨膜：较薄，紧贴于颞骨表面，此区很少发生骨膜下血肿。颞肌下部深面与颞骨骨膜之间的间隙为颞深间隙，其内有疏松结缔组织和大量脂肪组织，向深与颞下间隙相通，向前与面部颊脂体延续。因此，此间隙有出血或炎症时，可蔓延至面部，形成血肿或脓肿。

（三）颅顶骨

颅顶骨在胚胎发育时期是膜内化骨，出生时尚未完全骨化，因此，在某些部位仍保留膜性结构，如前囟和后囟。

颅顶各骨均属扁骨。前方为额骨，后方为枕骨，在额、枕骨之间是左、右顶骨。两侧前方小部分为蝶骨大翼，后方大部分为颞骨鳞部。各骨之间以致密结缔组织相结合。

颅顶骨呈圆顶状，有一定弹性，受外力打击时成人骨折线多以受力点为中心向四周放射，小儿颅顶骨弹性较大，外伤后常发生凹陷性骨折。

颅顶骨分为外板、板障和内板3层。外板较厚，对张力的耐受性较大，而弧度较内板为小。内板较薄，质地较脆弱，又称玻璃样板。因此，外伤时外板可保持完整，而内板却发生骨折，同时，骨折片可刺伤局部的血管、脑膜和脑组织引起血肿。板障是内、外板之间的骨松质，含有红骨髓。由于板障静脉位于骨内，手术时不能结扎，常用骨蜡止血。板障静脉通常归纳为4组：额板障静脉、颞前板障静脉、颞后板障静脉和枕板障静脉。板障管在X线片上呈裂纹状，有时误认为骨折线，应注意鉴别。

二、颅底内面

颅底在结构、邻接及相关临床意义上有以下特点：①各骨质厚薄不一，由前向后逐渐增厚，颅前窝最薄，颅后窝最厚，骨质较薄的部位在外伤时易骨折；②颅底的孔、裂、管是神经和血管的进出通道，某些骨质内部又有空腔结构，这些部位都是颅底的薄弱点，易受外伤骨折，并伴有脑神经和血管损伤；③颅底与颅外的一些结构紧密连接，如翼腭窝、咽旁间隙、眼眶等，这些部位的病变可蔓延入脑，相反，颅内病变也可出现颅外受累部位的症状；④颅底骨与脑膜紧密连接，外伤后可能引起脑脊液外漏。

（一）颅前窝

颅前窝由额骨眶部、筛骨筛板、蝶骨小翼和蝶骨大翼构成，容纳大脑半球额叶、嗅神经、嗅球和嗅束。颅前窝骨折涉及筛板时，常伴有脑膜和鼻腔顶部黏膜撕裂，导致脑脊液鼻漏，若伤及嗅神经会使嗅觉丧失。骨折线经过额骨眶板时，可见结膜下出血的典型症状，如眶周淤血。此外，额窦亦常受累，脑脊液和血液可经额窦流入鼻腔。

（二）颅中窝

颅中窝呈蝶形，由蝶骨体的上面和侧面、蝶骨大翼的脑面、颞骨岩部的前面及颞骨鳞部构成，分为较小的中央部和两个较大而凹陷的外侧部。

1. 中央部　位于蝶骨体上面和侧面，主要结构有垂体、垂体窝和两侧海绵窦。

（1）垂体：位于蝶鞍中央的垂体窝内，向上借垂体柄及漏斗穿过鞍膈与第三脑室底的灰结节相连。垂体肿瘤可突入第三脑室，发生脑脊液循环障碍，引起颅内高压。垂体病变可使垂体窝深度增加，甚至侵及蝶窦。行垂体肿瘤切除术时，要避免损伤视神经及视交叉、海绵窦和颈内动脉。

（2）垂体窝：位于蝶鞍中央，前方为鞍结节，后方为鞍背，顶为硬脑膜形成的鞍膈，底为蝶窦上壁，两侧为颈动脉沟和海绵窦。

（3）海绵窦：海绵窦位于蝶鞍两侧，是一对重要的硬脑膜静脉窦，由硬脑膜两层间的腔隙构成。窦内间隙有许多结缔组织小梁，将窦腔分隔成许多小的腔隙，窦中血流缓慢，感染时易形成栓塞。其内有颈内动脉和展神经通行。颅底骨折除可伤及海绵窦外，亦可伤及颈内动脉和展神经。两侧海绵窦经鞍膈前、后和垂体下方的海绵间窦相交通，故一侧海绵窦的感染可蔓延到对侧。

在窦的外侧壁内，自上而下排列有动眼神经、滑车神经、眼神经与上颌神经。海绵窦一旦发生病变可出现海绵窦综合征，表现为上述神经麻痹、神经痛和结膜充血水肿等症状。

窦的前端与眼静脉、翼丛、面静脉和鼻腔的静脉相交通，面部化脓性感染可借上述通道扩散至海绵窦，引起海绵窦炎或形成血栓。

窦的内侧壁上部与垂体相邻，垂体肿瘤压迫窦内的动眼神经和展神经，引起眼球运动障碍、眼睑下垂、瞳孔开大及眼球突出等。窦的内侧壁下部与蝶窦相邻，蝶窦炎可形成海绵窦血栓。

窦的后端在颞骨岩部尖处分别与岩上、下窦相连。岩上窦汇入横窦或乙状窦，岩下窦经颈静脉孔汇入颈内静脉。窦的后端与位于岩部尖处的三叉神经节靠近，所以在三叉神经节手术时应避免损伤海绵窦。

海绵窦向后还与枕骨斜坡上的基底静脉丛相连，后者向下接续于椎内静脉丛。椎内静脉丛又与体壁的静脉相通，故腹膜后隙感染亦可经基底静脉丛蔓延至颅内。

2. 外侧部　容纳大脑半球的颞叶。眶上裂内有动眼神经、滑车神经、展神经、眼神经及眼上静脉穿行。颈动脉沟外侧蝶骨大翼上由前内向后外有圆孔、卵圆孔和棘孔，分别有上颌神经、下颌神经及脑膜中动脉通过。在弓状隆起的外侧有鼓室盖，由薄层骨板构成，分隔鼓室与颞叶及脑膜。在颞骨岩部尖端处有三叉神经压迹，坐落着三叉神经节。

临床上治疗三叉神经痛时采用三叉神经节阻滞疗法。阻滞途径是从颧弓后 1/3 下方、口角外侧 2.5cm 稍上方，正对上颌第二磨牙处进针，沿下颌支内面刺向翼突基部到卵圆孔前方，并在 X 线下证实进针位置和路径。退针，改向后上穿入卵圆孔，到达三叉神经压迹处三叉神经节内注入局麻药。由于蛛网膜下隙延伸入三叉神经腔内，极少量的局麻药误入蛛网膜下隙即可能引起意识丧失或心搏骤停，故行三叉神经节阻滞需十分谨慎。

颅中窝有多个孔、裂和腔，是颅底骨折的好发部位。蝶骨中部骨折常同时伤及脑膜和蝶窦黏膜，使蝶窦与蛛网膜下隙相通，经鼻腔流出血性脑脊液。如伤及颈内动脉和海绵窦，可形成动静脉瘘，引起眼静脉淤血，并伴有搏动性突眼症状。如累及穿过窦内和窦壁的神经，则出现眼球运动障碍和二叉神经刺激症状。岩部骨折侵及鼓室盖且伴有鼓膜撕裂时，血性脑脊液可经外耳道溢出，岩部内走行的面神经和前庭蜗神经可能受累。

（三）颅后窝

颅后窝由颞骨岩部后面和枕骨内面组成。在 3 个颅窝中，此窝最深，面积最大，窝内容纳小脑、脑桥和延髓。窝底中央有枕骨大孔，为颅腔与椎管相接处，孔的前后径约 3.6cm，宽约 3.0cm，延髓经此孔与脊髓相连，并有左、右椎动脉和副神经的脊髓根通过。颅内脑膜在枕骨大孔处与脊髓被膜相互移行，硬脊膜在枕骨大孔边缘与枕骨紧密连接，故硬脊膜外隙与硬脑膜外隙互不相通。颅后窝骨折时脑脊液和血液无法排出，外部不易观察，更具危险性，数日后乳突部皮下常有瘀斑。

枕骨大孔的前方为斜坡。在枕骨大孔的前外侧缘有舌下神经管，为舌下神经出颅的部位。颞骨岩部后面中份有内耳门，内有面神经、前庭蜗（位听）神经和迷路动、静脉通过。枕骨外侧部与颞骨岩部之间有颈静脉孔，舌咽、迷走、副神经和颈内静脉在此通过。枕内隆凸为窦汇所在处，横窦起自窦汇两侧，在同名沟内走向颞骨岩部上缘的后端，续于乙状窦。乙状窦沿颅腔侧壁下行，继而转向内侧，达颈静脉孔，续于颈内静脉。乙状窦与乳突小房仅以薄层骨板相隔，术中凿开乳突时注意勿损伤乙状窦。

舌咽神经在行程中与迷走神经和副神经关系密切，舌咽神经受损时可出现迷走神经和副神经损伤的症状。脑干内部病变累及舌咽神经有关核团时，一般只出现感觉障碍与咽肌瘫痪。当肿瘤压迫或损害舌咽神经时，可产生剧烈疼痛，此时根据舌咽神经感觉纤维与三叉神经分布区域的差异，可与三叉神经痛相鉴别。

舌咽神经阻滞可从外耳道外口下方、乳突前缘稍前方垂直皮肤进针 1.25～2.50cm，触及茎突后将穿刺针针尖稍向后移动，沿茎突后缘进针 0.5～1.0cm，针尖到达颈静脉孔下方，回吸无血，注入药物。此外，舌咽神经阻滞也可在乳突尖与下颌角两者中点处垂直进针，针尖过茎突前方少许，注入局麻药。行舌咽神经阻滞时，第 X、XI 对脑神经和颈交感干可能同时被阻滞，需谨慎。

小脑幕是一个由硬脑膜形成的宽阔的半月襞，介于大脑半球枕叶与小脑之间，构成颅后窝的顶。小脑幕圆凸的后外侧缘附着于横窦沟及颞骨岩部上缘，止于后床突。其凹陷的前内侧缘游离，向前延伸附着于前床突，形成小脑幕切迹。小脑幕切迹与鞍背共同形成一个卵圆形的孔，环绕中脑。小脑幕切迹上方与大脑半球颞叶的海马旁回钩紧邻。当幕上颅内压显著增高时（如颅内血肿），海马旁回钩被推移至小脑幕切迹下方，形成小脑幕切迹疝，使脑干受压，导致动眼神经受牵拉或挤压，出现同侧瞳孔扩大、对光反射消失、对侧肢体轻瘫等体征。颅内压增高时，小脑扁桃体因受压而嵌入枕骨大孔，形成枕骨大孔疝，压迫呼吸和循环中枢，危及生命。

（四）颅内脑神经

脑神经共有 12 对，主要分布于头面部，其中迷走神经还分布到胸腹腔内脏器官（图1-4）。在这 12 对脑神经中，第 I、II、VIII 对脑神经是感觉神经，第 III、IV、VI、XI、XII 对脑神经是运动神经，第 V、VII、IX、X 对脑神经是混合神经。

1. 嗅神经　传导嗅觉冲动,由上鼻甲和鼻中隔上部黏膜内的嗅细胞中枢突聚集成15～20 条嗅丝,穿过筛板入颅前窝,连于大脑腹侧的嗅球。

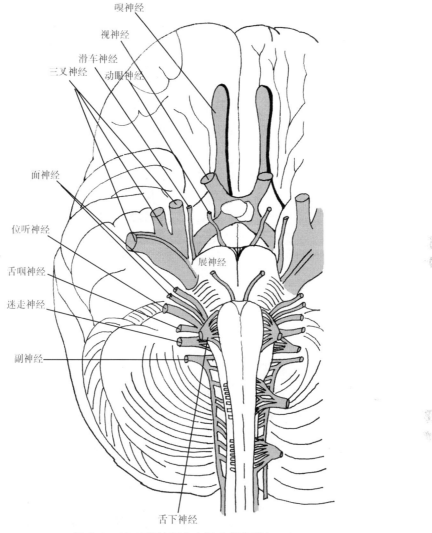

图 1-4　12 对脑神经分布图(颅底观)

2. 视神经　传导视觉冲动,起于眼球视网膜,由眶内经视神经管入颅中窝,续于视交叉。

3. 动眼神经　为运动神经,自中脑腹侧离脑,穿硬脑膜入海绵窦外侧壁继续前行,经眶上裂入眶。动眼神经含一般躯体和一般内脏运动纤维,前者支配大部分眼外肌,后者支配瞳孔括约肌和睫状肌。

4. 滑车神经　为躯体运动神经,于中脑背侧前髓帆处出脑,绕大脑脚向前穿入海绵窦外侧壁,在动眼神经下方继续前行,经动眼神经外上方穿眶上裂入眶,支配上斜肌。滑车神经和动眼神经亦含本体感觉纤维。

5. 三叉神经　为脑神经中最大的头面部感觉神经,也是咀嚼肌的运动神经。躯体感觉纤维大部分起源于三叉神经节。

6. 展神经 为躯体运动神经，于脑桥延髓之间正中线两旁离脑，在鞍背外侧方穿硬脑膜进入海绵窦内，在颈内动脉外侧行向前出海绵窦，继而经眶上裂内端入眶，至外直肌。

7. 面神经 为混合神经，于延髓脑桥沟的外侧部附于脑，经内耳门入内耳道，穿过颞骨岩部骨质内弯曲的面神经管，最后出茎乳孔离颅。

8. 位听神经 由传导位置平衡感觉冲动的前庭神经和传导听觉冲动的蜗神经组成。前庭神经节位于内耳道底。蜗神经节位于内耳蜗轴螺旋管内。两神经从内耳道底起始，经延髓脑桥外侧端、面神经的外侧入脑。

9. 舌咽神经 为混合神经，由连于延髓外侧面的许多根丝集合成神经，经颈静脉孔出颅腔。

10. 迷走神经 为混合神经，在舌咽神经的下方由许多附于延髓的根丝集合成干，经颈静脉孔出颅腔。

11. 副神经 为特殊内脏运动神经，由延髓根和脊髓根构成。

12. 舌下神经 为躯体运动神经，由延髓外侧沟离脑，经舌下神经管出颅腔。舌下神经支配舌肌。

第 3 节　面部的解剖

根据解剖学特点和临床应用的需要，面部可分为眶区、鼻区、口区和面侧区。面侧区位于颧弓、鼻唇沟、下颌骨下缘与胸锁乳突肌上份前缘的区域，分为颊区、腮腺咬肌区和面侧深区。此外，面部血管众多，神经密集，腔隙丰富。

一、面部浅层结构

（一）皮肤与浅筋膜

面部皮肤富于弹性，薄而柔软，面部连接疏松，鼻尖等部连接紧密。面部皮肤含有较多皮脂腺、汗腺和毛囊，是皮脂腺囊肿和疖肿的好发部位。浅筋膜由疏松结缔组织构成，其中颊部脂肪聚成的团块称颊脂体。睑部皮下组织少而疏松，水肿易在此部位出现。浅筋膜内有面肌、神经、血管、淋巴和腮腺管穿行。由于血供丰富，创伤时出血较多，但面部创口愈合较快，抗感染能力较强。面部含有丰富的血管和神经，当情绪激动或患某些疾病时，面部颜色也随之快速地变白或变红。

（二）面肌

面肌属于皮肌，薄而纤细，起自面颅诸骨或筋膜，止于皮肤，使面部呈现各种表情，故又称表情肌。面肌主要集中在眼裂、口裂、鼻孔和耳的周围。面肌由面神经支配。面神经受损时引起面瘫。

（三）血管、淋巴及神经

1. 血管 面浅层主要由面动脉分支供应，与上颌动脉、颞浅动脉和颈内动脉分支形成广泛的吻合。

（1）面动脉：在颈动脉三角内自颈外动脉发出，在咬肌止点前缘经过至面部，经口角和鼻翼外侧斜向前上行至内眦，改称内眦动脉。面动脉在下颌骨下缘与咬肌前缘相交处可触及搏动，面部浅层出血多在此处压迫止血。面动脉后方有同名静脉伴行，浅面有部分面肌覆盖，并有面神经下颌缘支和颈支越过。面动脉的分支有上、下唇动脉和鼻外侧动脉。

（2）面静脉：起自内眦静脉，位置较浅，伴行于面动脉的后方，至下颌角下方，与下颌后静脉前支汇合，穿深筋膜注入颈内静脉。面静脉通过内眦静脉和眼上静脉与海绵窦交通，面部感染有向颅内扩散的可能，尤其是口裂以上两侧口角至鼻根的三角形区域，导致化脓性脑膜炎，故此区有面部"危险三角区"之称。口角平面以上的一段面静脉通常无瓣膜，面肌的收缩或挤压可促使血液逆流进入颅内。

2. 淋巴 面部浅层淋巴管非常丰富，吻合成网，注入下颌下淋巴结和颏下淋巴结。此外，面部还有一些不恒定的淋巴结，如位于眶下孔附近的颧淋巴结、颊肌表面的颊淋巴结和位于咬肌前缘的下颌淋巴结，均注入下颌下淋巴结。

3. 神经 面浅部的感觉神经来自三叉神经，面肌的运动神经来自面神经分支。

（1）三叉神经：为混合神经，发出眼神经、上颌神经和下颌神经三大分支。眼神经经眶上裂入眶，上颌神经穿圆孔出颅入翼窝，下颌神经自卵圆孔出颅后至颞下窝，三支分布于面部皮肤、眼、口腔、鼻腔、鼻窦的黏膜、牙和脑膜等处，传导痛、温、触、压等多种躯体感觉。三大分支在面部的分布以眼裂和口裂为界，眼裂以上为眼神经分支分布，口裂以下为下颌神经分支分布，两者之间为上颌神经分支分布。

三叉神经有 5 个较大的感觉终末支。

1）眶上神经：为眼神经分支，伴眶上血管，由眶上切迹或孔穿出至皮下，分布于额部皮肤。

2）眶下神经：为上颌神经分支，伴眶下血管，出眶下孔，在提上唇肌深面下行，其分支分布于下睑、鼻背外侧及上唇皮肤。上颌部手术时常在眶下孔处阻滞眶下神经。

3）颏神经：为下颌神经分支，伴颏血管出颏孔，在降口角肌深面分为数支，分布于下唇及颏区的皮肤和黏膜。

4）颊神经：发自下颌神经，分布于颊部皮肤和黏膜。

5）颧神经：起自上颌神经，分布于颧部皮肤。

（2）面神经：由茎乳孔出颅，向前穿入腮腺，先分为上、下两干，再各分为数支并相互交织成丛，最后呈扇形分为 5 组分支，支配面肌（图1-3）。

1）颞支：多为 2 支，经腮腺上缘，斜跨颧弓，支配额肌和眼轮匝肌上部。

2）颧支：多为 3～4 支，由腮腺前上方穿出，支配眼轮匝肌下部、颧肌及上唇诸肌。

3）颊支：有 3～4 支，出腮腺前缘，支配颊肌和口裂周围诸肌。

4）下颌缘支：仅 1 支，从腮腺下端穿出，行于颈阔肌深面，越过面动、静脉的浅面，沿下颌骨下缘前行，支配下唇诸肌及颏肌。

5）颈支：由腮腺下端穿出，在下颌角附近至颈部，行于颈阔肌深面，并支配该肌。

二、面 侧 区

面侧区位于颧弓、鼻唇沟、下颌骨下缘与胸锁乳突肌上份前缘围成的区域，包括颊区、腮腺咬肌区和面侧深区。本节重点介绍后两个区域。

（一）腮腺咬肌区

腮腺咬肌区即腮腺和咬肌所在的下颌支外面和下颌后窝，其上界为颧弓和外耳道，下界为下颌骨下缘，前界为咬肌前缘，后界为乳突和胸锁乳突肌上部的前缘。主要结构为腮腺、咬肌及有关的血管和神经等。

1. 腮腺　略呈锥体形，底向外侧，尖向内侧突向咽旁，通常以下颌骨后缘或以穿过腮腺的面神经丛作为分界，分为深、浅两部。

腮腺位于面侧区外耳道前上方，上缘邻接颧弓、外耳道和颞下颌关节，下平下颌角，前邻咬肌、下颌支和翼内肌后缘，浅部向前延伸，覆盖于咬肌后份的浅面，后缘邻接乳突前缘及胸锁乳突肌前缘的上份，深部位于下颌后窝内及下颌支深面。腮腺实质内及其深面有神经和血管穿行。这些与腮腺深部相邻的茎突和起于茎突的肌肉，以及颈内动静脉、舌咽神经、迷走神经、副神经和舌下神经等结构，称为"腮腺床"。

2. 腮腺咬肌筋膜　为颈深筋膜浅层向上的延续，在腮腺后缘分为深、浅两层，包绕腮腺形成腮腺鞘，两层在腮腺前缘融合，覆盖于咬肌表面，称为咬肌筋膜。腮腺鞘与腮腺结合紧密，并发出间隔，深入到腺实质内，将腮腺分隔成许多小叶。由于腮腺有致密的筋膜鞘包裹，炎症时常引起剧痛。腮腺鞘浅层特别致密，而深层薄弱且不完整，腮腺化脓时，脓肿不易从浅层穿透，而易穿入深层，形成咽旁脓肿或穿向颈部。由于有分隔存在，故在切开排脓时，应注意引流每一个脓腔。

3. 腮腺管　由腮腺浅部前缘发出，在颧弓下一横指处向前横行越过咬肌表面，至咬肌前缘急转向内侧，穿颊肌、颊脂体和颊黏膜，开口于第二磨牙相对处的腮腺乳头上。用力咬合时，在咬肌前缘处可以触摸到腮腺管。开口处黏膜隆起，称腮腺乳头，可经此乳头插管，进行腮腺管造影。腮腺管的体表投影相当于自鼻翼与口角间的中点至耳屏间切迹连线的中 1/3 段。

4. 腮腺淋巴结　位于腮腺表面和腺实质内。浅淋巴结引流耳郭、颅顶前部和面上部的淋巴。深淋巴结收集外耳道、中耳、鼻、腭和颊深部的淋巴。浅、深淋巴结均注入颈外侧淋巴结。

5. 穿经腮腺的结构　纵行的有颈外动脉、颞浅动静脉、下颌后静脉及耳颞神经；横行的有上颌动静脉、面横动静脉及面神经分支。上述血管神经的位置关系由浅入深依次为面神经分支、下颌后静脉、颈外动脉及耳颞神经。

（1）面神经：在颅外的行程中，因穿经腮腺而分为 3 段。

第 1 段为面神经干，从茎乳孔穿出至进入腮腺以前的一段，位于乳突与外耳道之间的切迹内。此段长 1.0～1.5cm，向前经过茎突根部浅面，虽被腮腺所遮盖，但尚未进入腮腺实质内，是进行面神经阻滞的位点。面神经阻滞的穿刺点在乳突前方 0.5cm 处，与正中矢状面约成 30°进针，针尖向内上方达茎乳孔，深 2.5～4.0cm，针触及面神经时出现面神经麻痹的相关体征。

第 2 段为腮腺内段，面神经主干于腮腺后内侧进入腮腺，在腮腺内分为上、下两干，分支彼此交织成丛，形成颞、颧、颊、下颌缘、颈 5 组分支。面神经位于颈外动脉和下颌后静脉的浅面。腮腺肿瘤可压迫面神经引起面瘫。

第 3 段为面神经穿出腮腺以后的部分。

面神经的 5 组分支，分别由腮腺浅部上缘、前缘和下端穿出，呈扇形分布，至各相应区域，支配面肌。

（2）下颌后静脉：由颞浅静脉和上颌静脉穿入腮腺汇合而成，在颈外动脉的浅面下行，分为前、后两支，穿出腮腺。前支与面静脉汇合，注入颈内静脉；后支与耳后静脉合成颈外静脉。

（3）颈外动脉：由颈部上行，经二腹肌后腹和茎突舌骨肌深面入下颌后窝，由深面穿入腮腺，至下颌颈平面分为两个终支。上颌动脉行经下颌颈内侧入颞下窝；颞浅动脉在腮腺深面发出面横动脉，供应腮腺，而后至颞区。

（4）耳颞神经：入腮腺鞘，在腮腺深面上行，与耳大神经分支共同管理腮腺的感觉，出腮腺至颞区。当耳颞神经因腮腺肿胀或受肿瘤压迫时，可引起由颞区向颅顶部放射的剧痛。

6. 咬肌　起自颧弓下缘及其深面，止于下颌支外侧面和咬肌粗隆。后 1/3 部被腮腺掩盖，其余部分覆以咬肌筋膜，浅面有面横动脉、腮腺管、面神经颊支和下颌缘支横过。

（二）面侧深区

1. 边界　又称下颌支深区，位于下颌支深面、颅底下方、口腔及咽的外侧，有 1 顶、1 底和 4 个壁，内容物有翼内外肌、翼丛、上颌动脉和下颌神经等。前壁为上颌骨体的后面，后壁为腮腺深部和茎突诸肌，外侧壁为下颌支，内侧壁为翼突外侧板和咽侧壁，顶为蝶骨大翼的颞下面和颞肌，底平下颌骨下缘。

2. 内容

（1）翼内、外肌：翼内肌起自翼窝，肌纤维斜向外下，止于下颌支内侧面的翼肌粗隆。翼内肌单侧收缩时使下颌骨向对侧移动，两侧同时收缩时使下颌骨上提和前移。翼外肌上头起自蝶骨大翼的下面，下头起自翼突外侧板的外面。肌纤维均斜向外后方，止于下颌颈和下颌关节囊。

翼内肌位于颞下窝的下内侧部，翼外肌位于上外侧部。两肌腹间及其周围疏松结缔组织中有重要的血管和神经穿行。

（2）翼丛：是位于翼内、外肌与颞肌之间的静脉丛。收纳与上颌动脉分支伴行的静脉，最后汇合成上颌静脉，回流到下颌后静脉。翼丛与上颌动脉位于颞下窝的浅部；翼内、外肌的肌腹、下颌神经及其分支则位于该区的深部。

翼丛向前通过深静脉与面静脉相通，再经内眦静脉通入眼上静脉，与颅内海绵窦交通；向前上通过眶下裂的静脉连于眼下静脉，与颅内海绵窦交通。故口、鼻、咽等部位的感染可沿上述途径蔓延至颅内。

（3）上颌动脉：平下颌颈高度起自颈外动脉，经下颌颈的深面入颞下窝，再经翼外肌的浅面或深面入翼腭窝。以翼外肌为界可分为以下 3 段。

第 1 段位于下颌颈深面，自起点至翼外肌下缘，主要分支有：①下牙槽动脉经下颌孔入下颌管，分支至下颌骨、下颌牙及牙龈，终支出颏孔，分布于颏区；②脑膜中动脉行于翼外肌深面，穿耳颞神经两根之间垂直上行，穿棘孔入颅，分布于颞顶区内面的硬脑膜。

第 2 段位于翼外肌的浅面或深面，分支有：①咀嚼肌支有数条，延伸至咀嚼肌；②颊动脉与颊神经伴行，至颊肌和颊黏膜。

第 3 段位于翼腭窝内，主要分支有：①上牙槽后动脉向前下穿入上颌骨后面的牙槽孔，分布于上颌窦、上颌后份的牙槽突、牙、牙龈等；②眶下动脉为上颌动脉的终支，穿眶下裂入眶，沿途发出分支，分布于上颌前份的牙槽突、牙、牙龈，出眶下孔至下睑及眶下方的皮肤。

（4）下颌神经：三叉神经最粗大的分支，为混合神经，自卵圆孔出颅，入颞下窝，分为前、后两干。下颌神经发出运动支支配咀嚼肌，包括翼内肌神经、翼外肌神经，颞深前、后神经和咬肌神经。下颌神经还发出下述 4 个感觉支。

1）颊神经：经翼外肌两头之间穿出，沿下颌支前缘的内侧下行至咬肌前缘，穿颊肌分布于颊黏膜和颊侧牙龈，另有分支穿颊脂体分布于颊区和口角的皮肤。颊神经阻滞可在上颌第三磨牙后方的磨牙后窝表面黏膜进针，刺中神经时颊部有电击样感觉，稍退针后注药。

2）耳颞神经：起自下颌神经，环绕脑膜中动脉，然后合成一干，沿翼外肌深面，绕下颌骨髁突的内侧至其后方转向上行，穿入腮腺鞘，于腮腺上缘处浅出，分布于外耳道、耳郭及颞区的皮肤。耳颞神经阻滞可在外耳道和颞下颌关节之间或近耳部颧弓上缘约 1cm 的发际处，也可在颧弓中点下 1cm 处，触及颞浅动脉的搏动，在颞浅动脉搏动点的同一水平处进针，刺入深度约 0.5cm，注入局麻药。

3）舌神经：经翼外肌深面下行，途中接受鼓索的味觉纤维和副交感纤维，继续行向前下，位于下颌支与翼内肌之间，再沿舌骨舌肌的浅面前行至口底，分布于下颌舌侧牙龈、下颌下腺、舌下腺、舌前 2/3 及口底黏膜。可在下颌最后磨牙稍后方、下颌骨内侧面触及和压迫舌神经，持针邻近神经刺入 1cm，注入局麻药。

4）下牙槽神经：位于舌神经后方，与同名动、静脉伴行，经下颌孔入下颌管，分支于下颌骨、下颌诸牙和牙龈，终支出颏孔后，称颏神经，分布于颏区皮肤。行下牙槽神经阻滞术时，从口腔内下颌第三磨牙后 1.5cm，相当于下颌支前缘内侧的黏膜处刺入，平行下磨牙咬合面，沿黏膜和下颌支内面缓缓进针 2.5～3.5cm，直至下颌磨牙和舌前部出现异感，注入局麻药。

（三）面侧区的间隙

位于颅底与上、下颌骨之间，是散在于骨、肌肉与筋膜之间的间隙，彼此相通。间隙内充满疏松结缔组织，感染可沿间隙扩散。以下主要介绍 3 个间隙。

1. 咬肌间隙　位于咬肌深部与下颌支上部之间的间隙，咬肌的血管神经通过下颌切迹穿入此隙，从深面进入咬肌。前方紧邻下颌第三磨牙，许多牙病所致的感染如第三磨牙冠周炎、牙槽脓肿和下颌骨骨髓炎等均可扩散至此间隙。

2. 翼下颌间隙　位于翼内肌与下颌支之间，上续颞下间隙，前下通舌下间隙，内侧通咽旁间隙，外侧经下颌切迹与咬肌间隙相通。此间隙充满疏松结缔组织，内有舌神经、下牙槽神经和同名动、静脉通过。下牙槽神经阻滞，即注入局麻药于此间隙内。牙源性感染常累及此间隙。

3. 颞下间隙　为翼下颌间隙向上的延续，间隙内充满疏松结缔组织，并有翼静脉丛、上颌动脉及其分支以及下颌神经的始段。此间隙上通颞浅、深间隙和颅内，向下移行为翼下颌间隙，向前内侧通翼腭窝，向后内侧通咽旁间隙。

（谭　晶　金　笛）

第2章 头面痛评估

头面痛的诊断是依据患者对疼痛的主诉，通过详细的病史采集、系统的体格检查、重点的专科检查和其他辅助检查来全面评估判断疼痛的来源、性质和程度，只有正确的早期诊断才能使患者得到及时合理的治疗，早日康复。因此，掌握和正确应用基本的诊断方法和程序、综合评估和分析、得出正确的结论是临床医师的必备技能。

第1节 头面痛的病史采集

头面痛是一种主观感受，受患者主观因素影响较大，因此准确的病史采集非常重要。疼痛的病史采集是医师通过对患者或有关人员进行详细的询问，获得完整准确的病史资料，如了解患者疼痛的原因、部位、性质、程度、持续时间、缓解或加重的原因等信息，还可以做一些必要的辅助检查。同时依据临床经验和思维，去伪存真，由表及里，最终对疼痛做出正确的定性、定位诊断。

病史采集是建立和谐的医患关系、获得患者信任的最佳时机和途径，为以后的诊疗过程奠定良好的基础。病史采集可以在门诊或病房进行，应注意保护患者的隐私，选择在相对独立的空间内进行。很多患者就诊时焦虑、紧张，甚至不信任医师，医师应该主动营造温馨、宽松、和谐的就医环境，消除患者的紧张情绪，促使医患之间进行良好的沟通，并建立患者对医师的信任。另外，患者是凭主观感觉叙述症状，加之缺乏医学知识，常有表达不确切的情况。医师在收集、分析和鉴别资料的过程中，切忌"先入为主"地对病情资料任意取舍，牵强附会地推理解释，从而失去诊断思维的客观性。所以，应当在聆听患者诉说过程中不断思考、鉴别和判断，力求病史资料的完整和客观。

头面痛的病史采集包括患者的一般情况、现病史、既往史、个人史、家族史5个方面。

一、患者的一般情况

包括性别、年龄、职业（如工种、工龄、劳动时的姿势、用力方式、工作环境的温度和湿度等）、婚育状况、民族等。一般情况可以为我们的诊疗工作提供有价值的信息，如长期从事电脑工作的人群易罹患颈源性头痛，年轻女性易出现反复发作的偏头痛，老年人易发生颞下颌关节紊乱，更年期女性易患心源性头痛等。

另外，生命体征如体温、脉搏和呼吸次数及节律、血压的变化能反映一些疾病的病因和诱因。如高血压头痛与血压的变化相关，脑膜炎头痛可能伴有体温升高、脉率增快等。

二、现病史

现病史是患者此次就诊的主要原因，是病史中最重要的部分。包括头面痛的发病情况、疼痛特征、诱发和缓解因素、诊治经过和效果。因此，现病史是纵观疾病全貌，进行正确诊断、治疗及判定预后的必要基础。

1. 发病情况

（1）头面痛的首发症状：常提示病变的主要部位，各种症状和体征体现的功能缺损又可提示病变的解剖学定位。

（2）发病因素及发病急缓：包括发病时间、发病前明显的致病因素和诱发因素等。发病急缓是定性诊断或病理学诊断的重要线索。急骤发病可因急性血管事件、炎症、中毒及外伤等引起，缓慢发病多为肿瘤、慢性炎症、变性疾病、遗传代谢性疾病和发育异常性疾病等引起。了解感染、外伤、过劳、情绪激动、饮食习惯等有助于对病因的判断。

（3）疾病进展及演变：如头面部疼痛自出现到加重、恶化、复发、缓解或消失的经过，症状加重与缓解的原因，各种症状出现的时间顺序、方式、性质及伴发症状，既往诊治经过及疗效，疾病进展与演变情况等，这些均可辅助定性诊断、指导治疗和判断预后。

2. 头面痛的特征　主要包括疼痛的部位、性质、程度、发生时间与持续时间、伴随症状和体征等。

（1）部位：头面痛是单侧或双侧、表浅或深在、前部或后部、局限或弥散、颅内或颅外等。

鼻窦、牙齿、眼和上位颈椎损伤引发的头面痛一般位于一侧，虽有时定位不明确，但患者通常能指出疼痛的区域，如前额、上颌和眶周。三叉神经痛多位于一侧三叉神经分支的支配区内。颅外病变导致的头痛多局限而表浅，如颅外动脉炎导致头痛局限于血管分布区，颅内病变导致头痛弥散而深在，颅后窝损伤所致疼痛位于病变同侧后枕部。小脑幕以上病变导致头痛位于额、颞、顶区，小脑幕以下病变导致头痛位于枕部、耳后部和上颈部，也可放射至前额。头顶部和枕部疼痛常提示紧张性头痛，较少情况可能是蝶窦、筛窦病变或大的脑静脉血栓形成。

需要注意的是多数头面部疼痛疾病，疼痛部位即病变所在，而有些疼痛则远离病变部位，往往反映支配该区的神经病变或神经走行部位上的病变，应仔细鉴别。如前额头痛可因青光眼、鼻窦炎、椎基底动脉血栓形成和颅内压增高等引起；耳部疼痛可为耳疾病，也可能提示咽喉部、颈部、颅后窝等处病变；眶周和眶上疼痛除反映局部病变，也是丛集性头痛的发作部位。

（2）性质：典型的疼痛性质对疾病的诊断仍有一定价值。如胀痛、钝痛或酸痛，无明确定位，多见于功能性或精神性头痛；搏动性头痛多见于偏头痛；头部紧箍感、头顶重压感和钳夹样痛多见于紧张性头痛；电击样、针刺样和烧灼样锐痛多为神经病理性疼痛。

（3）程度：是患者对疼痛的体验，通常是主观描述，是由个人耐受性及心理状态等多因素决定的。疼痛程度分为 5 级：无痛、轻度疼痛、中度疼痛、重度疼痛和严重疼痛。疼痛的严重程度对疾病的诊断有提示作用，如异常剧烈头痛伴有呕吐常提示脑膜刺激性头痛，常见疾病是蛛网膜下腔出血。目前，一些疼痛评估量表可作为评估疼痛程度的客观依据。除了量表评估外，询问患者能否进行日常工作，能否从睡梦中疼醒或因疼痛无法入睡，也可作为疼痛严重程度的客观反映。

（4）发生时间与持续时间：头痛出现的时间对诊断有一定意义，头痛的持续时间和频率也是病史采集的一个重要信息。如有先兆的偏头痛多发生于清晨或白天，约半小时疼痛程度达到高峰，可持续 4～24 小时或更长，一般数周发作一次，一周发作数次者罕见。典型的丛集性头痛呈周期性发作，每天发作一次或多次，多发生在入睡后 1～2 小时或白天固定的时间，每次持续 10～30 分钟，持续数周至数月，发病间歇不出现头痛。颅内肿瘤所致头痛可在任何时间发作，持续数分钟至数小时。紧张性头痛持续数周、数月甚至更长时间。偏头痛、青光眼、化脓性鼻窦炎和蛛网膜下腔出血引起的头痛常突然发生，数分钟内达高峰。细菌性或病毒性脑膜炎引起的头痛发病相对缓慢，1～2 日或数日达高峰。脑肿瘤为亚急性或慢性头痛，进展期发生颅内压增高时头痛可突然加重。咽部寒冷刺激所致的疼痛，通常迅速发生，持续数秒。第一次发生的剧烈头痛多为器质性病变，应高度警惕，进一步查明病因。

（5）伴随症状和体征：包括发热、精神症状、意识障碍、恶心、呕吐、眩晕、畏声、畏光、视野缺损、眼肌麻痹、视力减退、眼底出血、视盘水肿、脑膜刺激征、血压增高、癫痫发作和共济失调等。因此，对头痛患者应进行细致询问和神经系统检查，同时检查血压、体温和眼底等。颅脑听诊发现杂音提示大的动静脉畸形，触诊可发现粗硬的颞动脉伴触痛，鼻翼旁触碰诱发电击样疼痛提示三叉神经痛。

3. 头面痛的诱发或缓解因素　　头痛可与特定的事件相关，即存在诱发或缓解因素。诱发因素可为疾病诊断提供有力支持。如舌咽神经痛患者，一般会在吞咽、咳嗽、说话或打哈欠时诱发剧烈疼痛。高颅内压、颅内感染、脑肿瘤等所致的头痛常在咳嗽、打喷嚏、大笑、摇头、低头和弯腰等动作后加剧。低颅内压性头痛常在卧床时减轻、直立时加重。高血压头痛在情绪激动或紧张时可诱发，清晨时较明显。鼻窦炎所致头痛在感冒后加重，多于睡醒后或上午 10 时发作，弯腰及气压改变时加重。颈源性头痛在按摩颈肌后明显减轻，颈椎活动时头痛加重，颈部伴有僵硬感和疼痛。偏头痛可因生气、兴奋、焦虑、激动或担心等引起头痛发作，以无先兆的偏头痛多见。紧张性头痛多在紧张性活动、精神压力加大后发作。饮酒、过劳、负重、弯腰、扭伤、咳嗽及性交等均可导致特殊类型头痛发作。

三、既往史

即患者的过去史，包括患者的身体素质和所患疾病、外伤手术、预防接种、药物及食物过敏、输血、疫病接触等病史，尤其是与此次就诊的头面痛相关病史。如低颅内压性头痛的患者应着重询问其外伤、手术、椎管内麻醉经过和治疗情况。这对探究当前疾病的病因和鉴别诊断有重要意义。头面痛既往相关病史通常有以下几种。

1. 头部、脊柱外伤或手术史，外伤时是否伴昏迷、抽搐或瘫痪，是否合并骨折，有无后遗症等。

2. 神经系统感染性疾病史，包括脑炎、脑膜炎、脑脓肿及寄生虫病，以及流行性疾病、传染病等。

3. 心血管疾病史，如各种类型的心律不齐、心肌梗死、高血压、动脉粥样硬化、大动脉炎及周围血管栓塞等病史。

4. 食物、药物过敏史，金属或化学毒物接触及中毒史，放射性物质、工业粉尘接触史等。

四、个人史

包括患者的出生地，疫区生活史，职业及放射物、工业毒物接触史，饮食习惯及烟酒摄入量，长期用药史，毒品麻药使用量，婚育状况，家庭关系等。对女性患者要询问月经史和生育史，对小儿患者要询问生长、发育史及患儿母亲妊娠、分娩史。个人史在病史采集中十分重要，许多不良生活习惯和生活环境是疼痛疾病的诱发或加重因素。了解个人史可以为诊治提供参考，为做出正确诊断提供思路和依据。

五、家族史

询问患者父母、兄弟姐妹、子女等的健康状况，是否患有同样的疾病。很多疾病有一定的家族遗传倾向，如遗传性共济失调、橄榄脑桥小脑萎缩等神经系统遗传性疾病。同时，需注意患者家族中有无与患者疾病相关的癫痫、肿瘤、周期性瘫痪和偏头痛病史者。

第 2 节　头面痛的一般检查

一、头颅部检查

1. **视诊**　观察头颅大小和形态，有无巨颅畸形、小头畸形、尖头畸形、舟状头畸形等；有无肿块、凹陷、瘢痕、色素沉着和手术切口等；有无头部运动异常。

2. **触诊**　检查头部有无压痛点，如枕大神经和枕小神经出筋膜处的压痛点。婴儿需检查囟门是否饱满，颅缝有无分离。

3. **叩诊**　如头部叩击痛、脑积水患儿的空瓮音等。

4. **听诊**　颅内血管瘤、血管畸形、大动脉部分阻塞可闻及血管杂音。

二、面部检查

（一）面部视诊

首先观察有无面部畸形、面肌抽动、萎缩、色素脱失或沉着，脑-面血管瘤病患者有无面部血管色素斑痣，结节硬化症患者有无面部皮脂腺瘤等；其次，观察眼睑有无下垂、水肿，巩膜有无黄染、眼窝内陷或外凸、角膜溃疡、角膜缘黄绿色或棕黄色环（肝豆状核变性）等；鼻腔是否通畅、有无异常分泌物，鼻黏膜有无充血，鼻中隔有无偏曲；口部有无唇裂；口腔黏膜的颜色，牙齿、牙龈、舌的状况，咽部和扁桃体的情况；耳郭、外耳道外形有无红肿、异常分泌物。

（二）面部触诊

1. 眼的触诊 用指压法粗略感受眼压。正常眼球触感如同鼻尖，当触之如口唇时，眼压降低，触之像额头时，眼压增加。

2. 耳的触诊 用力按压咽鼓管，如出现剧痛，提示患有中耳炎；鼓窦外壁及乳突尖有明显压痛，提示急性乳突炎；咽鼓管和乳突都出现压痛，提示中耳炎合并乳突炎。

3. 鼻的触诊 按压或叩击颧部，若出现压痛或叩击痛，提示上颌窦炎；向后、向上用力按压患者眼眶上缘内侧，若出现压痛，提示额窦炎；在鼻根部和眼内眦之间向后方按压，若出现压痛，提示筛窦炎。

4. 颞下颌关节的触诊 按压颞下颌关节区，检查有无压痛；感觉双侧髁突的活动度和对称性；观察张口时髁突与关节窝、关节盘、关节结节是否分离，闭口时髁突能否复位；注意活动时是否出现弹响。

三、颈部检查

1. 一般检查 应注意颈部姿势及头位，双侧颈部是否对称，重点寻找压痛点及检查有无包块。患者取坐位，头略前屈，检查者一手扶患者额部，另一手拇指自颈 2 棘突向下或自颈 7 棘突向上逐个触诊棘突，注意有无位置偏歪，棘间隙有无变窄，项韧带有无肥厚，棘间、棘旁有无压痛及放射痛，颈部肌群有无条索硬结，枕神经有无压痛等。

2. 活动范围检查 颈椎前屈与后伸各为 35°～45°，左、右侧屈各为 45°，左、右旋转各为 60°～80°。在以上运动中，屈伸动作主要由下段颈椎完成，侧屈动作主要由中段颈椎完成，旋转动作主要由寰枢关节完成，点头动作主要由寰枕关节完成。

3. 其他 颈项强直、活动受限、姿态异常见于痉挛性斜颈；强迫头位、颈部活动受限见于颅后窝肿瘤、颈椎病变；颈项粗短、后发际低、颈部活动受限见于颅底凹陷症和颈椎融合症患者。注意检查双侧颈动脉搏动是否对称及有无异常等，颈动脉狭窄时颈部可闻及血管杂音。

四、精神状态检查

包括一般行为、情感、思维、知觉、注意力、记忆力、计算力及判断力等。需重视患者的主诉，如抑郁症患者可主诉记忆力下降或肌无力，但事实上患者既无健忘症也无肌力下降；长期头痛的患者会有烦躁、注意力不集中、记忆力减退、睡眠障碍等症状，严重者则出现焦虑症和抑郁症，甚至有轻生的念头。

五、意识障碍的检查

正常人意识清醒，必须建立在大脑半球认知功能与网状结构觉醒机制之间完善的相互作用基础上。当意识障碍患者无法自诉疼痛特征时，神经系统检查则是意识障碍患者疼痛病因学诊断的重要环节，须详细检查瞳孔大小及对光反射、头眼反射、眼前庭反射及对疼痛刺激的运动反应等。

1. 瞳孔 占位性病变使丘脑受压，表现为丘脑性瞳孔；中脑至眶部走行的动眼神经任何部位病变或抗胆碱能药物、拟交感神经药物中毒，表现为固定的散大瞳孔；中脑水平脑干损伤，表现为固定的中等大小瞳孔；脑桥水平局灶性损伤或阿片类中毒，表现为针尖样瞳孔；中脑或动眼神经病变，表现为不对称瞳孔和一侧瞳孔对光反射迟钝，但是也可见于20%的正常人群。

2. 眼外肌运动 无脑干病变的意识障碍患者，检查头眼反射通常可见双眼水平同向运动充分，冰水刺激试验示双眼向冰水刺激侧强直性同向运动。

3. 疼痛刺激反应检查 对疼痛刺激的去皮质强直反应（屈肘、肩部内收、腿及踝部伸直），与丘脑本身病变或大脑半球巨大病变压迫丘脑有关。对疼痛刺激的去大脑强直反应（伸肘、肩及前臂内旋、下肢伸直），与中脑功能严重受损有关。对疼痛刺激的双侧对称性姿势，提示双侧结构性病变或代谢性疾病，单侧或非对称性姿势提示对侧大脑半球或脑干结构性病变。对疼痛刺激无反应，常为脑桥和延髓病变。

六、脑膜刺激征的检查

脑膜刺激征见于脑膜病变和其他颅内病变（如蛛网膜下腔出血、脑水肿及颅内压增高）等，深昏迷时脑膜刺激征消失。

1. 颈强直 患者处于卧位或者坐位，嘱其身体放松，手托着患者的头屈颈，观察其下颌是否能碰到胸部。如果能且下颌和胸部之间没有空隙，说明脑膜刺激征阴性。如果下颌和胸部之间有空隙，可以用横指来衡量空隙的大小，一横指、两横指还是三横指，分别代表着颈强直程度的轻重。如果不能，说明脑膜刺激征阳性。但需排除颈椎疾病所致。

2. 克尼格征（Kernig sign） 患者仰卧，下肢于髋、膝关节处屈曲成直角，检查者于膝关节处伸直其小腿，如出现疼痛使伸直受限，大腿与小腿间夹角<135°，称为克尼格征阳性。颈强直与克尼格征分别见于颅后窝占位性病变和小脑扁桃体疝。

3. 布鲁津斯基（Brudzinski）征 患者仰卧，屈颈时出现双侧髋、膝部屈曲；压迫双侧面颊部时双上肢外展、肘部屈曲；叩击耻骨联合时出现双侧下肢屈曲和内收；一侧下肢膝关节屈曲，并向腹部屈曲，对侧下肢亦发生屈曲，皆为布鲁津斯基征阳性。如果这些检查结果都是阳性，代表着患者颅内可能有炎症或出血。

七、额叶释放征的检查

患者有明显的脑部病变，如弥漫性脑病（包括代谢性、中毒性、缺氧性）、正常压力脑积水、外伤后脑病等，均可出现额叶释放征。

1. 眼轮匝肌反射　一手指向后下方牵拉患者眼外眦处皮肤，用叩诊锤轻叩检查者的手指，正常时受试侧眼轮匝肌收缩闭眼，对侧眼轮匝肌轻度收缩。

2. 眉间反射　用叩诊锤轻叩患者两眉间，正常时双侧眼轮匝肌收缩产生瞬目反应。

3. 口轮匝肌反射　用叩诊锤轻叩患者一侧上唇或鼻部三角区处皮肤，可见同侧口轮匝肌收缩，轻叩上唇正中处可见整个口轮匝肌收缩而致撅嘴。

4. 吸吮反射　轻触患者口唇引起口轮匝肌收缩，出现吸吮样动作，可见于正常婴儿，脑弥漫性病变也可出现。

5. 头后仰反射　患者头部微前倾，用叩诊锤轻叩上唇中部，正常时无反应，双侧皮质延髓束或弥漫性大脑损害时，头部出现短促的后仰动作。

6. 掌颏反射　刺激手掌鱼际肌处皮肤引起同侧颏肌收缩，见于锥体束病变和弥漫性大脑病变，也偶见于正常人。

7. 角膜下颌反射　用棉签刺激一侧角膜引起双侧眼轮匝肌收缩闭眼（角膜反射）及翼外肌收缩，使下颌偏向对侧。

8. 下颌反射　患者微张口，检查者一指指腹置于下颌中央，持叩诊锤轻叩指腹，正常时无反应或反应轻微，双侧皮质延髓束损害时反射亢进。

9. 强握反射　检查者用手指触摸患者手掌可引起患者的握持动作，发生于新生儿和额叶病变患者。

八、头面痛其他检查

头面痛的检查应强调寻找痛点、扳机点及眼部检查。

1. 常见压痛点　包括蝶窦外的各鼻窦区、枕大、枕小及耳大神经出深筋膜处。这些部位若有炎症，可有明显的压痛，而患者的主诉往往仅是头痛。

2. 扳机点　指可以触发疼痛发作的特殊点。三叉神经痛患者常在三叉神经分布区某一部位特别敏感，稍加触碰即可引起疼痛剧烈发作。患者多能自己指出，检查时不可反复触及发作，以免增加患者痛苦。

3. 眼部检查　包括眼压、屈光度及眼底的检查。如青光眼眼压增高、屈光不正及脑血管病变患者均可因头痛就诊。必要时应请眼科会诊。

4. 表情　较严重的头面部疼痛，患者常有痛苦表情，并伴有呻吟、面色苍白、出汗，这往往提示器质性疾病。而心理因素或精神因素所致头面部疼痛，其表情复杂而多变。

5. 体位　这里强调的是头面部疼痛发生时的体位。如低颅内压头痛，常在直立位时加重，相反，高颅内压头痛常在平卧位时加重。

第 3 节 头面痛的神经系统检查

一、脑神经检查

脑神经检查是定位或诊断头面痛的重要神经系统检查。

（一）嗅神经

1. 检查方法 询问患者是否有嗅幻觉等主观嗅觉障碍。用手压瘪一侧鼻孔，用香皂、牙膏和乙醇先后放于鼻孔前。了解患者能否察觉并分辨气味。完毕后再检查对侧。鼻腔存在炎症或阻塞的患者不宜行此项检查。醋酸、甲醛溶液和乙醇等刺激性物质能强烈刺激三叉神经，不宜用于嗅觉检查。

2. 临床意义 如一侧嗅觉消失，则常为同侧嗅球、嗅索或嗅丝的损害，最常见的原因是创伤。双侧嗅觉丧失见于蝶鞍附近肿瘤。颅前窝病变如嗅球或额叶底部肿瘤可压迫嗅神经及视神经。慢性颅底病变如结核、肿瘤也可引起嗅觉障碍。此外，嗅觉过敏多见于癔症。

（二）视神经

1. 视力 视力代表视力中心的视敏度，分为远视力和近视力。

2. 色觉 对颜色辨认障碍见于先天性色盲、视觉通路病变和失认症等。

3. 视野 反映周边视力。视野的变化包括：①一侧全盲。视交叉以前的视神经、视盘损害可造成同侧视力丧失，如视神经炎、颅前窝骨折、眶内肿瘤。②双颞侧偏盲。为视交叉中部损害的特点，常见于脑垂体肿瘤。③同侧偏盲。为一侧视束病变所致，常见于内囊脑血管病变。

4. 眼底 记录视盘的形状、大小（有无先天性发育异常）、色泽（有无视神经萎缩）、边缘（有无视盘水肿），观察视网膜（有无出血、渗出、色素沉着和剥离）和视网膜血管（有无动脉硬化、狭窄、充血、出血）病变。眼底病变有助于高血压、动脉粥样硬化、慢性肾小球肾炎、糖尿病等疾病的诊断和鉴别诊断。

（三）动眼神经、滑车神经及外展神经

1. 眼睑 观察两侧眼裂大小是否相等，有无眼睑下垂。眼睑异常的临床意义见于：①睑裂变小，提示一侧上睑下垂或对侧面瘫。真性上睑下垂缘于动眼神经麻痹、重症肌无力和肌营养不良；假性上睑下垂可因颈交感神经麻痹所致，用力时可完全上抬。②双侧睑裂增大，可见于甲状腺功能亢进或双侧突眼。

2. 眼球 观察两侧眼球有无突出、凹陷、斜视、震颤。眼球异常的临床意义如下。

（1）眼球位置

1）单侧突眼：常提示眶内或颅内病变，亦见于甲状腺功能亢进。

2）双侧突眼：可缘于恶性突眼症、良性颅内压增高、多发性眶内肿瘤。

3）眼球内陷：多因眼球病变产生眼萎缩所引起，偶见于霍纳综合征所致的眼眶肌麻痹。

4）双眼向一侧痉挛性共同偏视：见于癫痫、前庭病变、额叶皮质侧视中枢或脑桥侧中枢病变所致的核上性眼肌麻痹。

5）跷跷板斜视：病侧眼球偏向内下，健侧眼球偏向外上，见于小脑及桥臂病变、四叠体病变和双侧内侧纵束病变。

6）动眼危象：双眼不自主发作性向上偏斜，为上丘脑刺激性病变所致，见于帕金森综合征。

7）一个或数个眼外肌瘫痪可致瘫痪性斜视。

8）先天异常等眼科疾病亦可导致斜视。

（2）眼球运动

1）眼球活动障碍和复视提示存在眼肌麻痹，轻微眼肌麻痹有时可仅有复视，不能发现眼球活动受限。

2）眼球震颤：记录眼震的方向、幅度、节律、频率及持续时间。眼震常由视觉系统、眼外肌、内耳迷路及中枢神经系统的疾病引起。

3. 瞳孔及瞳孔反射

（1）瞳孔

1）单侧瞳孔缩小：动眼神经刺激性病变或颈交感神经通路破坏性病变。

2）双侧瞳孔缩小：吗啡或镇静药中毒、脑桥病变、先天性瞳孔扩大肌缺失，也可见于睡眠中。

3）单侧瞳孔扩大：动眼神经麻痹或颈交感神经通路刺激性病变引起。

4）双侧瞳孔扩大：疼痛、恐惧、中脑病变、脑缺氧的深度昏迷、阿托品中毒及先天性异常，也可见于近视眼。

5）正常人瞳孔可出现虹膜震颤使瞳孔大小明显波动，双侧瞳孔轻度不对称可见于15%～20%的正常人。

（2）瞳孔对光反射

1）直接或间接对光反射迟钝或消失：视神经损害。

2）直接对光反射消失，但间接对光反射存在：动眼神经损害。

（3）瞳孔调节反射：正常者两眼注视远处物体后再突然注视近物，会出现两眼会聚、瞳孔缩小的现象。

（4）其他瞳孔反射还包括眼睑反射、眼瞳反射、睫脊反射、三叉神经瞳孔反射、耳蜗瞳孔反射、前庭瞳孔反射、迷走瞳孔反射和精神反射等，但并不作为常规检查。

（四）三叉神经

三叉神经是粗大的混合神经，感觉神经纤维支配面部感觉，运动神经纤维支配咀嚼肌和鼓膜张肌。三叉神经检查包括面部感觉、咀嚼肌运动和反射三部分。

1. 面部感觉　用棉签、圆头针、冷热水分别测试面部三叉神经分布区皮肤的温、痛和冷热觉，进行两侧、内外的对比。周围性病变表现为各种感觉缺失，核性感觉障碍呈"葱皮样"分离性感觉障碍。

2. 咀嚼肌运动　观察是否有颞肌和咬肌萎缩。嘱患者做咀嚼动作，感知两侧肌肉是否对称、肌张力及肌力大小。嘱患者张口，若下颌偏斜提示该侧翼肌瘫痪。

3. 反射

（1）角膜反射：用细棉絮轻触角膜外缘，正常时，被检者眼睑迅速闭合，称为直接角膜反射。同时和刺激无关的另一只眼睛也会同时产生反应，称为间接角膜反射。直接与间接角膜反射皆消失，见于受刺激侧三叉神经损害；直接反射消失，间接反射存在，见于受刺激侧面神经损害；直接反射存在，间接反射消失，见于受刺激对侧面神经损害。用细棉絮轻触角膜，如引起下颌向对侧偏斜，提示三叉神经核上型麻痹。角膜反射完全消失，见于深昏迷患者。

（2）下颌反射：患者略张口，检查者拇指置于其下颌中央，轻叩拇指，双侧咬肌不收缩，下颌不闭合，称为下颌反射正常。如发生双侧咬肌收缩，下颌闭合，称为下颌反射亢进；下颌反射亢进说明支配舌咽、迷走神经的双侧皮质脑干束损伤，多见于假性球麻痹。

（五）面神经

面神经为混合神经，运动神经支配面部表情肌的运动，感觉神经支配舌前 2/3 的味觉。

1. 面肌运动　嘱患者做蹙额、皱眉、瞬目、示齿、鼓腮和吹哨等一系列动作。怀疑轻度面肌瘫痪时，嘱患者用力闭眼和鼓腮并加以阻力。周围性面瘫时眼裂上、下面部表情肌均瘫痪，中枢性面瘫时仅眼裂以下的面肌瘫痪。

2. 味觉测试　嘱患者伸舌，使用食糖、食盐、醋或奎宁溶液，棉签蘸取少许涂于舌前一侧，令受试者指出写在纸上的甜、咸、酸、苦 4 个字之一。舌前 2/3 味觉丧失，提示面神经损害。

（六）位听神经

1. 蜗神经　主要负责传导听觉，损害时出现耳鸣、耳聋。传音性耳聋，其听力损害主要为低频音气导，损伤部位为外耳和中耳。感音性耳聋，高频音气导与骨导均下降，损伤部位在内耳及蜗神经。林纳试验（Rinne test）用于比较骨导和气导；韦伯试验（Weber test）用于比较双侧骨导；施瓦巴赫试验（Schwabach test）用于与正常人的骨导比较。

2. 前庭神经　调控躯体平衡、眼球动作、肌张力、体位、脊髓反射及自主神经系统等，受损出现眩晕、呕吐、眼球震颤和平衡障碍。

前庭功能检查包括：①自发性症状检查。自发性出现眩晕、呕吐、眼球震颤、平衡障碍、步态不稳等症状。②诱发试验。临床常用冷热水试验和转椅试验，通过变温和加速，观察前庭感受器受到刺激后出现的眼震情况。

（七）舌咽神经和迷走神经

舌咽神经和迷走神经在解剖和功能上极为密切，常同时受累。

1. 运动检查　嘱患者张口，观察悬雍垂和双侧腭弓是否居中，而后嘱其发"啊"音，观察悬雍垂是否居中，双侧软腭运动是否一致。一侧神经麻痹时，患侧腭弓低垂，软腭上提不佳，悬雍垂偏向健侧；双侧神经麻痹时，悬雍垂居中，双侧软腭上提不佳，甚至完全不能。

2. 感觉检查　用棉签轻触两侧软腭和咽后壁。

3. 味觉检查　舌咽神经支配舌后 1/3 的味觉，检查方法同面神经。

4. 反射检查

（1）咽反射：嘱患者张口，用压舌板轻轻触碰两侧咽后壁，出现作呕反应，即咽肌收缩和舌后缩。舌咽神经和迷走神经损害时，患侧咽反射减弱或消失。

（2）软腭反射：嘱患者张口，用压舌板轻轻触碰软腭或悬雍垂，引起软腭提高及悬雍垂后缩。舌咽神经和迷走神经损害时，软腭反射迟钝或消失。

（3）眼心反射：用示指和中指逐渐施加压力按压双侧眼球 20～30 秒，脉搏每分钟减少 12 次。迷走神经亢进者反射加强，脉搏每分钟减少超过 12 次；迷走神经麻痹者反射减退或消失。

（4）颈动脉窦反射：用示指与中指压迫一侧颈总动脉分叉处引起心率减慢。神经麻痹者该反射减弱或消失。

（八）副神经

嘱患者向两侧转颈和耸肩，感受两侧肌力。副神经损害时，患者向对侧转颈或向患侧耸肩时，感到无力或不能，同时患侧胸锁乳突肌和斜方肌萎缩，出现垂肩和斜颈。颈部淋巴结结核、颈部恶性肿瘤可致副神经颅外段损伤；枕骨大孔区及桥小脑角区肿瘤可致副神经颈静脉孔段及颅内段损伤。

（九）舌下神经

嘱患者张口，观察舌在口腔内的位置及形态，而后嘱患者伸舌，观察是否有舌偏斜、舌肌萎缩和肌束颤动。单侧舌下神经麻痹时病侧舌肌瘫痪，伸舌时舌尖偏向患侧，病侧舌肌萎缩；双侧舌下神经麻痹则舌肌完全瘫痪，舌位于口腔底不能外伸，并有言语、吞咽困难。颅底骨折、动脉瘤、肿瘤、颈椎脱位、枕骨髁部骨折及颅底或颈部施行手术时均可损伤舌下神经。

二、感觉系统检查

感觉系统检查的结果主观性较强，一般为患者的主观感受及回答，这与患者受教育程度、对医师提出问题的理解能力、合作程度等密切相关，是神经系统查体中最困难的部分。检查者应耐心细致，患者必须意识清楚，充分配合，并充分暴露检查部位。为避免患者的主观作用或受医师暗示，患者应闭眼。检查时可从感觉障碍区向健康区移行，自肢体远端查向近端，如感觉过敏，则改为从健康区向患区检查。遵循左右侧、近远端对比的原则。如有感觉障碍，应记录感觉障碍的类型及范围。

（一）浅感觉检查

1. 痛觉　分别使用大头针的尖端和圆顶端均匀地轻刺患者的皮肤，针刺频率为每秒 1

次，询问痛觉，注意两侧对称比较，同时记录痛觉类型（正常、过敏、减退或消失）与范围。痛觉障碍提示脊髓丘脑侧束损害。

2. 温度觉　用盛有热水（40～45℃）和冷水（0～10℃）的玻璃试管分别接触患者的皮肤，嘱其辨别热、冷感。温度觉障碍提示脊髓丘脑侧束损害。

3. 触觉　用棉絮轻触患者的皮肤或黏膜，询问有无感觉。触觉障碍提示脊髓丘脑前束和后索损害。

（二）深感觉检查

1. 震动觉　用震动着的音叉紧密放置于检查部位的骨突起处，如上肢的尺骨小头或桡骨茎突，下肢则在内踝或外踝，询问有无震动感觉，判断两侧有无差别。震动觉障碍提示后索损害。

2. 位置觉　将患者的手指和足趾向上、向下、向左、向右轻微活动，询问患者是否察觉及其移动方向。位置觉障碍提示后索损害。

3. 运动觉　检查者轻轻夹住患者的手指或足趾两侧，做上下移动，嘱患者根据感觉说出运动方向。运动觉障碍提示后索损害。

（三）皮质感觉检查

1. 皮肤定位觉　患者闭目，检查者用手指轻触患者皮肤，让患者指出触碰部位。该功能障碍提示皮质病变。

2. 实体辨别觉　患者闭目，放某物于患者手中，让患者辨认物体的大小、形状、质地等。该功能障碍提示皮质病变。

3. 体表图形觉　患者闭目，在患者皮肤上画图形，如圆形、方形、三角形等，询问患者能否感觉并辨认，并做两侧对照。该功能障碍提示丘脑水平以上病变。

4. 两点辨别觉　患者闭目，用特制圆规仪的两脚分开至一定距离，接触患者皮肤。如患者感觉到两点时，再缩小距离至两接触点被感觉为一点时为止。正常手指的辨别距离是 2mm，舌是 1mm，后背是 40～60mm。注意两侧对照。该功能障碍提示额叶病变。

第 4 节　头面痛的诊断性检查

辅助诊断性检查对头面痛患者明确病因有很大帮助，也是诊断疾病的重要过程。

1. 脑电图检查　脑电图是一种脑功能检查手段，对于颅内结构性损害所致的头痛，脑电图检查并不能确诊，但对于部分头痛疾病做脑电图检查有一定的价值，如意识障碍性疾病（嗜睡、昏迷等）、癫痫、脑外伤（脑震荡、脑挫伤）等。

2. 腰椎穿刺检查　对于影像学检查无明确异常但急性剧烈头痛的患者，推荐腰椎穿刺检查。但是这种有创操作存在禁忌，如颅内高压尤其出现眼底视盘水肿、凝血障碍、血小板减少、菌血症、腰骶部皮肤或软组织感染者。脑脊液样本应在 2 小时内送检。

3. 血液学检查　很多全身性疾病都以头痛为主诉，或以头痛为首发症状，故应选择相应的血液学检查。

4. 椎管造影　适用于低颅内压头痛。经腰椎穿刺处引入大原子序数的碘剂，使脑脊液密度提高，经 X 线摄片后蛛网膜下隙显像。但是碘剂属油性造影剂，若其在椎管内停留时间长，易导致蛛网膜下隙粘连等后遗症。目前常用造影剂，如伊索显，是水溶性制剂，在椎管内扩散和吸收都极快，易导致造影失败，但因其后遗症极少而更为临床所接受。

5. CT/MRI 检查　计算机体层成像（computed tomography，CT）检查对神经系统疾病的诊断、治疗以及判断预后都有很大价值。一般先天畸形、外伤、血管病、肿瘤、炎症、变性疾病等均可以做 CT 检查。CT 检查对于病变的定位、判断病变的性质（实性、囊性、血管性、脓肿、钙化或骨化、脂肪等）均较可靠，多数情况下尚可参考临床情况对肿瘤和非肿瘤性病变、肿瘤的良性和恶性、肿瘤的原发和继发做出鉴别。可以根据患者的具体病情，选择平扫、增强或平扫加增强。CT 检查可根据对脑室、脑沟的大小显示来判断退行性与萎缩性病变，且在无损伤情况下进行，还可做随访观察。但 CT 检查也有一定局限性，如果病变太小，或者位于 CT 检查较难发现病变的部位，如颅底，也可能漏诊。下列情况 CT 检查可能会误诊或遗漏：①脑血管病，如囊状动脉瘤、动静脉畸形、少量蛛网膜下腔出血等。②新生物病，如颅后窝新生物、脑膜癌、垂体腺瘤等。③颈 2 延髓区损害，如小脑扁桃体下疝畸形。④感染，如脑脓肿、脑膜炎等。

颅脑磁共振成像（magnetic resonance imaging，MRI）不仅能清楚地显示 CT 检查难以清晰显示的脑干、小脑、脊髓及各种血管病变，还可清晰显示动脉瘤、动静脉畸形、血栓等疾病，特别对海绵状血管瘤、脑变性疾病、颅后窝病变等可充分显示其独特的优越性。正常脑组织在 MRI 像上，灰质和白质界线分明，在 T_1 加权像上白质信号高于灰质，而在 T_2 加权成像上白质信号低于灰质，各脑回、脑沟、脑室无异常信号影，无变形、增大或缩小，各中线结构居中。在颅脑疾病中 MRI 检查可在上述正常位置出现不同的异常影像，具有重要的诊断意义。除急诊颅脑外伤、颅骨病变、颅内钙化、急性蛛网膜下腔出血外，其余颅脑病变 MRI 检查均明显优于 CT 检查。

据弗里什伯格（Frisberg）研究发现，神经系统检查正常的头痛患者，影像学检查发现可治疗的结构性损害的概率并不高，如偏头痛仅为 0.13%，其他型偏头痛也只有 2.14%。虽然阳性率低，但对于缓解部分患者的顾虑（指影像学上的变异或与头痛无关的改变也会增加患者的思想顾虑）有一定作用（达 30%）。美国神经病学学会质量标准小组提出成人典型偏头痛反复发作、最近头痛形式无变化、无惊厥、无其他病灶性症状与体征，常规的影像学检查很难发现阳性体征，但是当其有惊厥史或病灶性神经症状时，影像学检查可能会有新的发现。

6. 血管造影检查　急性剧烈头痛患者当 CT 或脑脊液检查正常时，应考虑未破裂动脉瘤的可能。动脉瘤可出现霹雳样头痛，未必都与出血有关，但是可能与动脉瘤受到牵拉有关。动静脉畸形、颅外颈动脉夹层偶尔可表现为丛集性头痛。怀疑为动脉瘤、动静脉畸形、血管炎、静脉（窦）血栓形成、动脉壁夹层相关的头痛，均应做脑血管造影检查。CT 血管造影与数字减影血管造影相比较，简单、经济、快速、成功率高，只需从外周静脉注射造影剂，延迟 20~25 分钟后即可进行扫描，几分钟可得出结果。此法对大瘤径的动脉瘤诊断准确，还可显示瘤体周围血管与骨性结构，多角度观察病变，较好地显示长血管及弯曲血管与周围的空间关系。CT 血管造影的最佳检查时间是症状出现后 3～15 天。动脉瘤破裂出血后 3 天是血管痉挛高峰期，检查时应避开此期。

第 5 节 头面痛的测量

测量和评估患者的头面部疼痛程度、范围及变化，对患者的诊断分级、治疗选择、病情观察、疗效评定有重要意义。头面部疼痛不仅与生理和病理变化有关，还受心理和情绪等因素影响，需要连续动态测量疼痛的变化，同时也要进行心理评估。

1. 视觉模拟评分法（visual analogue scale，VAS） 使用从 0～10（或 100）可移动的标尺，背面有 0～10（或 100）的数字，当患者移动标尺确定自己疼痛强度位置时，标尺背面的数字即代表此刻患者的疼痛强度。该测量方法在临床上最为常用。

2. 数字评价量表 用 0～10 这 11 个数字表示疼痛程度。0 表示无痛，10 表示无法忍受的疼痛，患者根据个人的疼痛感受选择一个数字代表疼痛程度。

3. 语言评价量表 患者用口述语言的形式表达疼痛，一般分为 5 个等级，即无痛、轻度痛、中度痛、重度痛和剧痛。

4. 简明麦吉尔疼痛问卷 是一种内容简洁、敏感可靠、费时较少的评价工具。它由 11 个感觉类和 4 个情感类代表词组成，每个代表词都让患者进行疼痛强度等级的排序，由此分类求出疼痛评级指数及总和。该方法可得到较多信息，适用于疼痛研究工作。

5. 神经病理性疼痛筛查量表（ID Pain 量表） 主要用于初步筛选神经病理性疼痛，是一种简明、有效、易操作、敏感性高的筛选工具。长期头面痛患者，常伴神经病理性疼痛，该量表有助于协助诊断。

6. 焦虑自评量表 用于评定焦虑症状的轻重程度及其在治疗中的变化，包括 15 项正向评分题和 5 项反向评分题。该量表适用于具有焦虑症状的成年人。主要用于疗效评估，不能用于诊断。

7. 抑郁自评量表 用于反映抑郁状态的有关症状、严重程度和变化，该量表使用简便，可直观反映抑郁患者的主观感受。包括 10 项正向评分题和 10 项反向评分题。适用于具有抑郁症状的成年人，但对严重迟缓症状的抑郁难于评定。

（谭 晶 金 笛）

第 3 章　头面痛分类

2018 国际头痛分类第三版（International Classification of Headache Disorders, 3rd edition, ICHD-3）将头面痛进行如下分类。

一、偏头痛

1. 无先兆偏头痛

2. 有先兆偏头痛

（1）有典型先兆偏头痛

1）典型先兆伴头痛。

2）典型先兆不伴头痛。

（2）有脑干先兆偏头痛

（3）偏瘫型偏头痛

1）家族性偏瘫型偏头痛：①家族性偏瘫型偏头痛 1 型；②家族性偏瘫型偏头痛 2 型；③家族性偏瘫型偏头痛 3 型；④家族性偏瘫型偏头痛，其他基因位点。

2）散发性偏瘫型偏头痛。

（4）视网膜型偏头痛

3. 慢性偏头痛

4. 偏头痛并发症

（1）偏头痛持续状态

（2）不伴脑梗死的持续先兆

（3）偏头痛性脑梗死

（4）偏头痛先兆诱发的痫样发作

5. 很可能的偏头痛

（1）很可能的无先兆偏头痛

（2）很可能的有先兆偏头痛

6. 可能与偏头痛相关的周期综合征

（1）反复胃肠功能障碍

1）周期性呕吐综合征。

2）腹型偏头痛。

（2）良性阵发性眩晕

（3）良性阵发性斜颈

二、紧张性头痛

1. 偶发性紧张性头痛

（1）伴颅周压痛的偶发性紧张性头痛

（2）不伴颅周压痛的偶发性紧张性头痛

2. 频发性紧张性头痛

（1）伴颅周压痛的频发性紧张性头痛

（2）不伴颅周压痛的频发性紧张性头痛

3. 慢性紧张性头痛

（1）伴颅周压痛的慢性紧张性头痛

（2）不伴颅周压痛的慢性紧张性头痛

4. 很可能的紧张性头痛

（1）很可能的偶发性紧张性头痛

（2）很可能的频发性紧张性头痛

（3）很可能的慢性紧张性头痛

三、三叉神经自主神经性头痛

1. 丛集性头痛

（1）发作性丛集性头痛

（2）慢性丛集性头痛

2. 阵发性偏侧头痛

（1）发作性阵发性偏侧头痛

（2）慢性阵发性偏侧头痛

3. 短暂单侧神经痛样头痛发作

（1）短暂单侧神经痛样头痛发作伴结膜充血和流泪

1）发作性短暂单侧神经痛样头痛发作伴结膜充血和流泪。

2）慢性短暂单侧神经痛样头痛发作伴结膜充血和流泪。

（2）短暂单侧神经痛样头痛发作伴头面部自主神经症状

1）发作性短暂单侧神经痛样头痛发作伴头面部自主神经症状。

2）慢性短暂单侧神经痛样头痛发作伴头面部自主神经症状。

4. 持续偏侧头痛

（1）持续偏侧头痛，缓解亚型

（2）持续偏侧头痛，非缓解亚型

5. 很可能的三叉神经自主神经性头痛

（1）很可能的<u>丛集性头痛</u>

（2）很可能的阵发性偏侧头痛

（3）很可能的短暂单侧神经痛样头痛发作

（4）很可能的持续偏侧头痛

四、其他原发性头痛

1. 原发性咳嗽性头痛　很可能的原发性咳嗽性头痛。

2. 原发性劳力性头痛　很可能的原发性劳力性头痛。

3. 原发性性活动相关性头痛　很可能的原发性性活动相关性头痛。

4. 原发性霹雳性头痛

5. 冷刺激性头痛

（1）缘于外部冷刺激的头痛

（2）缘于摄入或吸入冷刺激物的头痛

（3）很可能的冷刺激性头痛

1）很可能的缘于外部冷刺激的头痛。

2）很可能的缘于摄入或吸入冷刺激物的头痛。

6. 外部压力性头痛

（1）外部压迫性头痛

（2）外部牵拉性头痛

（3）很可能的外部压力性头痛

1）很可能的外部压迫性头痛。

2）很可能的外部牵拉性头痛。

7. 原发性针刺样头痛　很可能的原发性针刺样头痛。

8. 圆形头痛　很可能的圆形头痛。

9. 睡眠性头痛　很可能的睡眠性头痛。

10. 新发每日持续性头痛（new daily-persistent headache，NDPH）　很可能的 NDPH。

五、缘于头颈部创伤的头痛

1. 缘于头部创伤的急性头痛

（1）缘于头部中重度创伤的急性头痛

（2）缘于头部轻度创伤的急性头痛

2. 缘于头部创伤的持续性头痛

（1）缘于头部中重度创伤的持续性头痛

（2）缘于头部轻度创伤的持续性头痛

3. 缘于挥鞭伤的急性头痛

4. 缘于挥鞭伤的持续性头痛

5. 缘于开颅术的急性头痛

6. 缘于开颅术的持续性头痛

六、缘于头颈部血管性疾病的头痛

1. 缘于脑缺血事件的头痛

（1）缘于缺血性卒中（脑梗死）的头痛

1）缘于缺血性卒中（脑梗死）的急性头痛。

2）缘于既往缺血性卒中（脑梗死）的持续性头痛。

（2）缘于短暂性脑缺血发作（transient ischemic attack，TIA）的头痛

2. 缘于非创伤性颅内出血的头痛

（1）缘于非创伤性脑出血的急性头痛

（2）缘于非创伤性蛛网膜下腔出血（subarachnoid hemorrhage，SAH）的急性头痛

（3）缘于非创伤性急性硬脑膜下出血的急性头痛

（4）缘于既往非创伤性颅内出血的持续性头痛

1）缘于既往非创伤性脑出血的持续性头痛。

2）缘于既往非创伤性蛛网膜下腔出血的持续性头痛。

3）缘于既往非创伤性急性硬脑膜下出血的持续性头痛。

3. 缘于未破裂颅内血管畸形的头痛

（1）缘于未破裂颅内囊状动脉瘤的头痛

（2）缘于颅内动静脉畸形的头痛

（3）缘于硬脑膜动静脉瘘的头痛

（4）缘于海绵状血管瘤的头痛

（5）缘于脑三叉神经或软脑膜血管瘤病（斯德奇-韦伯综合征 Sturge-Weber Syndrome）的头痛

4. 缘于血管炎的头痛

（1）缘于巨细胞性动脉炎的头痛

（2）缘于原发性中枢神经系统血管炎的头痛

（3）缘于继发性中枢神经系统血管炎的头痛

5. 缘于颈段颈动脉或椎动脉疾病的头痛

（1）缘于颈段颈动脉或椎动脉夹层的头痛、面痛或颈痛

1）缘于颈段颈动脉或椎动脉夹层的急性头痛、面痛或颈痛。

2）缘于既往颈段颈动脉或椎动脉夹层的持续性头痛、面痛或颈痛。

（2）动脉内膜剥脱术后头痛

（3）缘于颈动脉或椎动脉血管成形术或支架术的头痛

6. 缘于脑静脉系统疾病的头痛

（1）缘于脑静脉系统血栓形成的头痛

（2）缘于脑静脉窦支架植入术的头痛

7. 缘于其他急性颅内血管病的头痛

（1）缘于颅内动脉内治疗的头痛

（2）缘于血管造影术的头痛

（3）缘于可逆性脑血管收缩综合征的头痛

1）缘于可逆性脑血管收缩综合征的急性头痛。

2）很可能的缘于可逆性脑血管收缩综合征的急性头痛。

3）缘于既往可逆性脑血管收缩综合征的持续性头痛。

（4）缘于颅内动脉夹层的头痛

8. 缘于慢性颅内血管病的头痛和（或）偏头痛样先兆

（1）缘于伴皮质下梗死和白质脑病的常染色体显性遗传脑动脉病（cerebral autosomal dominant arteriopathy with subcortical infarcts and leukoencephalopathy，CADASIL）的头痛

（2）缘于线粒体脑肌病伴高乳酸血症和卒中样发作（mitochondrial encephalomyopathy with lactic acidosis and stroke-like episode，MELAS）的头痛

（3）缘于烟雾病的头痛

（4）缘于脑淀粉样血管病的偏头痛样先兆

（5）缘于伴有白质脑病和全身表现的视网膜血管病的头痛

（6）缘于其他慢性颅内血管病的头痛

9. 缘于垂体卒中的头痛

七、缘于颅内非血管性疾病的头痛

1. 缘于脑脊液压力增高的头痛

（1）缘于特发性颅内压增高的头痛

（2）缘于代谢、中毒或激素所致颅内压增高的头痛

（3）缘于继发于染色体异常导致的颅内压增高的头痛

（4）缘于脑积水所致颅内压增高的头痛

2. 缘于脑脊液压力减低的头痛

（1）硬脊膜穿刺术后头痛

（2）缘于脑脊液漏的头痛

（3）缘于自发性低颅压性头痛

3. 缘于颅内非感染性炎性疾病的头痛

（1）缘于神经系统结节病的头痛

（2）缘于无菌性（非感染性）脑膜炎的头痛

（3）缘于其他非感染性炎性颅内疾病的头痛

（4）缘于淋巴细胞性垂体炎的头痛

（5）短暂性头痛和神经功能缺损伴脑脊液淋巴细胞增多综合征

4. 缘于颅内肿瘤病变的头痛

（1）缘于颅内肿瘤的头痛：缘于第三脑室胶样囊肿的头痛

（2）缘于癌性脑膜炎的头痛

（3）缘于下丘脑或垂体分泌过多或不足的头痛

5. 缘于鞘内注射的头痛

6. 缘于癫痫发作的头痛

（1）癫痫发作期头痛

（2）癫痫发作后头痛

7. 缘于Ⅰ型小脑扁桃体下疝畸形的头痛

8. 缘于其他颅内非血管性疾病的头痛

八、缘于某种物质的或物质戒断性头痛

1. 缘于某种物质使用或接触的头痛

（1）一氧化氮供体诱发的头痛

1）一氧化氮供体诱发的速发型头痛。

2）一氧化氮供体诱发的迟发型头痛。

（2）磷酸二酯酶抑制剂诱发的头痛

（3）一氧化碳诱发的头痛

（4）乙醇诱发的头痛

1）乙醇诱发的速发型头痛。

2）乙醇诱发的迟发型头痛。

（5）可卡因诱发的头痛

（6）组胺诱发的头痛

1）组胺诱发的速发型头痛。

2）组胺诱发的迟发型头痛。

（7）降钙素基因相关肽诱发的头痛

1）降钙素基因相关肽诱发的速发型头痛。

2）降钙素基因相关肽诱发的迟发型头痛。

（8）缘于外源性急性升压药物的头痛

（9）缘于非头痛治疗药物偶尔使用的头痛

（10）缘于非头痛治疗药物长期使用的头痛

（11）缘于其他物质使用或接触的头痛

2. 药物过量性头痛

（1）麦角胺过量性头痛

（2）曲坦类过量性头痛

（3）非阿片类止痛药过量性头痛

1）对乙酰氨基酚（扑热息痛）过量性头痛。

2）非甾体抗炎药过量性头痛：乙酰水杨酸过量性头痛。

3）其他非阿片类止痛药过量性头痛。

（4）阿片类药物过量性头痛

（5）复方镇痛药物过量性头痛

（6）缘于多种而并非单一种类药物的药物过量性头痛

（7）缘于未确定的或未经证实的多重药物种类的药物过量性头痛

（8）缘于其他药物的药物过量性头痛

3. 物质戒断性头痛

（1）咖啡因戒断性头痛

（2）阿片类戒断性头痛

（3）雌激素戒断性头痛

（4）其他物质长期使用后戒断性头痛

九、缘于感染的头痛

1. 缘于颅内感染的头痛

（1）缘于细菌性脑膜炎或脑膜脑炎的头痛

1）缘于细菌性脑膜炎或脑膜脑炎的急性头痛。

2）缘于细菌性脑膜炎或脑膜脑炎的慢性头痛。

3）缘于既往细菌性脑膜炎或脑膜脑炎的持续性头痛。

（2）缘于病毒性脑膜炎或脑炎的头痛

1）缘于病毒性脑膜炎的头痛。

2）缘于病毒性脑炎的头痛。

（3）缘于颅内真菌或其他寄生虫感染的头痛

1）缘于颅内真菌或其他寄生虫感染的急性头痛。

2）缘于颅内真菌或其他寄生虫感染的慢性头痛。

（4）缘于局部脑组织感染的头痛

2. 缘于全身性感染的头痛

（1）缘于全身性细菌感染的头痛

1）缘于全身性细菌感染的急性头痛。

2）缘于全身性细菌感染的慢性头痛。

（2）缘于全身性病毒感染的头痛

1）缘于全身性病毒感染的急性头痛。

2）缘于全身性病毒感染的慢性头痛。

（3）缘于其他全身性感染的头痛

1）缘于其他全身性感染的急性头痛。

2）缘于其他全身性感染的慢性头痛。

十、缘于内环境紊乱的头痛

1. 缘于低氧血症和（或）高碳酸血症的头痛

（1）高海拔性头痛

（2）缘于飞机旅行的头痛

（3）潜水性头痛

（4）缘于睡眠呼吸暂停综合征的头痛

2. 缘于透析的头痛

3. 缘于高血压的头痛

（1）缘于嗜铬细胞瘤的头痛

（2）缘于高血压危象而无高血压脑病的头痛

（3）缘于高血压脑病的头痛

（4）缘于子痫前期或子痫的头痛

（5）缘于自主神经反射障碍的头痛

4. 缘于甲状腺功能减退的头痛

5. 缘于禁食的头痛

6. 心源性头痛

7. 缘于其他内环境紊乱的头痛

十一、缘于头颅、颈部、眼、耳、鼻、鼻窦、牙、口腔或其他面部或颈部构造疾病的头痛或面痛

1. 缘于颅骨疾病的头痛

2. 缘于颈部疾病的头痛

（1）颈源性头痛

（2）缘于咽后肌腱炎的头痛

（3）缘于头颈肌张力障碍的头痛

3. 缘于眼部疾病的头痛

（1）缘于急性闭角型青光眼的头痛

（2）缘于屈光不正的头痛

（3）缘于眼部炎性疾病的头痛

（4）滑车头痛

4. 缘于耳部疾病的头痛

5. 缘于鼻或鼻窦疾病的头痛

（1）缘于急性鼻窦炎的头痛

（2）缘于慢性或复发性鼻窦炎的头痛

6. 缘于牙齿疾病的头痛

7. 缘于颞下颌关节紊乱的头痛

8. 缘于茎突舌骨韧带炎的头面痛

9. 缘于其他颅、颈、眼、耳、鼻、鼻窦、牙、口或其他面、颈部结构异常的头面痛

十二、缘于精神障碍的头痛

1. 缘于躯体化障碍的头痛

2. 缘于精神病性障碍的头痛

十三、痛性脑神经病变和其他面痛

1. 缘于三叉神经损伤或病变的疼痛

（1）三叉神经痛

1）经典三叉神经痛：①经典三叉神经痛，纯发作性；②经典三叉神经痛伴持续性面痛。

2）继发性三叉神经痛：①缘于多发性硬化的三叉神经痛；②缘于占位性损害的三叉神经痛；③缘于其他原因的三叉神经痛。

3）特发性三叉神经痛：①特发性三叉神经痛纯发作性；②特发性三叉神经痛伴持续性面痛。

（2）痛性三叉神经病

1）缘于带状疱疹的痛性三叉神经病。

2）带状疱疹后三叉神经病。

3）创伤后痛性三叉神经病。

4）缘于其他疾病的痛性三叉神经病。

5）特发性痛性三叉神经病。

2. 缘于舌咽神经损伤或病变的疼痛

（1）舌咽神经痛

1）经典的舌咽神经痛。

2）继发性舌咽神经痛。

3）特发性舌咽神经痛。

（2）痛性舌咽神经病

1）缘于已知病因的痛性舌咽神经病。

2）特发性痛性舌咽神经病。

3. 缘于中间神经损伤或疾病的疼痛

（1）中间神经痛

1）经典的中间神经痛。

2）继发性中间神经痛。

3）特发性中间神经痛。

（2）痛性中间神经病

1）缘于带状疱疹的痛性中间神经病。

2）疱疹后痛性中间神经病。

3）缘于其他疾病的痛性中间神经病。

4）特发性痛性中间神经病。

4. 枕神经痛

5. 颈舌综合征

6. 痛性视神经炎

7. 缘于缺血性动眼神经麻痹的头痛

8. Tolosa-Hunt 综合征

9. 三叉神经交感-眼交感神经综合征

10. 复发性痛性眼肌麻痹神经病

11. 灼口综合征（burning mouth syndrome，BMS）

12. 持续性特发性面痛

13. 中枢性神经病理性疼痛

（1）缘于多发性硬化（multiple sclerosis）的中枢性神经病理性疼痛

（2）卒中后中枢性痛

十四、其他类型头痛

1. 未分类的头痛

2. 无特征性头痛

（冯卓蕾　金　笛）

第4章 偏头痛

第1节 偏头痛概述

偏头痛是临床常见原发性头痛类型之一，是一种慢性神经血管性疾病，表现为反复发作的单侧或双侧搏动性头痛，可伴恶心、呕吐、畏光、畏声等自主神经系统功能障碍症状，约 1/3 的偏头痛患者在发病前可出现神经系统先兆症状。偏头痛还可与脑卒中、焦虑、抑郁等多种疾病共患。

世界卫生组织 2013 年全球疾病调查研究结果表明，偏头痛为人类第三位常见疾病、第六位致残性疾病。2010 年全球疾病负担调查显示，偏头痛在疾病流行谱中排名第三位。同年，我国专家在 WHO 的引领下，开展了"减轻头痛治疗负担全球战略——中国原发性头痛流行病学调查"，首次关于头痛的全国性流行病学调查数据表明，在我国 18～65 岁人群中，偏头痛患病率为 9.3%。儿童期和青春期起病，中青年期达发病高峰。女性多见，女性与男性之比约为 3∶1。常有遗传性家族史。偏头痛随季节变化有明显变化，调查显示春季是偏头痛的高发季节。

偏头痛是一种常见失能性原发性头痛，频繁发作的偏头痛导致患者学习与工作能力下降以及生活质量降低，甚至无法完成日常家务活动。严重偏头痛已被 WHO 定为最致残的慢性疾病之一。在 2015 年全球疾病负担调查中，偏头痛在全球 50 岁以下人群（男女均包括）失能原因中排名第三位。偏头痛严重影响了患者的生活质量，也给社会带来了沉重的经济负担。

第2节 偏头痛的发病机制

本病发病机制至今尚无定论，关于偏头痛的学说有以下几种。

一、血管学说

该学说认为偏头痛是原发性血管疾病。沃尔夫（Wolf）等提出，偏头痛的分期与血管功能异常有关。颅内动脉收缩，局部血流减少，引起视觉改变、感觉异常等偏头痛先兆症状（头痛前期）；随后颅内、外动脉扩张，血管周围组织产生血管活性多肽引起无菌性炎症，导致搏动性头痛（头痛期），采用局部压迫颈动脉和颞浅动脉或使用血管收缩药麦角生物碱可缓解发作期头痛支持这一理论。此后，头痛为持续性，考虑是头颈部肌肉持续性收缩的结果。临床中应用多普勒观察偏头痛发作期脑血流量的变化，结论与上述结果一致。但在随后的研究中发现，偏头痛发作期一部分患者脑血流量可见减少，也可见增多，或先减少后增多，显然，这些变化与头痛的类型、头痛的发作期并无恒定关系。之后，也有研究发现在无先兆症状的偏头痛患者中脑血流量是正常的。有学者应用神经影像学观察后，提出有先兆和无先兆偏头痛是血管痉挛程度不同的同一疾病。先兆症状的出现，是由于神经元对缺血的敏感性不同而出现的，由于视觉皮质的神经元对缺血最敏感，血管痉挛后，血流量降低，神经元缺血，视觉先兆最先出现。随后，越来越多的神经元功能受到影响，才逐渐出现手指麻木等症状。

二、三叉神经血管痛觉通路学说

近年来，三叉神经血管痛觉通路的激活学说在偏头痛的发病机制中占主要地位，是研究偏头痛发生和反复发作的主流学说。该学说将神经、血管与神经介质三者结合在三叉神经血管系统中，能更充分地解释偏头痛的临床表现。

该学说的解剖生理基础是三叉神经血管复合体。脑血管、脑膜及静脉窦是颅内痛觉敏感组织，其周围神经纤维随三叉神经眼支进入三叉神经节，也可从颅后窝进入第1、2颈神经后根。两者在三叉神经节和第1、2颈神经脊神经节换元后发出神经纤维至三叉神经颈复合体，后者由三叉神经脊束核尾端与第1、2颈神经后角构成，三叉神经颈复合体发出神经纤维，经脑干交叉后投射至丘脑。偏头痛的发生是由于某种原因（机械、化学或温度）刺激了脑血管周围的三叉神经节及其末梢，伤害性神经纤维末梢释放P物质、降钙素基因相关肽和其他神经肽等活性物质作用于邻近脑血管壁，引起脑血管过度扩张，出现搏动性头痛；同时，活性物质增加了血管通透性，血浆蛋白渗出，肥大细胞释放组胺，引起脑膜和其他三叉神经分布组织发生神经源性炎症，这种伤害性刺激沿着三叉神经传入纤维传至三叉神经核尾端，冲动到达延髓化学感受区，引起恶心、呕吐；传入下丘脑，出现畏光症状；传入大脑皮质产生痛觉。这种学说虽可较多地解释偏头痛的临床症状，也为药物治疗偏头痛提供了合理解释，但是其具体发病机制还待进一步研究确定。

三、神经源性炎症学说

无菌性神经源性炎症参与了偏头痛发作的病理生理过程，在偏头痛发病机制中发挥重要作用。硬脑膜上的三叉神经血管系统被激活后，释放多种血管活性神经肽，包括降钙素基因相关肽、P物质、神经激肽A等，导致级联反应发生，即血管舒张、血浆蛋白渗出、肥大细胞脱颗粒，致炎症细胞因子（缓激肽、前列腺素、白介素-1、白介素-6和肿瘤坏死因子-α）释放，产生无菌性神经源性炎症进而促使头痛症状的发作。临床研究发现偏头痛患者血清及脑脊液中降钙素基因相关肽的表达增多。降钙素基因相关肽（calcitonin gene related peptide，CGRP）是一种血管活性神经肽，主要作用是舒张血管、调节免疫和炎症。CGRP 广泛表达于中枢和外周神经系统，启动并维持外周敏化和中枢敏化，这是偏头痛发病的关键环节。研究发现，偏头痛患者发作期和发作间期血清、脑脊液中 CGRP 水平较正常人明显升高，并且临床试验证据显示 CGRP 受体拮抗剂能有效预防和缓解偏头痛急性发作。炎症细胞因子作为神经血管性炎症中的潜在疼痛介质，可诱导脑膜血管的无菌性炎症，导致偏头痛的发生。临床研究显示，在慢性偏头痛患者的脑脊液中肿瘤坏死因子-α 水平显著升高，且急性偏头痛发作期血浆中白介素-6、肿瘤坏死因子-α 水平明显高于正常对照组。血浆环氧化酶-2、前列腺素 E_2 也显著增高，这些炎症细胞因子与偏头痛发作密切相关。一氧化氮（nitric oxide，NO）是由一氧化氮合酶生成的气态信号分子，参与偏头痛的病理生理学过程，被认为是原发性头痛的触发点，NO 通过环磷酸鸟苷依赖的途径，舒张脑膜血管，激活神经元，促进痛觉传导和中枢敏化，从而诱发偏头痛发生。研究表明硝酸甘油可诱发偏头痛患者的急性头痛发作，而使用一氧化氮合酶抑制剂可有效控制头痛发作。

四、扩布性皮质抑制学说

动物实验研究发现，大脑皮质广泛抑制可产生和偏头痛先兆症状相似的表现，故认为扩布性皮质抑制是引起偏头痛先兆的原因。扩布性皮质抑制是指各种有害物质刺激后出现大脑后部皮质（枕叶）的神经电活动低落，并以 2～5mm/min 的速度向邻近皮质扩展，并伴随出现扩布性血量减少。许多学者认为大脑皮质突然兴奋后短暂的抑制可能是偏头痛发作中先兆症状出现或神经功能障碍发生的基础。偏头痛的先兆常表现为突然出现的不成形闪光，这可能由神经元去极化引起；继而出现相应的视野内暗点、偏盲或黑矇（抑制症状），这可能与神经元抑制有关。临床研究发现偏头痛患者先兆多始于视觉，逐渐扩散至上肢，随后波及下肢，其扩散速度十分缓慢，用血管源性机制难以解释，但扩布性皮质抑制能很好地解释偏头痛先兆症状。

扩布性皮质抑制产生的确切机制尚不完全清楚。钙离子、钠离子、钾离子通道功能异常可能与扩布性皮质抑制形成相关。谷氨酸能系统与扩布性皮质抑制形成也有一定关系。研究发现，在扩布性皮质抑制过程中有大量谷氨酸和天冬氨酸释放，偏头痛患者血浆及血小板内兴奋性氨基酸水平增加。可见，内源性谷氨酸和天冬氨酸释放增加及其受体在扩布性皮质抑制形成、传播及其时程中有重要作用。总之，偏头痛患者存在的阳离子通道受损、谷氨酸代谢异常、镁缺乏以及线粒体能量代谢障碍等因素均可使皮质神经元异常兴奋，从而促使神经元去极化及扩布性皮质抑制形成。

目前研究表明，偏头痛的原发灶可能位于导水管周围灰质、脑干缝际核、蓝斑、脊髓后角等，因它们在中枢疼痛调节系统中有重要作用。动物研究发现，在约 60%的麻醉鼠中扩布性皮质抑制可引起蓝斑区反常的爆发样电活动，说明扩布性皮质抑制可增加此脑区活动。扩布性皮质抑制可引起与偏头痛有关的神经递质释放。反复扩布性皮质抑制可激活三叉神经，导致三叉神经末梢释放降钙素基因相关肽、P 物质、神经肽激酶 A 及前列腺素等活性肽，使血管扩张，产生神经源性炎症反应进而引起头痛。扩布性皮质抑制还可引起 NO 释放，其作用于血管内皮并强烈扩张血管，引起头痛。

五、5-羟色胺能神经元异常学说

5-羟色胺（5-hydroxytryptamine，5-HT）既是一种神经递质，又是一种体液介质，对神经和血管均有影响。动物实验显示在健康动物中，脊髓的 5-HT 起疼痛抑制作用，但是在病理状态，5-HT 有时促进疼痛发生。中枢敏化的产生可能是由于 5-HT 下行抑制系统活性减低或缺损，引起神经元的过度兴奋。脑内 5-HT 神经元位于脑干的中脑中缝核，不稳定的 5-HT 能神经作用于中缝核神经元，可能是偏头痛发病的核心。偏头痛涉及的疼痛上行传导和下行调节机制构成一条脊束核-球-脊束核环路，延髓头端腹内侧区是其信息整合最后的中继站。直接电刺激该区域会引起脊髓水平的 5-HT 释放和伴随的抑制疼痛机制，表明该区域的 5-HT 神经元有疼痛调制作用。

偏头痛先兆期 5-HT 从血小板中释放，血浆 5-HT 增加，导致颅内小血管收缩，于是产生头痛的先兆症状。随后，当血浆 5-HT 浓度下降直至耗竭时，动脉收缩作用消失，血管壁扩张出现头痛发作。5-HT 能神经的变化除了在中枢神经系统外，还分布在小肠的肠肌丛。偏头痛患者发病时在头痛的同时会伴有胃肠道症状，这与肠道的 5-HT 能神经功能失调有关。

六、离子学说

细胞外高钾可使血管平滑肌收缩，血管痉挛，局部缺血皮质神经元活动抑制，继而导致偏头痛。电压门控钙通道 a_1 亚型基因的变异在家族偏瘫型偏头痛发现之后，也被认为参与偏头痛的发病过程。钙离子进入神经细胞，则钾离子外流。钙通道异常可使细胞外钾离子增高，后者可诱发扩布性皮质抑制，导致偏头痛的发作。研究证实低镁能促使中枢神经递质 5-HT 和多巴胺的释放，使血小板过度激活，引起谷氨酸诱导的扩布性皮质抑制，导致偏头痛。

七、过敏学说

偏头痛与过敏症存在一定相关性，两者可能存在共病机制，过敏反应可能是引起偏头痛发作的机制之一。研究发现，偏头痛患者血清中免疫球蛋白 E（immunoglobulin E，IgE）和组胺的水平高于正常人，合并过敏症的患者血清 IgE 和组胺水平更高，急性发作期组胺水平也显著升高。流行病学调查发现，头痛患者的哮喘、花粉过敏、慢性支气管炎的发病率是正常人群的 1.5 倍，同时发现偏头痛患者哮喘发作风险是非偏头痛患者的 1.3 倍。

过敏症是由 IgE 介导的 I 型超敏反应，肥大细胞脱颗粒释放的主要介质为组胺及其他血管活性物质。早期研究报道称偏头痛患者血浆组胺水平有所升高，吸入或静脉滴注组胺可诱发偏头痛发作或加重偏头痛，而非偏头痛患者只引起轻度头痛。这表明肥大细胞在偏头痛的发病机制中起到一定作用。肥大细胞脱颗粒释放的其他血管活性物质可作用于自然杀伤细胞 1 受体导致 P 物质及 CGRP 释放，引起头痛。而 P 物质及 CGRP 又引起脑膜肥大细胞脱颗粒，从而形成恶性循环。研究已证实，组胺能引起、维持并加重偏头痛发作；同时，中枢系统大脑血管内皮细胞及室管膜细胞能分泌组胺，组胺可促进单核细胞分泌 NO，其作用于血管内皮并强烈扩张血管，引起头痛。总之，肥大细胞和组胺在偏头痛和过敏症的发病过程中均起到了关键作用，目前使用脱敏药或抗组胺药能缓解偏头痛发作的症状，也证实了过敏反应可能与偏头痛发作有关。

八、遗传学说

遗传因素被神经病学家认为在偏头痛的发病机制中占有重要地位。偏头痛是一种有遗传倾向的疾病，其遗传成分占 40%～50%，这种遗传易感性既非心理也非环境所诱发。据报道，91%偏头痛患者有家族史。女性遗传比较突出，可能与性连锁遗传有关。钙通道基因变异是一种常染色体显性遗传疾病，可引起家族性偏瘫型偏头痛，其特征为头痛伴有偏瘫，有时伴有发作间期的眼震、共济失调和静止性震颤。

最近研究结果表明，有先兆偏头痛和无先兆偏头痛之间有遗传差别。有先兆偏头痛患者的第一代子女患有先兆偏头痛的机会增加 4 倍，但未增加患无先兆偏头痛的风险。无先兆偏头痛患者的第一代子女患无先兆偏头痛的机会增加 2 倍，也未增加患有先兆偏头痛的风险。

九、内分泌因素

内分泌因素对偏头痛发病机制的影响也曾被普遍承认。偏头痛女性患者多于男性，其比例为 2∶1。60%女性患者偏头痛发作与月经周期密切相关。60%～80%的女性患者在妊娠后偏头痛发作减少甚至停止，原因是妊娠期间雌激素水平上升。而更年期和绝经期后雌激素水平下降又会增加偏头痛的发生。以上现象提示偏头痛的发作与体内雌激素水平呈负相关。研究发现，雌激素可作用于体液中多种活性物质，如 5-HT、降钙素基因相关肽、谷氨酸、内皮素、阿片肽能受体及 P 物质等均参与偏头痛的发生和发展。其次，雌激素受体基因的遗传变异也是导致偏头痛发病的重要环节。

十、其他

偏头痛发作时还伴有血及脑脊液中多种神经介质紊乱。研究者发现，偏头痛发作期血浆多巴胺羟化酶、肽类物质中血管活性肠多肽、胰多肽、内皮素均增高。并且发现患者血浆和脑脊液中强啡肽及内啡肽含量降低，红细胞中乙酰胆碱酯酶活性在发作期和间歇期均增高。此外，偏头痛的发作与吸烟和饮酒也有一定关系。

第 3 节　偏头痛的临床表现

一、临床表现

　　偏头痛是一种发作性疾病，在间歇期患者无明显不适。发作期可分为前驱期、先兆期（有先兆的偏头痛）、头痛期和恢复期。大多数患者没有完整的四期，同一患者可有不同类型的偏头痛发作。

　　1. 前驱期　前驱症状不是经常出现，常被患者忽略，应仔细询问。比如头痛发作前一天，患者可有易激惹、兴奋、疲乏、口渴、食欲改变、反复打哈欠及颈部发硬等不适症状。

　　2. 先兆期　先兆指头痛发作之前出现的复杂的神经系统症状，是局灶性可逆的脑功能异常症状。先兆通常持续 5～30 分钟，不超过 60 分钟。常见的有视觉先兆、躯体感觉先兆和运动语言先兆。①视觉先兆：最常见，有先兆偏头痛患者的先兆 90% 以上是视觉先兆。通常表现为闪光和暗点，即视野中心的齿轮样图像逐渐向左或向右扩散，边缘散光成角凸出，随后遗留完全或不同程度的暗点。部分患者可表现为仅有暗点而无其他阳性表现，这也被认为是急性发作，但仔细观察会发现暗点在逐渐扩大。儿童和青少年发生典型双侧视觉先兆较少。②躯体感觉先兆：属皮质感觉障碍，一般位于一侧身体，表现为舌部、面部、上肢为主的针刺感、麻木感或蚁行感。③运动语言先兆：家族性偏瘫型偏头痛的先兆可出现肢体无力或偏瘫；眼肌瘫痪型偏头痛的先兆可出现眼运动神经麻痹；基底动脉型偏头痛的先兆可有言语障碍。

　　3. 头痛期　头痛以单侧为主，多位于颞部，也可位于前额、枕部或枕下部。头痛从一侧局部开始扩展至整个半头部，也可左右交替发生，也可表现为双侧头痛，但以一侧为主。头痛呈中至重度，多为搏动性，也可表现为针刺样痛或胀痛。未经治疗的头痛一般持续 4～72 小时。使颅内压增加的动作可加重头痛，如弯腰、低头、咳嗽、打喷嚏或上下楼及体力活动等，故偏头痛患者多喜卧床休息。偏头痛发作时，常伴恶心和（或）呕吐、畏光、畏声，故患者喜欢黑暗安静的环境。呕吐和睡眠后头痛可缓解。其他伴随症状可有食欲缺乏、对光线或声音或气味敏感、头晕、出汗、直立性低血压、易怒、言语表达困难、记忆力下降、注意力不集中等。

　　4. 恢复期　头痛可自行缓解，头痛消失后患者表现为欣快和精力旺盛，也可有疲乏、筋疲力尽、易怒、不安、注意力不集中、头皮触痛、抑郁或其他不适。

二、体格检查

　　体格检查应全面并且有重点。重点检查头面部、颈部和神经系统。注意查看有无皮疹，有无颅周、颈部、副鼻窦压痛以及颞动脉、颞颌关节异常。通过意识、言语、脑神经、运动、感觉和反射检查，明确是否存在神经系统受损的体征。对每个患者，尤其初诊患者，均应进行眼底检查和脑膜刺激征检查。注意评价患者有无抑郁、焦虑等情况。偏头痛患者的体格检查往往没有异常发现，但体格检查有助于排除其他疾病引起的头痛。

三、偏头痛的诱发因素

偏头痛的诱发因素有以下几种。

1. 内分泌因素　月经来潮、排卵、口服避孕药、激素替代治疗等。

2. 饮食因素　乙醇、富含亚硝酸盐的肉类、味精、天冬酰苯丙氨酸甲酯、巧克力、干酪、刺激性食物、饮食不规律等。

3. 心理因素　情绪紧张、应激释放（周末或假期）、焦虑、烦恼、抑郁等。

4. 自然环境因素　强光、闪烁等视觉刺激、气味、天气变化、高海拔等。

5. 睡眠相关因素　睡眠不足、睡眠过多。

6. 药物作用　硝酸甘油、西洛他唑、利血平、肼苯达嗪、雷尼替丁等。

7. 其他因素　头部创伤、强体力活动、疲劳等。

第4节　偏头痛的辅助检查

目前偏头痛尚无特异性诊断手段，辅助检查是为了排除器质性病变引起的头痛，同时有助于了解偏头痛患者合并的其他疾病。

1. 血液检查　主要包括血常规、生化系列、离子、风湿免疫等检验。主要用于排除颅内或系统性感染、结缔组织疾病、内环境紊乱、遗传代谢性疾病等引起的头痛。偏头痛患者免疫球蛋白 IgG、IgE、IgA 可较正常人偏高。

2. 脑电图　目前对偏头痛的脑电图改变认识尚不一致。有研究认为偏头痛患者无论是在发作期或间歇期，脑电图的异常发生率皆比正常对照组高，主要异常表现有棘波、阵发性慢波、快波活动及弥漫性慢波。有研究报道偏头痛患者发作期脑电图异常率是对照组的3倍。然而，另外一些研究认为偏头痛患者很少有明显异常的脑电活动，与正常人基本相似。仅在发作期，脑电图可有轻度异常，15%的患者可有局灶性慢波，0.2%～9%的患者可见棘波活动。

虽然脑电图对偏头痛的诊断意义尚无定论，但是可用于头痛伴有意识障碍或不典型先兆疑为痫性发作的情况，有助于排除诊断。

3. 经颅多普勒超声　经颅多普勒是一种非创伤性探查颅内血管和血流速度的超声检查方法。因偏头痛的发生与颅内外血管的舒缩异常有关，因此，应用无创伤性的经颅多普勒检查不仅能反映脑血管痉挛或扩张的部位、范围和程度，还可动态观察脑血管痉挛的发生、发展和缓解的全过程。但目前各研究报道的结果尚不一致，偏头痛发作时经颅多普勒超声可表现为单支或多支血管痉挛，也有部分表现为收缩期低速的多普勒频谱，还可表现为颅内各血管收缩期两侧血流速度不对称（特别见于两侧大脑中动脉血流速度不对称）。因此，经颅多普勒超声检查尚不能单独作为偏头痛的诊断依据，需要结合其他方法。

4. 腰椎穿刺脑脊液检查　腰椎穿刺脑脊液检查有助于排除蛛网膜下腔出血、颅内感染、脑膜瘤及异常颅内压所导致的头痛。突然发生的严重头痛，需警惕蛛网膜下腔出血的可能，在常规影像学检查后，仍应进一步行腰椎穿刺以明确诊断。偏头痛患者脑脊液常规检查通常是正常的，脑脊液淋巴细胞可增高。

5. CT 和 MRI 检查　主要用于排除颅内器质性病变。CT 在急性颅内出血、脑外伤、颅骨病变方面有优势，MRI 则在颅后窝病变、颅颈交界区病变、垂体病变、白质病变、缺血性病变、静脉窦血栓形成、动静脉畸形、硬膜外及硬膜下血肿、脑炎、脑脓肿等方面更胜一筹。数字减影血管造影（digital subtraction angiography，DSA）检查和磁共振静脉血管造影检查适用于疑有血栓形成的头部疾病。症状典型且长期头痛，每次头痛发作症状基本相似的偏头痛患者，若神经系统检查正常，CT 或 MRI 不建议作为常规检查。

第 5 节　偏头痛的诊断和鉴别诊断

一、病史采集

偏头痛的诊断依赖于详细可靠的病史。病史采集内容应包括头痛的部位、性质、严重程度、持续时间、诱发因素、伴随症状，对工作、学习及日常活动的影响。应重视伴随症状的询问，如是否伴有恶心、呕吐、畏光、畏声及其他自主神经症状。若患者存在发热、抽搐、偏瘫、意识障碍等症状常提示继发性头痛的可能。头晕、睡眠、精神状况等亦需关注。要注意探寻头痛的诱因、前驱症状、加重或缓解因素。帮助患者回忆头痛是否与月经、劳累、紧张、饮食、气候等因素有关；头痛前有无疲乏、情绪波动、身体不适、视物模糊、感觉运动异常等症状；头痛是否会因用力、咳嗽、打喷嚏、行走、爬楼等日常体力活动而加重，头痛时患者是否会不愿进行这些日常活动。此外，要关注患者的家族史、既往病史、外伤史（尤其颅脑外伤）、药物治疗史，以及工作、生活、心理压力等情况。获取准确病史对头痛的诊断意义重大。

二、预警信号

有些患者的病程短或临床表现不典型，应在详细询问病史和体格检查时特别注意一些"预警信号"，即由某些特殊病因所引起的特别症状和体征，包括：①伴有视盘水肿、神经系统局灶症状和体征（除典型的视觉、感觉先兆外）或认知障碍；②突然发生的、迅速达到高峰的霹雳样剧烈头痛；③伴有发热；④成年人，尤其是 50 岁以后的新发头痛；⑤有高凝风险患者出现的头痛；⑥有肿瘤或艾滋病病史者出现的新发头痛；⑦与体位改变相关的头痛。一旦出现，应引起警惕，及时进行相应的辅助检查。

三、诊断

2018 ICHD-3 中对偏头痛的诊断标准进行了描述。将偏头痛分为无先兆偏头痛、有先兆偏头痛、慢性偏头痛、偏头痛并发症、很可能的偏头痛和可能与偏头痛相关的周期综合征。偏头痛的两个主要类型是无先兆偏头痛和有先兆偏头痛。无先兆偏头痛是有特征性头痛和相关症状的一种临床综合征。有先兆偏头痛主要以头痛前或头痛发生时短暂的局灶神经症状为主要表现。部分患者在头痛发作前数小时或数天可有前驱症状，伴或不伴头痛缓解后的后期症状。这些症状包括多动、少动、抑郁、嗜特异性食物、反复打哈欠、疲劳、颈部僵硬感和（或）疼痛。具体标准如下。

（一）无先兆偏头痛

无先兆偏头痛曾用名为普通偏头痛、单纯偏侧头痛。指反复头痛，持续 4～72 小时。典型头痛表现为单侧、搏动性、中重度头痛，日常体力活动可加重，伴呕吐和（或）畏光、畏声。无先兆偏头痛诊断标准如下。

（1）符合（2）～（4）标准的头痛至少发作 5 次。

（2）头痛发作持续 4～72 小时（未治疗或治疗效果不佳）。

（3）至少符合下列 4 项中的 2 项：①单侧；②搏动性；③中重度头痛；④日常体力活动加重头痛或因头痛而避免日常活动，如行走或上楼梯。

（4）发作过程中，至少符合下列 2 项中的 1 项：①恶心和（或）呕吐；②畏光和畏声。

（5）不能用 2018 ICHD-3 中的其他诊断更好地解释。

无先兆偏头痛发作前数小时或一两天可出现前驱症状，包括疲劳、注意力难以集中、颈部僵硬感、对光和（或）声敏感、恶心、视物模糊、打哈欠和面色苍白。后期症状通常发生在头痛缓解后 48 小时内，包括疲劳、注意力难以集中、颈部僵硬感。头痛后期症状研究相对较少。偏头痛发作时可伴随头部自主神经症状和皮肤痛觉超敏。儿童的畏光和畏声的表现可以从其行为表现推断出来。少数（＜10%）女性的偏头痛发作多与月经周期相关，这些发作通常是无先兆的。

（二）有先兆偏头痛

有先兆偏头痛曾用名为典型或经典型偏头痛；眼性、偏身感觉障碍性、偏瘫性或失语性偏头痛；复杂性偏头痛。指反复发作，持续数分钟，逐渐出现的单侧可完全恢复的视觉、感觉或其他中枢神经系统症状，通常随之出现头痛和偏头痛相关症状。有先兆偏头痛诊断标准如下。

（1）至少有 2 次发作符合标准（2）和（3）。

（2）至少有 1 个可完全恢复的先兆症状：①视觉；②感觉；③言语和（或）语言；④运动；⑤脑干；⑥视网膜。

（3）至少符合下列 6 项中的 3 项：①至少有 1 个先兆持续超过 5 分钟；②2 个或更多的症状连续发生；③每个独立先兆症状持续 5～60 分钟；④至少有 1 个先兆是单侧的；⑤至少有 1 个先兆是阳性的；⑥与先兆伴发或在先兆出现 60 分钟内出现头痛。

（4）不能用 2018 ICHD-3 中的其他诊断更好地解释。

先兆是复杂的神经系统症状，一般发生在头痛前，也可在头痛期开始后出现，或持续至头痛期。视觉先兆是最常见的先兆，感觉异常是排在第二位的先兆，发生频率更少的是言语障碍。当出现多种先兆时，这些不同类型的先兆症状常接连发生，视觉症状开始，随后出现感觉、失语，但是症状发生顺序颠倒或以其他顺序发生的情况也有报道。大多数先兆最长可达 1 小时，但运动症状往往持续更长。当 3 个症状一起出现在一次先兆中，可接受的最长先兆持续时间是 3～60 分钟。运动症状可以持续长达 72 小时。失语被认为是单侧症状，构音障碍可以是单侧或双侧的。闪光和发麻属于阳性先兆症状。

根据先兆的不同表现和病理生理特征，有先兆偏头痛具体分类有以下几种：有典型先兆偏头痛、有脑干先兆偏头痛、偏瘫型偏头痛、视网膜型偏头痛。具体标准如下。

1. 有典型先兆偏头痛的诊断标准

A. 头痛发作的同时符合有先兆偏头痛诊断和标准 B。

B. 先兆发生的同时符合以下 2 项：①完全可逆的视觉、感觉和（或）语言症状；②无运动、脑干或视网膜症状。

（1）典型先兆伴头痛诊断标准

1）符合有典型先兆偏头痛的诊断标准和标准 2）。

2）头痛符合或不符合偏头痛特征，伴随先兆出现或在先兆出现 60 分钟内出现。

（2）典型先兆不伴头痛诊断标准

1）符合有典型先兆偏头痛的诊断标准和标准 2）。

2）先兆发生 60 分钟内无头痛出现。

2. 有脑干先兆偏头痛的诊断标准

（1）头痛发作同时符合有先兆偏头痛诊断和标准（2）。

（2）先兆符合以下 2 项

1）至少存在完全可逆的下列脑干症状中的 2 项：①构音障碍；②眩晕；③耳鸣；④听力减退；⑤复视；⑥非感觉损害引起的共济失调；⑦意识水平下降（格拉斯哥昏迷指数≤13）。

2）无运动和视网膜症状。

3. 偏瘫型偏头痛的诊断标准

A. 头痛发作同时符合有先兆偏头痛诊断和标准 B。

B. 先兆包括以下 2 项：①完全可逆的肢体力弱；②完全可逆的视觉、感觉和（或）言语或语言症状。

（1）家族性偏瘫型偏头痛诊断标准

1）符合偏瘫型偏头痛诊断标准。

2）在 1 级或 2 级亲属中至少有 1 个人符合偏瘫型偏头痛的诊断。

（2）散发性偏瘫型偏头痛诊断标准

1）符合偏瘫型偏头痛的诊断。

2）无 1 级或 2 级亲属符合偏瘫型偏头痛诊断。

4. 视网膜型偏头痛的诊断标准

（1）头痛发作同时符合有先兆偏头痛诊断和标准（2）。

（2）先兆同时具备以下 2 项

1）发作期出现完全可逆的单眼阳性或阴性视觉症状（如闪光、暗点或黑矇），且被至少以下 1 项检查结果证实：①临床视野检查；②自画单眼视野存在缺损（得到充分指导）。

2）至少符合下列 3 项中的 2 项：①先兆逐渐发生至少有 5 分钟；②先兆持续 5～60 分钟；③伴随先兆或先兆发生 60 分钟内出现头痛。

（3）不能用 2018 ICHD-3 中的其他诊断更好地解释。排除了其他引起一过性黑矇的病因。

（三）慢性偏头痛

慢性偏头痛是指每月至少 15 天出现头痛，持续至少 3 个月，且每月符合偏头痛特点的头痛天数至少 8 天。慢性偏头痛诊断标准如下。

（1）符合标准（2）和（3）的头痛（偏头痛样头痛或紧张性头痛）每月发作至少 15 天，至少持续 3 个月。

（2）符合无先兆偏头痛诊断（2）～（4）标准和（或）有先兆偏头痛标准（2）和标准（3）的头痛至少发生 5 次。

（3）头痛符合以下任何 1 项，且每月发作＞8 天，持续时间＞3 个月：①无先兆偏头痛的标准（3）和（4）；②有先兆偏头痛的标准（2）和（3）；③患者所认为的偏头痛发作可通过服用曲坦类或麦角类药物缓解。

（4）不能用 2018 ICHD-3 中的其他诊断更好地解释。

（四）偏头痛并发症

偏头痛并发症包括偏头痛持续状态、不伴脑梗死的持续先兆、偏头痛性脑梗死、偏头痛先兆诱发的痫样发作。具体标准如下。

1. 偏头痛持续状态的诊断标准

（1）符合标准（2）和（3）的头痛。

（2）符合无先兆偏头痛和有先兆偏头痛的诊断，除了持续时间和疼痛程度外，既往发作典型。

（3）同时符合下列 2 个特点：①持续超过 72 小时；②疼痛或相关症状使其体力减弱。

（4）不能用 2018 ICHD-3 中的其他诊断更好地解释。

2. 不伴脑梗死的持续先兆的诊断标准

（1）先兆符合标准（2）。

（2）发生在有先兆偏头痛患者，除了 1 个或多个先兆持续时间大于或等于 1 周，先兆呈典型表现。

（3）神经影像学无脑梗死的证据。

（4）不能用 2018 ICHD-3 中的其他诊断更好地解释。

3. 偏头痛性脑梗死的诊断标准

（1）偏头痛发作符合标准（2）和（3）。

（2）符合有先兆偏头痛诊断标准，先兆症状典型，除了 1 个或多个先兆时程＞60 分钟。

（3）神经影像学证实先兆相关脑区的梗死灶。

（4）不能用 2018 ICHD-3 中的其他诊断更好地解释。

4. 偏头痛先兆诱发的痫样发作的诊断标准

（1）痫性发作符合癫痫发作诊断标准中的 1 种类型，并符合标准（2）。

（2）有先兆偏头痛患者在有先兆偏头痛发生过程中或发作后 1 小时内出现痫样发作。

（3）不能用 2018 ICHD-3 中的其他诊断更好地解释。

5. 很可能的偏头痛 包括很可能的无先兆偏头痛和很可能的有先兆偏头痛。

（1）很可能的无先兆偏头痛诊断标准

1）符合无先兆偏头痛诊断标准（1）～（4）中除 1 项以外的全部。

2）不符合 2018 ICHD-3 中其他类型头痛诊断。

3）不能用 2018 ICHD-3 中的其他诊断更好地解释。

（2）很可能的有先兆偏头痛诊断标准

1）符合有先兆偏头痛诊断标准（1）～（3）中除 1 项以外的全部。

2）不符合 2018 ICHD-3 其他类型头痛诊断标准。

3）不能用 2018 ICHD-3 中的其他诊断更好地解释。

6. 可能与偏头痛相关的周期综合征 这组疾病见于无先兆偏头痛或有先兆偏头痛患者，或很可能发展为两者之一的患者。虽然儿童多见，但成人亦可出现。包括反复胃肠功能障碍、良性阵发性眩晕、良性阵发性斜颈。

（1）反复胃肠功能障碍诊断标准：明确的腹痛和（或）腹部不适，和（或）恶心，和（或）呕吐发作，至少发作 5 次；胃肠检查和评估正常；不能归因于其他疾病。

1）周期性呕吐综合征诊断标准

A. 至少发作 5 次符合标准 B 和 C 的严重恶心和呕吐。

B. 发作形式刻板，周期性反复发作。

C. 符合下列 3 项：①每小时至少恶心、呕吐 4 次；②每次发作＞1 小时，发作期不超过 10 天；③发作间隔＞1 周。

D. 发作间期症状完全缓解。

E. 不能归因于其他疾病。

2）腹型偏头痛诊断标准

A. 符合标准 B～D 的腹痛至少发作 5 次。

B. 疼痛至少符合下列 3 项中的 2 项：①位于中线、脐周或难以定位；②性质为钝痛或"只有酸痛"；③中重度疼痛。

C. 发作时至少符合下列 4 项中的 2 项：①食欲减退；②恶心；③呕吐；④面色苍白。

D. 未治疗或治疗无效的情况下持续 2～72 小时。

E. 发作间期症状完全缓解。

F. 不能归因于其他疾病。

（2）良性阵发性眩晕诊断标准

1）符合标准 2）和 3）至少发作 5 次。

2）没有预兆的眩晕，发作即达高峰，数分钟至数小时后可自行缓解，无意识丧失。

3）至少存在下列症状或体征中的 1 项：①眼球震颤；②共济失调；③呕吐；④面色苍白；⑤恐惧。

4）发作间期神经系统检查与听力、前庭功能检查正常。

5）不能归因于其他疾病。

（3）良性阵发性斜颈诊断标准

1）符合标准2）和3），儿童期反复发作。

2）头转向一侧，可伴或不伴轻微旋转，数分钟或数天后自行缓解。

3）至少存在下列5项中的1项：①面色苍白；②易激惹；③精神萎靡；④呕吐；⑤共济失调。

4）发作间期无神经系统阳性体征。

5）不能归因于其他疾病。

四、评　估

偏头痛对患者日常生活的影响是多方面的，医师全面了解疾病状况，对偏头痛患者疼痛强度、范围及其变化进行连续、动态的评估，这对患者的诊断分级、治疗选择、病情观察、治疗效果的评定及疼痛研究非常重要。目前常用的偏头痛评估工具包括视觉模拟量表、数字评价量表、偏头痛残疾程度评估问卷、头痛影响测评量表和头痛影响测评量表-6、偏头痛筛选问卷等。

1. 头痛程度的评估

（1）视觉模拟量表是一种简单、有效的表达疼痛的方法。目前常用改进的VAS尺，正面有从0～10（或100）可移动的标尺，背面有0～10（或100）的数字，当患者移动标尺确定自己疼痛强度位置时，检查者立即在尺的背面看到VAS的具体数字，即代表患者的疼痛强度。

（2）数字评价量表是用0～10这11个数字表示疼痛程度。0表示无痛，10表示最严重的痛。可让患者根据自己的感受直接用某一具体数字来表达疼痛的强度。

2. 偏头痛残疾程度评估　偏头痛残疾程度评估问卷是一种简单的、定量3个月期间偏头痛相关残疾的自助式问卷。该问卷包括5个问题，分别了解因为头痛而造成工作或上学、家务劳动、家庭及社会活动三类活动的时间损失。将因头痛而导致的三类活动效率下降一半以上的天数累积起来计算分值，并根据分值高低将头痛的严重程度分为4级。该问卷对偏头痛的病情变化较为敏感，可用作观察疗效的工具。

3. 头痛影响测定　头痛影响测评量表和头痛影响测评量表-6都是根据过去4周患者体验的回顾性问卷。头痛影响测评量表是一种基于互联网的动态问卷，患者需到指定网站进行测试。头痛影响测评量表-6是头痛影响测评量表的纸质版，6个问题分别覆盖疼痛、社会角色功能、认知功能、心理异常及活力等方面。两者可较好地评价各种头痛相关的生存质量，也可以作为观察疗效的工具。

4. 偏头痛筛选问卷　是国际上推荐的一种简易筛查量表，适用于门诊或非专科医师对偏头痛的筛查。

5. 心理学评估　适用于慢性偏头痛患者。慢性偏头痛患者常合并精神心理障碍，主要是焦虑和抑郁，并且与疼痛的程度呈明显正相关。常用的评估工具为焦虑自评量表和抑郁自评量表。

五、鉴别诊断

临床上，偏头痛需要与以下疾病相鉴别。

1. 丛集性头痛　丛集性头痛表现为一侧头部反复发作的密集性的、短暂的剧烈疼痛，并出现面部潮红、结膜充血、流泪、流涕、鼻塞，多不伴恶心、呕吐，少数患者头痛中可出现 Horner 征。起病突然而无先兆，发病时间固定，可持续数分钟至数小时。发作一般从一侧眼球、前额或颞部不适开始，迅速加重，几分钟内变为难以忍受的刀割样、压榨样或烧灼样剧痛。发病年龄多在 20～40 岁，男女之比约 5∶1。无明显家族史。

2. 紧张性头痛　头痛部位多为双侧，头痛性质为紧缩样、压迫样钝痛，程度为轻至中度，一般持续数分钟到数日，无恶心、呕吐、畏光、畏声，也不因体力活动而加剧。可有肩部僵硬、头部肌肉紧张和头晕。多数患者于颅周或颈部有压痛点，按摩头颈部可使头痛缓解。多见于青、中年女性，情绪障碍或心理因素可加重头痛症状。

3. 痛性眼肌麻痹　以头痛和眼肌麻痹为特征，属炎性疾病。为阵发性眼球后及眶周的顽固性胀痛、刺痛或撕裂样疼痛，伴随动眼、滑车和（或）展神经麻痹，眼肌麻痹可与疼痛同时出现或疼痛发作后两周内出现，MRI 或活检可发现海绵窦、眶上裂或眼眶内有肉芽肿病变。本病持续数周后能自行缓解，但易于复发，适当的糖皮质激素治疗可使疼痛和眼肌麻痹缓解。

第 6 节　偏头痛的治疗

一、治疗原则

目前无根治偏头痛的特效方法，最有效的方法是在偏头痛的间歇期避免头痛诱发因素。加强宣传教育，使患者保持健康的生活方式，帮助其确立科学和理性的防治观念与目标；教育并鼓励患者记头痛日记，对帮助诊断和评估治疗效果有重要意义。偏头痛的基本防治原则有以下几个方面。

1. 积极开展患者教育，帮助患者确立科学正确的防治观念和目标。

2. 提倡患者保持健康的生活方式。

3. 找出偏头痛的诱因并尽量避免。

4. 充分利用理疗、按摩、针灸、生物反馈治疗、认知行为治疗和音乐疗法等非药物干预手段。

5. 药物治疗包括急性发作期治疗和预防性治疗。

二、急性发作期治疗

急性发作期的治疗目的是迅速缓解疼痛，消除伴随症状，减少头痛再次发生，恢复患者日常功能。多项研究将急性期治疗有效性指标归纳为以下方面：①疼痛 VAS 评分下降 50% 以上或中重度疼痛转为轻度或无痛；②2 小时后疼痛改善或 2 小时后无痛；③疗效具有可重复性，3 次发作中有 2 次以上有效；④在治疗成功后的 24 小时内无头痛再发作或无需再次服药。

偏头痛急性期的治疗药物分为非特异性药物和特异性药物两类。

1. 非特异性药物　包括非甾体抗炎药（nonsteroidal anti-inflammatory drug，NSAID）、巴比妥类镇静药、可待因和吗啡等阿片类镇痛药及曲马多。

（1）NSAID：研究表明解热镇痛药及其咖啡因复合物对于成人及儿童偏头痛发作均有效，对于轻、中度的偏头痛发作和既往使用有效的重度偏头痛发作，可作为一线药物首选。这些药物应在偏头痛发作时尽早使用。NSAID 包括阿司匹林、对乙酰氨基酚、布洛芬、萘普生等及其复方制剂。

1）阿司匹林：剂型有口服剂、肛门栓剂及注射制剂。口服剂量为每次 300～1000mg。口服本药 1000mg，2 小时后头痛有效缓解率为 52%，疗效与口服 50mg 舒马曲坦相当。呕吐的患者可使用栓剂，直肠给药剂量为每次 300～600mg。泡腾片特别适用于儿童、老年人及吞服药丸困难的患者，每片 300mg 或 500mg，温水 150～250ml 溶化后饮下。阿司匹林赖氨酸盐（赖安匹林），可用于静脉或肌内注射，剂量为每次 900～1800mg。静脉注射赖安匹林 2 小时后，头痛有效缓解率为 43.7%。10 岁以上的儿童可单用阿司匹林或与甲氧氯普胺合用。

阿司匹林的常见不良反应有胃肠道症状、过敏反应、耳鸣、听力下降、肝肾功能损害及出血危险等，损害多是可逆的，与食物同服可减少对胃肠道的刺激。活动性溃疡、血友病或血小板减少症、哮喘、孕妇及哺乳期妇女禁用，对阿司匹林过敏者禁用。

2）对乙酰氨基酚：剂型有口服剂、肛门栓剂及注射制剂。1000mg/d 或 1500mg/d 口服或静脉注射或皮下注射，治疗偏头痛发作有效，但镇痛作用弱于阿司匹林，不推荐单独使用，可与利扎曲坦、曲马多等合用。3 个月以上婴儿及儿童也可应用。本药可用于对阿司匹林过敏、不耐受或不适于应用阿司匹林者。

3）布洛芬：治疗偏头痛以口服为主。口服剂量为每次 200～800mg。轻中度头痛患者，每次口服 200mg 或 400mg，用药 2 小时后头痛可有效缓解；重度头痛患者，每次口服 400mg 有效，并可有效缓解畏光、畏声等症状，用药 2 小时后头痛有效缓解率与口服舒马曲坦 50mg 基本相当。本药能有效缓解头痛，缩短头痛持续时间，但 24 小时持续消除头痛方面不理想。布洛芬可用于 6 个月以上的儿童。常见的不良反应及禁忌证同阿司匹林。

4）萘普生：剂型有口服剂、肛门栓剂及注射制剂。口服剂量每次 250～1000mg，直肠给药每次 250mg，静脉给药每次 275mg，以上均可缓解头痛及其伴随症状，疗效与口服舒马曲坦 50mg 基本相似。若头痛无缓解，可与舒马曲坦 50mg 合用，二者合用不增加不良反应。萘普生可用于 6 岁以上或体重 25kg 以上的儿童。本药常见的禁忌证及不良反应同阿司匹林，但不良反应的发生率及严重程度均较低，适用于不能耐受阿司匹林者。

5）双氯芬酸：剂型有口服剂、肛门栓剂及注射制剂。口服吸收迅速且完全，起效较快，最好于饭前吞服。服用胶囊起效更快，且胶囊疗效优于片剂。本品疗效与口服舒马曲坦

100mg 相似，且改善恶心、呕吐等偏头痛伴随症状优于后者，不良反应更少。直肠给药或肌内注射每次 50mg，10 分钟后起效，30 分钟后头痛消除率达 88%，2 小时后头痛缓解率与肌内注射曲马多 100mg 类似。双氯芬酸可用于体重＞16kg 的儿童。本药引起的胃肠道不良反应少于阿司匹林。但应注意肝损伤及粒细胞减少等不良反应。

上述药物可与其他药联用，如阿司匹林与甲氧氯普胺合用、对乙酰氨基酚与利扎曲坦合用、对乙酰氨基酚与曲马多合用等，效果优于单用。为了防止药物过量性头痛，服用单一的解热镇痛药时，应该限制在每月不超过 15 天，服用联合镇痛药应该限制在每月不超过 10 天。

6）复方制剂：常用的复方制剂包括阿司匹林与咖啡因的复方制剂、对乙酰氨基酚与咖啡因的复方制剂、双氯酚酸与咖啡因的复方制剂。咖啡因具有收缩脑血管、减轻其搏动幅度、加强镇痛药的作用。但应注意，合用咖啡因会增加药物依赖、成瘾及药物过量性头痛的风险。

（2）苯二氮䓬类、巴比妥类镇静药可促使镇静、入睡，促进头痛消失。因镇静药有成瘾性，故仅适用于其他药物治疗无效的严重患者。

（3）阿片类药物有成瘾性，不予常规推荐。仅适用于其他药物治疗无效的严重头痛者，应在权衡利弊后使用。布托啡诺是肠外阿片类药物，可作为偏头痛发作的应急药物，即刻止痛效果好。

（4）曲马多为非阿片类中枢性镇痛药，但与阿片受体有很弱的亲和力。其作用强度为吗啡 1/10～1/8。无抑制呼吸作用，依赖性小，镇痛作用显著，每次 50～100mg，可静脉、皮下、肌内注射，1 日不超过 400mg。常见不良反应有出汗、眩晕、恶心、呕吐、食欲减退及排尿困难等。心悸、心动过缓或直立性低血压或循环性虚脱少见。静脉注射速度过快还可出现面部潮红、多汗和一过性心动过速。与解热镇痛药联合应用可缓解偏头痛。

2. 特异性药物

（1）曲坦类药物：曲坦类药物为 5-HT 受体激动药，可通过收缩脑血管、抑制周围神经和"三叉神经颈复合体"二级神经元的神经痛觉传递，进而发挥镇痛作用，能特异地控制偏头痛。药物在头痛期的任何时间应用均有效，越早应用效果越好。但不主张在先兆期使用。与麦角类药物相比，曲坦类药物治疗 24 小时内头痛复发率高（15%～40%）。目前国内有舒马曲坦、佐米曲坦和利扎曲坦。大样本、随机安慰剂对照试验证实了曲坦类药物治疗偏头痛的有效性和安全性。但有潜在引起冠状血管痉挛的可能，对心肌缺血性疾病患者禁用。

1）舒马曲坦：剂型有口服剂（片剂、速释剂）、皮下注射剂、鼻喷剂及肛门栓剂，其中 100mg 片剂是所有曲坦类的疗效参照标准。皮下注射舒马曲坦 6mg，10 分钟起效，2 小时头痛缓解率达 80%。鼻喷剂 20mg 较片剂起效快，有效率与口服 50mg 或 100mg 相当。在伴有呕吐的患者中应使用栓剂，其效果与口服 50mg 或 100mg 相当。应用 25mg 或 50mg 无效者中，超过半数可对 100mg 速释剂有效。

2）佐米曲坦：剂型有口服剂和鼻喷剂，有 2.5mg 和 5mg 两种规格。药物可透过血脑屏障，亲脂性高，生物利用度高。口服 40～60 分钟后起效，鼻喷剂比口服剂起效快。偏头痛发作早期，鼻喷 5mg，1 小时内可明显减轻头痛。口服 2.5mg，2 小时的头痛消失率与口服舒马曲坦 50mg 相当。

3）利扎曲坦：口服剂型有 5mg 和 10mg 两种。推荐 10mg 为起始剂量，若头痛持续，2 小时后可重复一次。口服作用快速，头痛消失与疗效维持在所有曲坦类药物中最显著，头痛复发率较舒马曲坦和佐米曲坦低。10mg 疗效略优于舒马曲坦 100mg，但副作用随剂量增大而增加。

（2）麦角胺类药物：麦角胺类药物为 5-HT 受体非选择性激动药。治疗偏头痛急性发作的历史很长，但判断其疗效的随机对照试验却不多。麦角胺类药物具有半衰期长、头痛复发率低的优势，适用于发作持续时间长的患者。多使用麦角胺咖啡因合剂（分别为 2mg 和 200mg 或 1mg 和 100mg 合剂）。与曲坦类药物相比，其疗效不及曲坦类药物。另外，极少量的麦角胺类药物即可迅速导致药物过量性头痛，因此应限制药物的使用频度，不推荐常规使用。麦角胺类药物的主要不良反应有恶心、呕吐、眩晕、嗜睡、胸痛、焦虑、感觉异常、精神萎靡等。严重高血压和心脑血管病、肾功能不全、妊娠期、哺乳期禁用。

（3）CGRP 受体拮抗药：CGRP 受体拮抗药（瑞美吉泮，Rimegepant）通过将扩张的脑膜动脉恢复至正常而减轻偏头痛症状，且该过程不引起血管收缩。部分对曲坦类无效或者对曲坦类不能耐受的患者可能对 Rimegepant 类药物有良好的反应。口服 300mg 后 2 小时的头痛缓解率与利扎曲坦 10mg、佐米曲坦 5mg 相当，不良反应发生率略高于安慰剂。

（4）复方制剂：麦角胺咖啡因合剂可治疗某些中重度偏头痛发作。要注意合用的咖啡因会增加药物依赖、成瘾及药物过量性头痛的风险。

3. 急性期治疗药物的选择和使用原则　根据头痛的严重程度、伴随症状、既往用药情况及其他因素综合考虑选择应用药物。可采用阶梯法选药，首先选择非特异性药物治疗（NSAID 类药物），若治疗效果不佳，再改用偏头痛特异性药物治疗。也可分层选药，轻、中度头痛和严重头痛对 NSAID 类药物反应较好者仍优先选择 NSAID 类药物；中重度头痛、对 NSAID 类药物反应差者直接选用偏头痛特异性药物。分层法治疗组不良反应稍高于阶梯法，但不良反应均较轻，仅表现为乏力、头晕、感觉异常等常见的曲坦类药物不良反应。

提倡头痛早期足量使用治疗药物，延迟使用疗效会下降，头痛复发及不良反应的比例增高。有严重的恶心和呕吐时，应选择胃肠外给药。甲氧氯普胺、多潘立酮等不仅能治疗伴随症状，还有利于协助其他药物的吸收和头痛的治疗。不同曲坦类药物在疗效及耐受性方面略有差异。对某一个体患者而言，一种曲坦无效，可能另一种曲坦有效；一次无效，可能另一次发作有效。由于曲坦类药物疗效和安全性优于麦角胺类，故麦角胺类药物仅作为二线选择。麦角胺类药物具有作用持续时间长、头痛复发率低的特点，故适于发作时间长或经常复发的患者。为预防药物过量性头痛，单纯 NSAID 制剂的使用在 1 个月内不能超过 15 天，麦角胺类、曲坦类、NSAID 复合制剂则不超过 10 天。麦角胺类和曲坦类药物不良反应包括恶心、呕吐、心悸、烦躁、焦虑及周围血管收缩等，长期大量应用可引起高血压和肢体缺血性坏死。麦角胺类和曲坦类药物具有强力的血管收缩作用，严重高血压、心脏病患者和妊娠妇女均禁用。若麦角胺类和曲坦类药物应用过频，会引起药物过量性头痛，因此建议每周用药不超过 2~3 天。

三、预防性治疗

1. 预防性治疗的目的是降低发作频率、减轻发作程度、增加急性发作期治疗的疗效、减少失能。

2. 预防性治疗的有效性指标包括偏头痛发作频率、头痛持续时间、头痛程度、头痛的功能损害程度及急性期对治疗的反应。

3. 预防性治疗的适应证主要有以下几种：①患者的生活质量、工作和学业严重受损（需根据患者本人判断）；②每月发作频率2次以上；③急性期药物治疗无效或患者无法耐受；④存在频繁、长时间或令患者极度不适的先兆，或为偏头痛性脑梗死、偏瘫性偏头痛、伴有脑干先兆偏头痛亚型等；⑤连续2个月，每月使用急性期治疗药物6~8次以上；⑥偏头痛发作持续72小时以上；⑦依据患者的意愿，如主动要求尽可能少的发作。

4. 预防性治疗药物 目前应用于偏头痛预防性治疗的药物主要包括β受体阻滞剂、钙通道阻滞剂、抗癫痫药、抗抑郁药、NSAID及其他种类的药物。

（1）β受体阻滞剂：多项研究结果支持β受体阻滞药在偏头痛预防性治疗方面效果明确，非选择性β受体阻滞药普萘洛尔和选择性β受体阻滞药美托洛尔证据最为充足。另外，比索洛尔、噻吗洛尔和阿替洛尔可能有效，但证据强度不高。β受体阻滞药的禁忌证包括反应性呼吸道疾病、糖尿病、直立性低血压及心率减慢的某些心脏疾病。有情感障碍患者使用β受体阻滞药可能会发生心境低落，甚至自杀倾向。

（2）钙通道阻滞剂：氟桂利嗪是非特异性钙通道阻滞药，研究结果证实其对偏头痛的预防性治疗证据充足，剂量为5~10mg/d，女性所需的有效剂量低于男性。多项关于尼莫地平预防偏头痛的研究结果显示，其疗效与安慰剂无差异，不推荐使用。

（3）抗癫痫药：丙戊酸钠对偏头痛预防有效，剂量至少为600mg/d，但长期使用需定时检测血常规、肝功能和淀粉酶。对女性患者需注意体重增加及卵巢功能异常（如多囊卵巢综合征）。托吡酯对发作性及慢性偏头痛有效，并可能对药物过量性头痛有效。研究证实了不同剂量托吡酯（50~200mg/d）预防偏头痛的有效性。拉莫三嗪不能降低偏头痛发作的频率，但可能降低先兆发生的频率。有证据显示，加巴喷丁预防治疗偏头痛有效。奥卡西平被证实无效。

（4）抗抑郁药：研究证实阿米替林和文拉法辛可有效预防治疗偏头痛。阿米替林的使用剂量为10~150mg/d。阿米替林尤其适用于合并有紧张性头痛或抑郁状态（常存在慢性疼痛）的患者，主要不良反应为镇静。文拉法辛疗效与阿米替林类似，但不良反应更少。研究结果显示氯米帕明、舍曲林预防治疗偏头痛无效。

（5）NSAID：阿司匹林对偏头痛预防治疗的研究结果不一。有研究发现，阿司匹林200~300mg/d可降低偏头痛发作的频率。但也有对比试验显示其效果与安慰剂相当。其确切疗效尚未被证实。

（6）其他药物：试验结果显示大剂量维生素B_2（400mg/d）及辅酶Q_{10}对偏头痛预防治疗有效。口服镁盐的预防作用尚待确定。最新一项随机、双盲、安慰剂对照多中心研究表明，含有维生素B_2、辅酶Q_{10}、镁盐复方制剂对预防偏头痛发作有效，可减少偏头痛的发作频率。

5. 预防性治疗药物的选择和使用原则　医师在使用预防性治疗药物之前需与患者进行充分的沟通，根据患者的个体情况进行选择，注意药物的治疗效果与不良反应，同时注意患者的共病、与其他药物的相互作用、每日用药次数及经济情况。

通常首先考虑证据确切的一线药物，若一线药物治疗失败或存在禁忌证时，方才考虑使用二线或三线药物。避免使用患者其他疾病的禁忌药，以及可能加重偏头痛发作的治疗其他疾病的药物。长效制剂可增加患者的顺应性。

药物治疗应从小剂量单药开始，缓慢加量至合适剂量，同时注意副作用。对每种药物给予足够的观察期以判断疗效，一般观察期为4～8周。患者需要记头痛日记来评估治疗效果。有效的预防性治疗需要持续约6个月，之后可缓慢减量或停药。若发作再次频繁，可重新使用原先有效的药物。若预防性治疗无效，且患者没有明显的不良反应，可增加药物剂量；否则，应换用第二种预防性治疗药物。若数次单药治疗无效，才考虑联合治疗，也应从小剂量开始。

四、药物替代治疗

偏头痛是一种慢性神经血管性疾病，主要治疗方法是药物治疗，但长期使用药物有诸多副作用，不适用于心脑血管疾病及肝肾功能不全的患者；而且治疗偏头痛的药物本身还会增加药物过量性头痛的风险，为此，替代口服药物治疗偏头痛的方法日渐增多。目前比较常用的方法有以下几种。

1. 神经阻滞治疗　神经阻滞可有效缓解头痛并改善偏头痛患者的痛觉敏感。目前该疗法治疗偏头痛已受到临床关注。常用的神经阻滞部位是星状神经节、枕大神经及其他相关部位。

（1）星状神经节阻滞：分为前入路法和侧入路法。

1）前入路法（图4-1）：患者取仰卧位，肩下垫薄枕，口微张。先沿锁骨上缘向内侧触及气管外缘，再沿气管向上2cm，平行于气管外缘触及动脉搏动。术者位于患者体侧，用左手中指将胸锁乳突肌及颈动脉鞘拨向外侧，中指指尖下压触及第6颈椎横突根部，并尽量向内抵住气管外缘后稍向外移动中指，暴露穿刺部位。常规皮肤消毒，平环状软骨水平（相当于第6颈椎横突）处用5号针头与皮肤垂直进针，穿刺2～3cm触及骨质，表明针尖已经到达第6颈椎横突的根部，退针1～2mm，穿刺无异感，回吸无血和脑脊液，缓慢注入0.6%～1%消炎镇痛液10ml，完成操作。此方法为临床常用方法。

2）侧入路法：患者取仰卧位，头转向对侧，术者位于患者的患侧。穿刺点取在胸锁乳突肌后缘与颈外静脉交叉处，相当于环状软骨或第6颈椎横突水平处。皮肤常规消毒，持7号穿刺针与皮肤垂直进针，针尖触骨质，表明针尖已到达第6颈椎横突，然后将针退出少许，针尾再向头端成45°角倾斜，针尖在第6颈椎横突前侧通过，向着第7颈椎横突方向刺进约1cm，回吸无血及脑脊液，缓慢注入0.6%～1%消炎镇痛液10ml，完成操作。

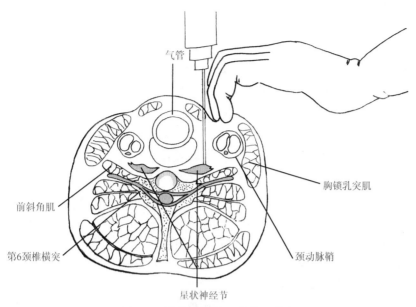

图 4-1 星状神经节阻滞前入路法

　　星状神经节阻滞治疗偏头痛的可能机制是改善脑血流灌注、调节脑部自主神经功能、降低应激反应和减少 P 物质生成。国内一些研究结果显示，星状神经节阻滞后短期疼痛缓解明显，对于偏头痛的长期疗效仍需要更多的研究来证明。有学者在超声引导下进行星状神经节阻滞治疗，以及联合中医治疗，结果显示其总体治疗偏头痛的有效率为 70%～90%。但也有文献报道既往无偏头痛的患者可能在星状神经节阻滞后出现偏头痛和偏头痛患者在星状神经节阻滞后头痛加重。所以，仍需要更大样本量的试验来证明该治疗方法的有效性和安全性。

　　（2）枕大神经阻滞：目前多项研究证实，枕大神经阻滞可有效缓解偏头痛发作时的即刻头痛，并对预防复发有很好的疗效。数据显示，枕大神经阻滞后 20 分钟头痛缓解率为40%～95%。另一项研究将 1ml 2%利多卡因与 0.5ml 生理盐水或者曲安奈德混合后分别对实验组和对照组受试者进行枕大神经阻滞，并进行 8 周的随访，结果显示，注射后 20 分钟两组疼痛均明显缓解，且 8 周后的头痛复发率及复发程度均较治疗前降低，降低程度两组之间无明显差异。该试验证明了枕大神经阻滞有助于缓解偏头痛发作的即刻头痛，并可减少头痛的复发。

　　（3）其他部位神经阻滞：有研究报道对耳颞神经、蝶腭神经节、滑车上神经及眶上神经等神经进行阻滞治疗，可缓解偏头痛；同时这些部位的单独阻滞可能用于其他原发性头痛的治疗，建议对于偏头痛的治疗，可在这些部位阻滞的同时联合枕大神经阻滞，疗效更佳。

　　2. 神经刺激治疗

　　（1）枕神经刺激疗法：在枕大神经区域植入电极，通过刺激来治疗偏头痛。一项关于枕大神经刺激治疗慢性偏头痛试验结果发现，实验组中35%的患者疼痛至少减轻了30%，减轻比例是对照组的 2 倍，头痛发作天数也明显少于对照组，这一研究结果说明外周神经刺激对偏头痛有一定疗效，这为偏头痛的治疗提供了新的方向。

　　（2）经颅磁刺激：经颅磁刺激技术是利用时变磁场产生感应电场，从而引起生物电流在组织中传导，使神经元、神经纤维去极化，以改变皮质神经细胞的动作电位，影响脑内代谢和神经电活动。最初，单脉冲经颅磁刺激治疗仪在欧洲获准用于急性偏头痛的治疗。随后，经颅磁刺激被美国食品药品监督管理局认证可用于先兆性偏头痛的治疗。研究显示，经颅磁刺激对首次急性发作的先兆性偏头痛患者治疗有效，而对慢性偏头痛的疗效不显著。有证据表明单脉冲经颅磁刺激可以抑制动物实验中的扩布性皮质抑制来治疗偏头痛。经颅磁刺激不仅可以在偏头痛发作时起治疗作用，还可以在偏头痛发作间期起预防作用。有学者在偏头痛患者左额叶皮质给予每天 3 次经颅磁刺激，频率为 10Hz，每次为 600 个脉冲，分为 10 个连续的序列，一共治疗 4 周。在治疗结束后的 1 周内，51 例受试者中有 98% 的受试者头痛发作频率降低 50%，治疗结束 4 周后，仍有 80.4% 受试者的头痛发作频率降低 50%，可见经颅磁刺激对预防偏头痛发作也有一定疗效。

3. A 型肉毒毒素注射治疗 偏头痛病理生理机制复杂，有学者认为偏头痛是颅内血管在受到理化刺激后产生的牵涉痛。并且多项试验证实偏头痛的产生与痛觉敏感化有关。局部注射 A 型肉毒毒素可减少 P 物质的释放从而减少疼痛信号的传导。同时有试验证明 A 型肉毒毒素可沿神经轴索向更高一级神经元运输并在其中发挥作用，从而降低上一级神经元的兴奋性，使中枢神经对刺激的敏感性降低。一项研究将 A 型肉毒毒素注射治疗分别用于急性偏头痛、慢性偏头痛及药物过量性头痛，结果显示对这三种头痛均有缓解作用。A 型肉毒毒素注射可能对慢性偏头痛有预防作用，比较 A 型肉毒毒素注射与托吡酯、丙戊酸钠预防慢性偏头痛的随机双盲试验均认为其效果相当，且 A 型肉毒毒素的耐受性更好。但也有试验显示其疗效不如常规药物治疗，但 A 型肉毒毒素注射治疗至少为存在用药禁忌的患者提供了新的方法。

4. 激痛点治疗 研究证实肌筋膜中激痛点的存在，可解释慢性疼痛的发病机制。活性激痛点可引起自发性疼痛，而隐性激痛点在受压情况下才会引起疼痛，疼痛可限于整块肌肉并扩散到周围或远隔部位。一项对偏头痛患者和正常人的研究发现，位于头部及颈部的激痛点在偏头痛的发生、持续和缓解中可能起到了重要作用。偏头痛相关激痛点主要位于斜方肌、颞肌及胸锁乳突肌，活性激痛点只存在于偏头痛患者中，且对相应部位激痛点按压所诱发的疼痛与患者在偏头痛发作前期的感觉相似。有研究显示对激痛点注射小剂量利多卡因可以治疗偏头痛。这些试验仅仅揭示了激痛点注射可以缓解偏头痛，并未阐明激痛点与偏头痛之间的因果关系，仍需要更多的证据明确肌筋膜中激痛点的异常活动是否是偏头痛的起因。

5. 中医治疗 偏头痛属于中医学"头风"和"脑风"范畴，中药治疗偏头痛的安全性已经得到了广泛认同。中药制剂包括都梁软胶囊、头痛宁等。针灸治疗偏头痛，一般应在疼痛发作之初、痛势未甚时及时治疗，并按疗程治疗，效果会更佳。推拿对偏头痛有一定疗效。头面部和颈项部的不同穴位推拿按摩常常可以缓解疼痛。穴位注射机制可能有纠正神经肽代谢紊乱及调节自主神经功能失调的作用。常用穴位包括前发际、印堂、百会、双侧头缝穴等，方法是用 6～7 号针头，斜面向下与头皮成 45°角刺入上述穴位之深层，直达颅骨骨膜下，然后将 1% 利多卡因+醋酸泼尼松龙 25～50mg，分别注入每个穴位约 1ml。每周 1 次，4 次为 1 个疗程。大多数患者 1～2 次后头痛便有明显好转，对于疼痛严重、难以控制的病例可行两个疗程的治疗。穴位注射可为那些传统疗法效果不佳的患者提供一种新的治疗方法。

6. 心理治疗 偏头痛的心理治疗主要基于行为治疗,包括放松、生物反馈及认知治疗。放松疗法的主要目的为降低身体各系统的激活及促进身体放松。生物反馈是使患者能明确清醒地感受,从而清醒地控制及改变其身体功能。一般通过肌电图生物反馈疗法、电皮生物反馈疗法、温度生物反馈疗法来测量、放大并反馈躯体信息给患者,从而达成由生物反馈促进的放松。认知疗法通过指导患者更好地处理与头痛相关的应激反应及其他伴随心理疾患来治疗反复发作的头痛。

通常在以下情况可考虑行为治疗:①患者希望获得非药物治疗;②患者不能耐受药物治疗或有药物治疗禁忌证;③药物治疗无效或效果较差;④妊娠、准备妊娠或哺乳期;⑤频繁或较大剂量使用镇痛药或其他急性期治疗药物;⑥具有明显的生活应激事件或患者缺乏合适的应激处理能力。有研究提示行为治疗对偏头痛预防性治疗有效,可作为药物治疗的替代或补充,但对何种偏头痛患者适用何种行为治疗尚不清楚。另一项研究显示,行为疗法与药物治疗相结合的效果最佳。

7. 外科治疗 有研究提示卵圆孔未闭与伴有先兆偏头痛之间存在关联。经皮卵圆孔封堵手术对偏头痛预防发作的疗效存在争议。

8. 其他疗法 磁疗、氧疗、有氧运动包括游泳、慢跑、骑自行车等,这些都有助于缓解偏头痛。

第 7 节　偏头痛的预防、预后和健康指导

偏头痛目前无特效治疗方法,但可随年龄的增长症状逐渐缓解,部分患者可在60～70岁时偏头痛不再发作。偏头痛的预防很重要,日常生活中应避免一些诱发头痛的食物和饮品,如高脂肪食物、巧克力、红酒、奶酪、熏鱼、柑橘类食物等。生活规律,避免过度疲劳,维持规律的作息,保证充足睡眠;保持室内空气流通,避免强光、强烈气味等刺激;平时学会放松心情,避免过度紧张;规律运动有助于稳定自主神经系统,减缓焦虑、肌肉紧绷等症状。注意气候的变化,避免风寒、湿热、暴晒等,减少诱发偏头痛发作。发作期应清淡饮食,多食蔬菜水果;对于疼痛剧烈的患者应改善环境,减少声、光刺激;同时还应采取缓解头痛的措施,如按摩、针灸、理疗等,必要时采取口服药物治疗,但需在医师指导下用药。

(孙东光　谭　晶)

第5章 紧张性头痛

第1节 紧张性头痛概述

紧张性头痛（tension-type headache，TTH）是原发性头痛中最常见的类型。表现为双侧头部紧束样或压迫性疼痛，起病多与心理应激有关，多由长期焦虑、忧郁、紧张或疲劳等因素，使头面部和颈部肌肉持续痉挛和（或）血管收缩缺血导致，少数则由不良姿势或头颈部其他疾病引起。

2009年，国家卫生部（现国家卫健委）首次在全国范围内针对18～65岁的人群进行全国性人口头痛调查发现，紧张性头痛患病率为10.8%。两性均可发病，男女比例约为1∶1.76，女性多见。没有明显家族史。该病好发于青壮年，一般20岁左右发病，发病率随年龄增长而增加。世界范围内的患病率差异较大：在欧洲约为80%，在亚洲和美洲为20%～30%，在巴西约为13%。以前该病又称肌紧张性头痛、精神肌源性头痛、应激性头痛、压力性头痛、特发性头痛、精神性头痛等。1988年国际头痛协会（International Headache Society，IHS）首次制订紧张性头痛的诊断名称。紧张性头痛的主要触发因素为精神压力和身体压力。随着社会的发展，生活节奏加快、学习工作压力增加、人际关系紧张、竞争激烈等诸多因素，紧张性头痛的患病率逐渐增加，因此对紧张性头痛的研究也越来越多。

2018 ICHD-3根据头痛每月发作频率，将紧张性头痛分为偶发性紧张性头痛（infrequent episodic tension-type headache，IETTH）、频发性紧张性头痛（frequent episodic tension-type headache，FETTH）和慢性紧张性头痛（chronic tension-type headache，CTTH）。

第2节 紧张性头痛的相关解剖

紧张性头痛的发病机制中肌筋膜的作用至关重要，颅周肌肉压痛是诊断紧张性头痛的重要依据。因此，掌握颅周相关解剖有助于对紧张性头痛深入了解。

一、额顶枕区

前界为眶上缘，后界为枕外隆凸和上项线，两侧借上颞线与颞区分界。此区的软组织，由浅入深分为 5 层，即皮肤、浅筋膜（皮下组织）、帽状腱膜及枕额肌、腱膜下疏松结缔组织和颅骨外膜。其中，浅部三层紧密连接，难以分开，因此，将此三层合称为"头皮"。

1. 皮肤　厚而致密，含有大量毛囊、汗腺和皮脂腺及丰富的血管。临床上疖肿和皮脂腺囊肿好发于此；外伤时易出血，但创口愈合较快；还可作为植皮的供皮区。

2. 浅筋膜　由致密的结缔组织和脂肪组织构成，并有许多粗大垂直的纤维束，把皮肤和帽状腱膜紧密连在一起，不易分离，同时将脂肪分隔成无数小格，内有血管和神经穿行。感染时渗出物扩散受到限制，张力较大，早期即可压迫神经末梢引起剧痛。浅筋膜内的血管和神经都是由四周基底部向颅顶走行，按其来源和分布可分为前、后两组。

（1）前组：距正中线约 2cm 处，有滑车上动、静脉和滑车上神经。距正中线约 2.5cm 处，尚有眶上动、静脉和眶上神经。两动脉均为眼动脉的终支；伴行静脉汇合成为内眦静脉；这些神经为三叉神经第一支眼神经的分支，分布于额、顶区。

（2）后组：有枕动、静脉和枕大神经，分布于枕区。枕动脉为颈外动脉的分支；枕静脉汇入颈外静脉；枕大神经为第 2 颈神经后支的内侧支。

3. 帽状腱膜和枕额肌　在种系发生上两者原是一层完整的肌肉，现中部为一层宽大的腱膜（即帽状腱膜），仅前后部仍保留着肌腹。前为一对枕额肌的额腹，止于鼻背和眉弓附近的皮肤；后为一对枕腹，起于枕骨上项线的外侧部；两侧逐渐变薄，续于颞浅筋膜。

4. 腱膜下疏松结缔组织　又称腱膜下间隙，是一薄层疏松结缔组织，其范围较广，前至上眼睑和鼻根，后达上项线。头皮借此层与颅骨外膜疏松连接，因此，外伤撕脱头皮时，整个头皮可与深层分离，开颅时可经此间隙将皮瓣游离后翻起。腱膜下间隙内出血或化脓性感染时，可迅速弥散至整个颅顶，瘀斑或脓液可出现于鼻根及上眼睑皮下。此间隙内的静脉，经导静脉与颅骨的板障静脉及颅内的硬脑膜静脉窦相通；若发生感染，还可经上述途径继发颅骨骨髓炎或向颅内扩散，因此，腱膜下间隙被认为是颅顶部的"危险区"。

5. 颅骨外膜　由致密结缔组织构成，借少量结缔组织与颅骨表面相连。

二、颞区

颞区位于颅顶的两侧，上界为上颞线，下界至颧弓上缘，前界是额骨颧突和颧骨额突，后界为上颞线的后下段。此区软组织由浅入深有皮肤、浅筋膜、颞浅筋膜、颞深筋膜、颞肌和颅骨外膜。

1. 皮肤　前部较薄，后部较厚，移动性较大。

2. 浅筋膜　含脂肪组织较少，向上与颅顶浅筋膜相延续，向下续于面部浅筋膜；其内的血管和神经可分为耳前和耳后两组。

（1）耳前组：有颞浅动、静脉和耳颞神经，三者伴行，出腮腺上缘，越颧弓到达颞区；分布于颞区和额顶区。颞浅动脉为颈外动脉的两终支之一，其搏动可在耳屏前方触及；颞浅静脉汇入下颌后静脉；耳颞神经是三叉神经第三支下颌神经的分支。

（2）耳后组：有耳后动、静脉和枕小神经，分布于耳后和颞区后部。耳后动脉起自颈外动脉；耳后静脉汇入颈外静脉；枕小神经来自第2、3颈神经，属颈丛的分支。

3. 颞浅筋膜 很薄弱，为帽状腱膜的延续，向下至面部逐渐消失。

4. 颞深筋膜 致密坚韧，覆盖颞肌，上方沿上颞线起于骨膜，向下至颧弓上方分为浅、深两层。浅层附于颧弓的上缘和外面，深层止于颧弓的上缘和内面。两层之间为颞筋膜间隙，有脂肪、来自上颌动脉的颞中动脉和伴行的静脉。

5. 颞肌 比较厚，呈扇形，起自颞窝和颞深筋膜深面，前部肌纤维向下，后部肌纤维向前，逐渐集中，经颧弓深面，止于下颌骨的冠突和下颌支前缘与内侧面。颞肌和颞深筋膜坚韧。颞肌深方有颞深血管和神经。颞深前、后动脉来自上颌动脉，颞深前、后神经来自下颌神经，支配颞肌。

颞肌浅面与颞深筋膜下部之间、颞肌下部深面与颞骨骨膜之间分别称为颞浅间隙和颞深间隙，均含有疏松结缔组织和大量脂肪，称为颞筋膜下疏松结缔组织。它们经颧弓深面向下与颞下间隙相通，再向前与面部的颊脂体相延续。

6. 颅骨外膜 结构同额顶枕区。

三、腮腺咬肌区

咬肌筋膜由颈深筋膜浅层向上延续而成，在腮腺后缘分为浅、深两层，包绕腮腺形成腮腺鞘，两层在腮腺前缘处融合，并移行为咬肌筋膜，覆盖于咬肌表面。咬肌起自颧弓下缘及其深面，止于下颌支外侧面和咬肌粗隆。该肌覆以咬肌筋膜，其后上1/3被腮腺掩盖。肌浅面有面横动脉、腮腺管、面神经的颊支和下颌缘支横过。

四、面侧深区

面侧深区位于下颌支深面、颅底下方、口腔及咽的外侧，有一顶、一底、四壁。前壁为上颌骨体的后面，后壁为腮腺深部和茎突诸肌，外侧壁为下颌支，内侧壁为翼突外侧板和咽侧壁；顶为蝶骨大翼的颞下面和颞肌；底平下颌骨下缘。该区上部为颞下窝，区内有翼内肌、翼外肌、翼丛、上颌动脉和下颌神经等。

1. 翼内肌 起自翼窝，肌纤维斜向后外下，止于下颌支内侧面的翼肌粗隆。作用为上提和前移下颌骨，一侧收缩时牵引下颌骨向对侧移动。

2. 翼外肌 上头起自蝶骨大翼的颞下面，下头起自翼突外侧板的外面，肌纤维斜向外后方，止于下颌颈和下颌关节囊。收缩时牵拉下颌关节连同下颌头向前至关节结节的下方，做张口运动，一侧作用时使下颌移向对侧。

五、颈部肌肉

1. 胸锁乳突肌 位于颈部两侧，颈阔肌深层，胸骨头起自胸骨柄前面，锁骨头起自锁骨内 1/3 段上缘，两头间的三角形间隙恰在胸锁关节上方，在体表即锁骨上小窝。该肌走行向上后外方，止于乳突外面及上项线外侧 1/3。由副神经及第 2～4 颈神经前支支配。

2. 头夹肌　在胸锁乳突肌上端的深面，止于乳突下部和上项线的外侧部；颈夹肌在头夹肌的外侧和下方，止于上位三个椎体的横突。一侧夹肌收缩使头转向同侧，双侧收缩使头颈后仰。二肌均由第 2～5 颈神经后支的外侧支支配。

3. 斜方肌　起于枕外隆凸、上项线、项韧带、第 7 颈椎及全部胸椎棘突。纤维分上、中、下三部分，分别止于锁骨外侧 1/3、肩胛冈和肩峰。近固定时上部纤维收缩，使肩胛骨上提、上回旋、后缩；中部纤维收缩，使肩胛骨后缩、上回旋；下部纤维收缩，使肩胛骨下降、上回旋。远固定时一侧收缩，使头向同侧屈和向对侧回旋；两侧收缩，使头和脊柱伸直。斜方肌由第 XI 对脑神经副神经和第 3、4 颈神经前支支配。

第 3 节　紧张性头痛的发病机制

紧张性头痛的病理生理学机制尚未完全清楚。但在过去的 10 年里，关于紧张性头痛的发病机制已经有了新的研究进展。目前关于紧张性头痛发病机制的研究主要集中在肌筋膜的作用和促进伤害性疼痛的处理方面，外周和中枢系统均参与其中。周围性疼痛机制在偶发性紧张性头痛和频发性紧张性头痛中占主要地位，而中枢性疼痛机制在慢性紧张性头痛中占主要地位。然而，紧张性头痛确切的发病机制目前仍不确定。

一、周围性疼痛机制

1. 肌筋膜触痛点和外周致敏　大量研究表明，引起紧张性头痛的周围性疼痛机制中最主要的是肌筋膜机制，肌筋膜伤害感受器的外周致敏参与肌肉疼痛的发展和紧张性头痛的急性发作。临床上通常用肌筋膜触痛点来表示肌肉疼痛。触痛点是骨骼肌紧张带中对压力高度敏感的区域，当受到刺激时，可引起局部疼痛或远隔部位的牵涉痛。研究发现，与健康对照组相比，紧张性头痛患者具有更多的活性肌筋膜触痛点。与紧张性头痛有关的肌筋膜触痛点主要分布在三叉神经支配的额肌、颞肌、咬肌以及 C_1～C_3 节段支配的头夹肌、斜方肌、胸锁乳突肌。对 ETTH 患者头颈部肌肉肌筋膜触痛点反复注射利多卡因后，头痛持续时间缩短，疼痛程度降低，提示肌筋膜触痛点在紧张性头痛的发展过程中起重要作用。肌筋膜触痛点产生的机制可能有以下 3 个：①外周肌筋膜感受伤害的感受器敏感性增加；②在脊髓/三叉神经水平上的二级神经元产生敏化；③感受伤害的中枢性调节活动发生障碍。

CTTH 患者斜方肌肌筋膜触痛点周围 1～2mm 可见持续性自发肌电活动，研究认为这种肌电活动源自梭内肌纤维的持续收缩。长时间的骨骼肌持续性收缩，压迫了肌肉内的小动脉，使之发生继发性缺血，致痛物质产生增多从而引发疼痛。同时，研究显示肌筋膜触痛点处致痛性化学因子，如 5-HT、缓激肽（bradykinin）、CGRP、P 物质等的浓度显著升高。由此可见，肌筋膜触痛点处于持续的低水平肌肉活动可能会损害肌肉纤维，引起局部致痛物质的聚集，进而刺激外周伤害性感受器导致疼痛。外周伤害性感受器为游离神经末梢，主要分布在骨骼肌、动脉壁和结缔组织中，由 Aδ 类或 C 类神经纤维介导，致痛物质可提高外周伤害性感受器的兴奋性，降低其反应阈值，即产生外周致敏效应，参与紧张性头痛的发生。外周伤害性感受器痛觉信息的持续传入可引起中枢神经系统的敏化，进而导致紧张性头痛的慢性化。

2. 颅周肌肉和头颈部肌肉异常活动　一项研究通过对 58 例紧张性头痛患者及 30 例健康志愿者进行持续 30 分钟的咬合试验发现，68%的紧张性头痛患者和 17%的健康者可在 24 小时内诱发出现头痛，且颅周肌肉压痛值在头痛发生之前即增高，在未诱发出现头痛的患者中，颅周肌肉压痛值保持稳定，故其认为颅周肌肉压痛先于头痛出现并可能导致头痛。另一项针对女性 ETTH 患者的横断面研究显示，ETTH 患者在头痛发作间期颅周肌肉压痛值明显增加，这可能和外周致敏及中枢神经系统疼痛调节功能障碍有关。但颅周肌肉压痛值增加是导致头痛的原因还是头痛继发性表现目前仍需进一步研究证实。

头颈部肌肉异常活动也可能参与紧张性头痛的发生。研究显示，与健康对照组比较，CTTH 患者在做颈部屈伸运动时，拮抗肌的肌电活动显著增强，这可能导致肌肉负荷增加，促进伤害性信息的传入，从而参与头痛的发生。在很多情况下，头痛的发生与头颅和颈部肌肉收缩有关。在头痛发作期间，肌电图的研究表明颈部肌肉收缩较颞部肌肉收缩更强，也有研究认为肌肉收缩是头痛的结果，而不是头痛的原因。但目前多数学者仍然认为头颅肌肉和颈部肌肉阵发性收缩是产生紧张性头痛的原因之一。另外，有研究指出颈椎病和 FETTH 之间可能存在相关性。颈源性头痛也可能与紧张性头痛有关。

二、中枢性疼痛机制

多项研究表明，中枢敏化是引起 CTTH 发病的主要机制。长期持续性伤害性刺激引起中枢神经系统的伤害性敏化可能是导致 ETTH 转化成 CTTH 的原因。CTTH 者中枢神经系统的脊髓上和脊髓背角/三叉神经核可能均被致敏。有研究通过核磁平扫及像素分析发现，CTTH 患者大脑中参与疼痛处理的区域（包括扣带回前部、岛叶、额叶皮质、海马旁回等）灰质体积较健康人明显减小，减小程度与头痛持续时间呈正相关，并认为这一改变是中枢神经系统敏化的结果。

中枢敏化和肌筋膜触痛点之间关系密切，肌筋膜触痛点一直被认为是中枢敏化的表现且中枢敏化可能导致肌筋膜触痛点数量增加。有研究观察到，刺激肌筋膜触痛点可诱导及增强脑区域的活动，包括初级和次级体感皮质、下顶叶皮质，以及中脑和前脑岛，这也支持肌筋膜触痛点可致中枢致敏的理论。中枢敏化又会增加节段相关肌肉中的肌筋膜触痛点敏感性。目前，多个研究证实 CTTH 患者的脊髓背角/三叉神经核及 FETTH 患者的脊髓上神经元均可被致敏，而不频繁发作的紧张性头痛患者上述部位未被致敏。尽管许多专家提出应积极针对肌筋膜触痛点活性采取治疗策略，以防止中枢致敏的发生，但肌筋膜触痛点机制的研究仍然是个难题，关于如何阻止肌筋膜触痛点对头痛的影响，目前的研究并未得出结论。

三、神经递质及炎症因子代谢紊乱

1. 5-HT 广泛参与中枢神经系统疼痛调控。本特森（Bendtsen）等研究发现，ETTH 患者血小板 5-HT 水平升高，而其在 CTTH 患者中降低，但血浆 5-HT 水平在 ETTH 患者中升高，在 CTTH 患者中则保持正常，其认为这一现象与 ETTH 患者中枢疼痛抑制系统代偿有关，而在 CTTH 患者的这种代偿能力可能不足，进而促进了头痛的维持。

2. 动物研究表明，疼痛通路的敏化可能与 NO 的产生及一氧化氮合酶（nitric oxide synthase，NOS）的激活有关，NOS 中的神经元型一氧化氮合酶（neuronal nitric oxide synthase，nNOS）定位于脊髓三叉神经核及颈髓的浅层和深层，在持续性疼痛动物模型中，NOS 抑制剂可减少中枢敏化。另有文献报道，CTTH 患者在接受静脉注射一氧化氮合成酶抑制剂 L-单甲基精氨酸后，疼痛程度较安慰剂组降低，提示 NO 可能参与紧张性头痛的发生。研究表明，输注 NO 供体甘油三硝酸酯可诱发紧张性头痛。NO 可使传入神经末梢释放递质增加，局部前列腺素聚集，提高突触后膜 N-甲基-D-天冬氨酸受体反应性，进而引起脊髓背角神经元的活化，促进痛觉信息的传递。以上结果均支持 NOS 和 nNOS 在紧张性头痛的病理生理学过程中的作用，提示 NOS 及 nNOS 可能成为治疗紧张性头痛新药物的研究方向。

3. 炎症细胞因子也可能参与紧张性头痛的发生和维持。研究发现，白细胞介素-1β（interleukin-1β，IL-1β）可通过环氧酶途径诱导 CGRP 在三叉神经节细胞中的合成，参与中枢神经系统血管炎症反应及肥大细胞的释放，进而参与头痛的痛觉维持。Della 等通过测定 56 例 CTTH 患者及 42 名健康对照者的血清炎症细胞因子浓度发现，CTTH 患者血清中 IL-1β 浓度较对照组显著升高。另有报道，CTTH 患者 IL-6 的浓度也较健康对照组升高，但差异无统计学意义。国内研究发现，紧张性头痛患者血清 IL-8 水平较健康对照组显著升高，且 IL-8 水平与疼痛视觉模拟评分呈正相关。外周炎症细胞因子水平的升高可提升外周感受神经元的活性，进而促进痛觉信息的传递，并参与中枢神经系统敏化。然而，炎症细胞因子和紧张性头痛的关系仍有待深入研究。

四、精神心理机制

压力和精神紧张是导致紧张性头痛的最常见因素，情绪障碍被认为是紧张性头痛的危险因素。一项关于 19～69 岁韩国人头痛和焦虑症状的全国性调查显示，紧张性头痛患者中 9.5%患有焦虑，4.2%患有抑郁，这些发生率均高于非头痛参与者；与无焦虑或抑郁的紧张性头痛患者相比，患有焦虑或抑郁的紧张性头痛患者头痛的视觉模拟评分和头痛影响测试问卷评分都显著升高。意大利的一项研究显示，CTTH 受试者中有 53.4%和 36.9%分别患有焦虑和抑郁。

正常情况下，人体对一定的刺激是能够耐受的，不会引起痛苦感觉。在病理情况下，由于患者长期处于焦虑和忧郁状态，大脑皮质高级整合能力紊乱、失控，导致痛觉阈值降低，同时脑啡肽样物质分泌出现异常，以至很小的刺激即可引起疼痛，尤其表现在头、面、颈、肩部，持久的疼痛最终可表现为头面部紧束感及压迫感。同时，长期存在精神应激或不良情绪，机体的 5-HT 和去甲肾上腺素活性增加，而头痛的传入中枢三叉神经脊束核是

5-HT 和去甲肾上腺素发挥作用的主要部位，两者比例失衡可引起中枢神经伤害性的痛觉敏化，导致头痛的发生。

患者因长期生活和工作紧张、过度疲劳或工作和生活的单调，而出现抑郁和焦虑，继而诱发头痛。之后又因经常性头痛加重抑郁和焦虑，如此反复相互影响，形成恶性循环，势必给患者带来巨大的生活压力。有研究表明压力也可能诱发原发性重组和继发性皮质伤害性表现，它们可通过前额叶、额外侧叶和顶叶皮质的调制，最后导致疼痛。最新研究发现，活性肌筋膜触痛点的数量与特质焦虑呈弱相关，特质焦虑水平增高提示具有活性肌筋膜触痛点的风险增大，容易患紧张性头痛。

五、睡眠与紧张性头痛

睡眠质量差是从 ETTH 到 CTTH 转化的危险因素。国外一项研究发现，失眠是紧张性头痛的危险因素，该研究结果显示，失眠者 11 年后新发生的头痛中大多数是紧张性头痛，约占 50%。国内研究中发现，紧张性头痛患者的头痛触发因素中睡眠障碍占 29%。睡眠障碍引起的疲劳可导致交感神经激活，促进相关激素代谢过程，长时间的交感神经激活可能使紧张性头痛慢性化。另一项回顾性研究显示，26%～72% 的紧张性头痛患者，睡眠不足是主要触发因素。睡眠质量差与疼痛阈值降低也存在高度相关性。失眠是紧张性头痛的重要共病，患有失眠症的紧张性头痛患者经历更频繁的头痛，精神类合并症的发生率更高，且由于头痛导致的残疾更严重。但是睡眠障碍通常在抑郁和焦虑期间出现，失眠是否是抑郁或焦虑的后果仍然是医学界争论的话题。

六、交感神经兴奋机制

正常生理情况下，人体有自我调节能力，自主神经的调节由交感神经和副交感神经互相补充、互相制约，使器官、系统活动协调平衡。紧张性头痛的发生是由于交感神经和副交感神经功能失衡，当患者紧张、生气、恐惧时交感神经兴奋性升高，使动作电位传输呈跳跃式传导活动增加，动作电位传输的终极出现去极化，去甲肾上腺素、5-HT、儿茶酚胺等神经递质释放增多，这些物质可促使血管收缩，组织缺血、缺氧，酸性代谢产物蓄积，导致紧张性头痛发生。

研究发现，紧张性头痛患者血浆 5-HT 水平高于对照组，血浆多巴胺水平与头痛持续时间呈正相关，肾上腺素水平与头痛呈负相关。

第 4 节 紧张性头痛的临床表现

一、临床表现

1. 头痛部位 典型的患者双侧多见，其发生率达 90%；颈项部、枕部、颞部、额部、顶部或全头部均可累及。

2. 头痛性质 通常为持续性钝痛或非搏动性疼痛，常有紧束感、压迫感、沉重感；胀痛、麻木感也可见。

3. 头痛程度 典型的患者多为轻、中度头痛，占 87%～99%，不因体力劳动而加重；但可因情绪激动、精神紧张而诱发；发作频率的增加会使头痛程度逐渐加重。

4. 头痛时间 每次头痛持续数分钟到数天不等。

5. 体格检查 颅周肌肉压痛包括额肌、颞肌、咬肌、翼状肌、胸锁乳突肌、颈夹肌和斜方肌等；颈肩部肌肉有僵硬感，捏压时肌肉感觉舒适。

6. 伴随症状 有头晕、失眠、焦虑或抑郁等症状，也可出现恶心、畏光或畏声等。

二、诱发因素

1. 睡眠 长期失眠、睡眠质量差会导致更频繁的头痛，而且会引发焦虑或抑郁。患者应改掉影响睡眠的不良习惯，做到规律生活和按时睡觉。

2. 姿势因素 姿势引起的紧张性头痛，一般是由于采用一种姿势长时间工作，如伏案工作，低头时间过久；不断皱眉、咬牙等，这些会造成慢性、持久的头颈面部肌肉收缩，从而导致头痛。这种患者应通过保持正确的姿势、适当锻炼、改掉不良习惯等来减少诱发因素而减轻头痛。

3. 情绪 生气、精神紧张可诱发或加重头痛。这种患者应学会自我调节情绪，如听音乐、读书、有氧运动等，有助于缓和紧张的情绪，从而减少头痛的发生。

4. 其他 烟酒和寒冷刺激易诱发头痛，考虑可能和自主神经功能失调有关，因此，患者应避免过量吸烟和饮酒；寒冷季节应戴帽子、围脖保暖。

第 5 节 紧张性头痛的辅助检查

1. MRI 检查 颅脑的 MRI 扫描，可与颅内、颌面部恶性肿瘤等病变相鉴别。

2. 脑脊液检查 用于排除脑膜炎。

3. 颅周肌肉压痛评分 颅骨膜压痛可以通过手法触诊很容易地测量和记录。示指、中指在前额、颞部、咬肌、翼状肌、胸锁乳突肌、颈夹肌和斜方肌等部位轻微旋转和固定加压（触诊器来辅助尤佳），每块肌肉的局部压痛评分（0～3 分）。各块肌肉压痛分值相加作为个人总压痛评分。应同时评估两侧颅周肌肉，以便对照观察。触诊的结果可进一步指导治疗，同时也增加了向患者解释病情时的价值和可信度。

4. 焦虑抑郁测定 根据汉密尔顿焦虑量表（Hamilton Anxiety Scale，HAMA）及汉密尔顿抑郁量表（Hamilton Depression Scale，HAMD）测定患者心理状况，其中 HAMA 评分 >7 分提示存在焦虑，HAMD 评分 >8 分提示存在抑郁，HAMA 评分 >7 分且 HAMD 评分 >8 分提示焦虑伴有抑郁。焦虑自评量表和抑郁自评量表也可以反映患者的焦虑和抑郁状态以及严重程度的变化，适用于在综合性医院发现早期焦虑和抑郁患者。

第6节　紧张性头痛的诊断和鉴别诊断

一、诊断

颅周肌肉压痛为紧张性头痛最有特征性意义的异常表现。颅周肌肉压痛不仅在发作间期出现，而且在发作期会进一步增强，且与头痛的程度和频率相关。颅周肌肉压痛增加是最具病理生理学价值的现象。根据患者的临床表现，排除头颈部疾病，如颈椎病、占位性病变和炎症性疾病后，通常可以确诊。

根据头痛每月发作频率，2018 ICHD-3 将紧张性头痛分为偶发性紧张性头痛、频发性紧张性头痛及慢性紧张性头痛。

1. 偶发性紧张性头痛　头痛发作不频繁，持续数分钟到数天。典型的头痛为轻到中度，双侧压迫性或紧箍样头痛，不因日常体力活动而加重。不伴随恶心，但可伴随畏光或畏声。

（1）偶发性紧张性头痛诊断标准

1）平均每月发作＜1 天（每年＜12 天），至少发作 10 次以上并符合诊断标准 2）～4）。

2）头痛持续 30 分钟到 7 天。

3）头痛至少符合下列 4 项中的 2 项：①双侧头痛；②性质为压迫性或紧箍样（非搏动性）；③轻或中度头痛；④日常活动如走路或爬楼梯不加重头痛。

4）符合下列全部 2 项：①无恶心或呕吐；②畏光、畏声中不超过 1 项。

5）不能用 2018 ICHD-3 中的其他诊断更好地解释。

（2）伴颅周压痛的偶发性紧张性头痛诊断标准

1）发作符合偶发性紧张性头痛诊断标准。

2）手法触诊可加重颅周压痛。

（3）不伴颅周压痛的偶发性紧张性头痛诊断标准

1）发作符合偶发性紧张性头痛诊断标准。

2）手法触诊不加重颅周压痛。

2. 频发性紧张性头痛　头痛发作频繁，持续数分钟到数天。典型的头痛为轻到中度，双侧压迫性或紧箍样头痛，不因日常体力活动而加重。不伴随恶心，但可伴随畏光或畏声。

（1）频发性紧张性头痛诊断标准

1）平均每月发作 1～4 天超过 3 个月（每年≥12 天且＜180 天），至少发作 10 次以上并符合诊断标准 2）～4）。

2）头痛持续 30 分钟到 7 天。

3）头痛至少符合下列 4 项中的 2 项：①双侧头痛；②性质为压迫性或紧箍样（非搏动性）；③轻或中度头痛；④日常活动如走路或爬楼梯不加重头痛。

4）符合下列全部 2 项：①无恶心或呕吐；②畏光、畏声中不超过 1 项。

5）不能用 2018 ICHD-3 中其他诊断更好地解释。

（2）伴有颅周压痛的频发性紧张性头痛诊断标准

1）发作符合频发性紧张性头痛的诊断标准。

2）手法触诊可加重颅周压痛。

（3）不伴颅周压痛的频发性紧张性头痛诊断标准

1）发作符合频发性紧张性头痛的诊断标准。

2）手法触诊不加重颅周压痛。

3. 慢性紧张性头痛　由频发性紧张性头痛进展而来，每天或非常频繁发作的头痛，典型的头痛为轻到中度，双侧压迫性或紧箍样头痛，时间持续几小时到几天或不间断。头痛不因日常体力活动而加重，但可以伴有轻度恶心、畏光或畏声。

（1）慢性紧张性头痛诊断标准

1）头痛平均每月发作时间≥15 天，持续超过 3 个月（每年≥180 天），并符合诊断标准 2）～4）。

2）头痛持续数小时至数天或持续性。

3）头痛至少符合下列 4 项中的 2 项：①双侧头痛；②性质为压迫性或紧箍样（非搏动性）；③轻或中度头痛；④日常活动如走路或爬楼梯不加重头痛。

4）符合下列全部 2 项：①畏光、畏声和轻度恶心 3 项中最多只有 1 项；②既无中、重度恶心，也无呕吐。

5）不能用 2018 ICHD-3 中的其他诊断更好地解释。

（2）伴颅周压痛的慢性紧张性头痛诊断标准

1）头痛符合慢性紧张性头痛的诊断标准。

2）手法触诊可加重颅周压痛。

（3）不伴颅周压痛的慢性紧张性头痛诊断标准

1）头痛符合慢性紧张性头痛的诊断标准。

2）手法触诊不加重颅周压痛。

二、鉴别诊断

紧张性头痛的诊断标准比较明确，但其临床表现多样，掌握其他头痛类型的各自临床特点，有助于紧张性头痛的诊断，利于治疗。紧张性头痛应与以下疾病相鉴别。

1. 偏头痛　偏头痛与紧张性头痛在临床表现上有相似之处，如无先兆偏头痛，当患者同时患有此两型头痛时区分更加困难。由于两种头痛的治疗方法截然不同，最好通过记录头痛日记的方式来鉴别这两种疾患，这样可避免服药过量而发展为药物过量性头痛。偏头痛主要有以下几点可与紧张性头痛区分：①多为单侧疼痛；②搏动性疼痛；③持续性（4～72 小时）头痛；④活动（爬楼梯等）后加重；⑤可伴有恶心、呕吐、畏光和畏声；⑥可有先兆症状，如同侧视觉症状（闪光、暗点、线条或目盲）或感觉症状（麻木），持续时间≥5 分钟；⑦头痛发生在先兆期或先兆期后 60 分钟；⑧程度为中至重度；⑨有家族史，儿童期可发病。

2. 鼻源性头痛　鼻窦炎、鼻炎在经过抗生素治疗后，鼻部本身症状往往不明显，易与紧张性头痛混淆。应做鼻腔镜或鼻窦 CT 等检查以明确诊断。

3. 颈源性头痛　颈部活动受限，颈部活动可诱发头痛，单侧为著，压迫患侧枕区或高位颈椎区域可诱发头痛；多伴有患侧颈、肩或臂部等非根性疼痛症状；枕神经阻滞可缓解头痛。

4. 颈动脉炎　颈动脉炎与紧张性头痛的发病年龄及病程等有相似之处，但两者临床上有明显区别，颈动脉炎有以下几点可与紧张性头痛区分：①单侧居多，若为双侧，常有一侧偏重，一般左侧较多见；②痛区可大可小，小者仅限于前额及颞部，大者可遍及半侧及全头痛；前额多见，枕颞部次之，也可呈游走性疼痛；③头痛性质多样，如胀痛、烧灼痛、针刺痛、刀割痛或触电样疼痛，常呈阵发性；④疼痛程度中到重度，少数疼痛程度剧烈，无法忍受，夜间无法睡眠，强效镇痛药有时也无法缓解。

5. 颈椎病　疼痛的部位和性质与紧张性头痛相似，但颈椎病常为颈枕部发作性头痛，单侧多见，于头颈转动或前屈后仰时易诱发，可伴眩晕、肩臂麻木或疼痛，体格检查时常有颈部活动受限，颈椎旁压痛，颈椎正侧位、斜位片可见骨质增生，颈椎间孔狭窄等。颈椎 MRI 检查可发现颈椎间盘突出等。

6. 枕神经痛　枕神经痛可位于一侧或双侧枕部或上颈部，偶可扩散至乳突后，呈阵发或持续性疼痛，疼痛较表浅，性质为针刺样、电击样或烧灼样，在枕神经出口处可有压痛点。

7. 头面部的部分恶性肿瘤　鼻咽癌、上颌窦癌等，在发病初期主要表现为头痛，而鼻咽部无明显症状，应提高警惕，予以重视，必须完善相关影像学检查、颈部淋巴结触诊及鼻腔的检查予以排除。

8. 牙源性头痛　有时类似于紧张性头痛，尤其是第一恒磨牙龋病，牙髓神经受到刺激，可引起头面部疼痛，详细询问病史，仔细进行口腔检查，不难确诊。

第 7 节　紧张性头痛的治疗

紧张性头痛的临床治疗原则应是以非手术治疗为主，采用多种方式综合治疗。

一、一般治疗

排除器质性病变引起的头痛后，应积极开展心理治疗，解除患者焦虑和抑郁的精神因素，让患者正确认识该病，帮助患者树立战胜疾病的信心，使患者积极配合治疗。让患者保持正确的工作姿势，保持稳定的心理状态，生活积极乐观且有规律，适当锻炼，禁烟酒，改掉不良生活习惯，同时还应该注意避免生活中的各种应激或诱因。

二、药物治疗

尽管紧张性头痛的具体发病机制尚不十分清楚，但在头痛发作期应用药物治疗，减轻症状是必要的。一般以口服药物为主，单种药物治疗效果不佳时，可考虑联合用药，但应注意药物之间的相互作用。药物建议短期应用,避免使用麻醉性镇痛药。常用药物为抗抑郁药、抗焦虑药、NSAID、肌肉松弛药等。

1. 抗抑郁药　阿米替林为三环类抗抑郁药,对紧张性头痛的治疗效果较好,是较早应用于慢性紧张性头痛合并抑郁症状的药物。目前,阿米替林被认为是治疗紧张性头痛的首选用药。开始剂量为 25mg/d,睡前服用,每 3~4 天增加 12.5~25mg,一般治疗剂量为 50~250mg/d。需要服用 4 周后起效。不良反应有口干、便秘、心动过速、视物模糊、尿潴留、心律失常及充血性心力衰竭等。

新型三环类抗抑郁药:氟哌噻吨美利曲辛片(黛力新)是盐酸氟哌噻吨和盐酸美利曲辛合剂,每片含氟哌塞吨 0.5mg 和美利曲辛 10mg,氟哌噻吨小剂量具有抗焦虑和抗抑郁作用。美利曲辛是一种双相抗抑郁药,低剂量应用时具有兴奋特性。两种成分的复方制剂具有抗抑郁、抗焦虑和兴奋特性。通常每日 2 片,早晨及中午各 1 片;严重病例早晨的剂量可加至 2 片。每日最大用量为 4 片。对失眠或严重焦虑不安的患者,建议减少服药量或在急性期加服轻度镇静药。常见不良反应有头晕、震颤、疲劳、口干、便秘和睡眠障碍等。对美利曲辛、氟哌噻吨成分过敏者禁用。禁用于循环衰竭、未经治疗的闭角性青光眼。不推荐用于心肌梗死的恢复早期、各种程度的心脏传导阻滞或心律失常及冠状动脉缺血患者。禁止与单胺氧化酶抑制剂同时使用。

新型抗抑郁药物:度洛西汀又名欣百达,是选择性 5-HT 和去甲肾上腺素再摄取抑制药、高度特异性双通道阻滞药,能够平衡抑制神经元突触对两种神经递质的再摄取,可有效缓解抑郁症患者的躯体症状,改善患者情绪。口服剂量 60mg/d,最大剂量 120mg/d,不良反应包括恶心、呕吐、口干、乏力、嗜睡等。

纯植物抗抑郁药:路优泰是圣·约翰草的提取物,其含量为 300mg,具有抗抑郁、抗焦虑和(或)烦躁不安的作用。其主要通过抑制突触前膜对去甲肾上腺素、5-HT 和多巴胺的重吸收,使突触间隙内三种神经递质的浓度增加。同时还有轻度抑制单胺氧化酶和儿茶酚-氧位-甲基转移酶的作用,从而抑制神经递质的过多破坏。成人和 12 岁以上儿童用量为一次 300mg,每日 2~3 次。不良反应有可能引起皮肤对光的敏感性增加,故暴露在强阳光下可能出现类似晒伤的反应;胃肠道不适、过敏反应、疲劳或不安的发生较少见。

2. 抗焦虑药　抗焦虑药是一种用于缓解焦虑和紧张的药物,兼具抗癫痫、松弛肌紧张、镇静催眠等作用。主要作用于大脑的网状结构和边缘系统。以苯二氮䓬类为首选,此类药物有地西泮、氯氮草、奥沙西泮、硝地泮、氟西泮等。地西泮作用时间长,临床上较常用,以口服为主,可将一日剂量分次口服,也可临睡前一次服用。剂量一般为 1~2mg/d,多数患者在每晚睡前用药 1 次,既可改善夜间睡眠,又能控制白天的焦虑症状。该药物长期使用可产生依赖性,一般不宜超过 6 周。停药时,宜采取逐渐减量法,不宜骤停,以防戒断反应的发生。注射给药仅适用于严重的急性焦虑状态。一般剂量的不良反应主要有思睡、软弱、头昏和眩晕等,偶见药疹。剂量过高时可引起过度镇静、震颤和共济失调等副作用。

3. 非甾体抗炎药(NSAID)　布洛芬为苯丙酸类非甾体抗炎药,通过抑制环氧合酶的作用减少前列腺素的合成而产生抗炎、抗风湿及镇痛作用。轻或中等疼痛的镇痛,成人口服剂量为每次 200~400mg,每 4~6 小时 1 次。成人最大限量一般为 2400mg/d。小儿口服常用剂量为每次 5~10mg/kg,每日 3 次。不良反应有消化道不适、皮疹、过敏、肝肾功能异常、白细胞减少等，严重时也可引起消化性溃疡、出血和穿孔。过敏体质者、孕妇、哺乳期妇女、哮喘患者禁用。有消化性溃疡病史，出血倾向，心、肝、肾功能不全者应慎用。

4. 肌肉松弛药　乙哌立松是中枢性肌肉松弛药，作用于中枢神经系统和血管平滑肌，缓和骨骼肌紧张，减轻肌梭的灵敏度，并且可改善血液循环，从而阻断紧张亢进—循环障碍—肌疼痛—肌紧张亢进这种骨骼肌的恶性循环。口服剂量为每次 50mg，每日 3 次，饭后服用。不良反应包括皮疹、瘙痒、失眠、头痛、困倦、四肢麻木、知觉减退、恶心、呕吐、食欲下降、胃部不适、口干、便秘、出汗等。

氯唑沙宗也是中枢性肌肉松弛药，主要作用于脊髓和大脑皮质下区域而产生肌肉松弛效果。适用于各种急慢性软组织（肌肉、韧带）扭伤、挫伤及慢性筋膜炎等。口服剂量为每次 200～400mg，每日 3 次，饭后口服。用于镇痛不得超过 5 天。不良反应包括恶心、头昏、头晕、嗜睡等。

三、物 理 治 疗

物理治疗能松弛紧张的骨骼肌，缓解紧张性头痛，效果肯定。常用的方法有按摩、经皮电刺激、热疗等。

1. 按摩　可使颈部、肩胛带的肌肉受人工牵拉，松弛紧张的肌肉。常用的手法有以下几种。

（1）揉拿：患者取坐位，术者站立在患者后方，用一手拇、示、中指反复揉拿颈枕肌数分钟，以达到缓解肌痉挛、促进局部血液循环、减轻疼痛的作用。

（2）弹拨：对颈肌及软组织有硬结者用弹拨手法较好，即用一手拇指指腹沿患侧肌纤维方向用力弹拨 3～5 分钟，有时可听到"咔咔"作响，经数次或数十次弹拨后硬结可逐渐软化，声响消失，疼痛也随之缓解。

（3）推按：按经络走行推按其患侧，以改善皮肤血液循环。

（4）点穴：术者一手拇、示指置于患者的风池穴，另一手拇、示指于双侧脑后呈对抗按压，由轻至重数十秒，至患者有酸、麻、胀感后，缓慢放松，反复数次，同时反复点压阿是穴，使局部组织暂时性发热、充血，达到镇痛、疏通经络的作用。

2. 经皮电刺激　是通过皮肤应用低频脉冲电流作用于人体穴位，来减轻或消除疼痛的方法。将电极固定并同时刺激患者的两个穴位，一个取合谷穴，另一个选用风池、攒竹或太阳穴，采用 2～100Hz 的疏密波，调节电流输出，一般用感觉阈上剂量，以有明显震颤和麻刺感为度，每次半小时，每日 1 次，10 次为 1 个疗程。有研究显示有效率达 80% 以上，再行第 2 个疗程可巩固疗效。其机制是 2Hz 的刺激信息可提高中枢神经系统的 β-内啡肽和脑啡肽水平，而 100Hz 的刺激信息可提高强啡肽的水平，应用 2～100Hz 的疏密波交替刺激时，内源性阿片肽释放后产生镇痛效应。

3. 热疗　分为辐射热疗和传导热疗。辐射热疗利用红外辐射进行治疗，有止痛、消肿和改善局部血液循环的作用。常用方法有红外线治疗、光浴、频谱治疗等。照射时可选取的穴位有通天、百会、风池等。传导热疗是利用热源介体直接接触人体，将热传入人体的治疗方法。有改善局部血液循环，消肿、止痛和缓解粘连的作用。某些热源介体除有热效应外，尚对人体有机械压力和化学刺激作用，常用方法有蜡疗、泥疗、中药蒸汽等。

四、痛点阻滞或神经阻滞

痛点阻滞或神经阻滞可有效缓解紧张性头痛的症状。

1. 压痛点阻滞　可用局部麻醉药复合糖皮质激素注射，一般用 1% 利多卡因 1ml 加泼尼松龙 25mg，每个痛点注射 1～2ml，3 次为 1 个疗程。

2. 环形阻滞　适用于有颅周肌肉压痛者，根据压痛的面积大小行痛点阻滞、环形阻滞及"十"字形阻滞。所谓环形阻滞，就是围绕压痛的面积大小，可选用骨膜下每隔 2～3cm 选一个注射点，对于面积较大者，在环形阻滞的基础上，再在压痛范围内行"十"字阻滞。

3. 枕大神经、枕小神经阻滞　见图 5-1。

（1）枕大神经阻滞：患者俯卧位或坐位，头中立位略前屈。为预防脑缺血，体弱患者可采取俯卧位。在枕外隆凸的中点向患侧乳突旁开 2.5cm 上项线上，枕动脉搏动内侧做标记。上项线为枕外隆凸向两侧延伸的弓背向上的弧形线，为斜方肌上止点。常规消毒穿刺点皮肤，先在标记穿刺点触摸枕动脉，在搏动明显处内侧垂直缓慢进针，出现放射痛后，回抽无血，注入消炎镇痛液 2～3ml。

（2）枕小神经阻滞：体位同枕大神经阻滞。常规皮肤消毒，进针点位于枕大神经穿刺点外侧 2.5cm 处的上项线上，此处有压痛，垂直进针刺至骨膜，回抽无血，注入消炎镇痛液 2～3ml。

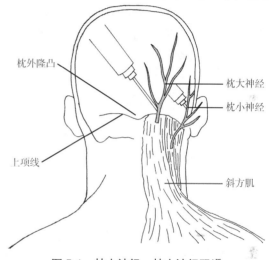

图 5-1　枕大神经、枕小神经阻滞

消炎镇痛液常用曲安奈德 20～40mg，加 2% 利多卡因 2～3ml 用生理盐水稀释至 10～12ml。每 5～7 天 1 次，一般 3～4 次为 1 个疗程。一般无严重并发症，因头皮血管丰富容易出血，阻滞后需压迫数分钟。

4. 星状神经节阻滞　星状神经节是支配头颈、肩及上肢的主要交感神经节，星状神经节阻滞后，消除了交感神经的过度紧张，使其支配区域内的血管扩张，改善了头颈部的血液供应，可使患者的症状得到改善。

临床常用前入路法和侧入路法，这两种操作方法请参照第 4 章。需要注意的是前入路法虽为临床常用方法之一，但若向下穿刺过深误将局部麻醉药注入椎动脉，可引起患者意识丧失。局部麻醉药误注入蛛网膜下隙，可引起呼吸、心跳停止。进针过浅且注射局麻药剂量过大，浸润气管食管间沟内的喉返神经可导致声音嘶哑。穿刺部位过高和注射局麻药剂量过大，可阻滞膈神经，出现腹式呼吸减弱。穿刺针过于朝向尾侧，可刺伤胸膜顶或肺尖，引发气胸。侧入路法操作相对简单，避开了气管、食管和胸膜等组织，相对于前入路法更安全。星状神经节阻滞可交替进行，每天一侧进行注射，也可置管连续给药，甚至可以进行脉冲射频治疗。但严禁同时行双侧星状神经节阻滞。有条件者，可在超声引导下进行星状神经节阻滞，安全性可进一步提高。

五、中医治疗

紧张性头痛属于中医学"头痛"范畴。根据中医辨证施治原则，多分为"肝气郁结、心脾两虚、肾阴亏虚"三型。肝气郁结型治疗宜疏肝解郁，药方以柴胡疏肝散为主加减。心脾两虚型治疗宜健脾养心、补益气血，药方以归脾汤为主加减。肾阴亏虚型治疗宜养阴补肾，药方以六味地黄丸为主加减。

近年来，一些中药、中成药已应用于临床，其特点系辨证用药，标本兼顾，可防可治，且不良反应较少。如中成药正天丸、川芎茶调散、芎芷石膏汤等。

中医针灸治疗紧张性头痛的机制是通经活络、调和气血、调整阴阳，它主要通过针灸激活镇痛物质、阻断痛觉的不良循环来实现。紧张性头痛治疗常用穴位为合谷、风池、太阳、天容、百会、阿是穴等。

第8节　紧张性头痛的预防、预后和健康指导

紧张性头痛发作时不仅需要药物治疗，还应尽可能寻找触发因素，尽量降低发作频率。日常生活做到有规律，适当减轻工作压力，可以进行头部的适当按摩。同时结合心理干预，如调节情绪、多读书、听音乐、保证睡眠等多方面综合治疗。颅周肌肉压痛点可采用局部痛点阻滞治疗，使头痛减轻或消失，但常易复发，复发后重复治疗可获得同样效果。

（孙东光　李小琳）

第6章　丛集性头痛

第1节　丛集性头痛概述

丛集性头痛（cluster headache，CH）是所有原发性头痛中比较严重的一种，以反复发作的短暂单侧眼眶、眼周、球后、眶上剧烈头痛为特征，常伴有局部自主神经功能紊乱症状和体征。

丛集性头痛分为丛集期和间歇期。丛集期常在固定时间内出现头痛，如每年的同一季节，甚至同一月份；发作持续2周至3个月，丛集期的持续时间也因人而异。在两次丛集期之间至少有2周以上的间歇期，间歇期从数月到数年不等，其间症状完全缓解，对诱发因素没有比在丛集期内敏感，10%～15%患者没有间歇期。既往本病又被称为睫状神经痛、蝶腭神经痛、红斑性面痛、慢性神经痛样偏侧头痛、组胺性头痛、翼管神经痛等。1962年国际头痛协会（IHS）将此类头痛列为独立的头痛性疾病，命名为丛集性头痛。

丛集性头痛全世界年患病率约为53/10万，发病年龄通常为20～40岁，多见于男性，是女性患者的4～5倍。1986年在我国进行丛集性头痛流行病学调查显示，我国丛集性头痛年患病率为6.8/10万，明显低于国际水平，男性的患病年龄为40～44岁，女性为55～59岁，男女之比为6.2∶1。丛集性头痛发作呈周期性特征，丛集期为1～11个月，84%的患者为1～120天，40%～54%的患者丛集期为每年1次，31%的患者为每年2次，48%的患者缓解期为7～12个月，73.7%的患者发作有固定时间，以夜间发作为主，秋季和春季呈高发趋势。

丛集性头痛基因遗传学研究显示，5%～20%的丛集性头痛患者存在家族史。约5%的患者可能为常染色体显性遗传。与正常人群相比，丛集性头痛患者的一级亲属患丛集性头痛风险增加14～39倍，二级亲属增加2～8倍。可见丛集性头痛存在基因遗传易感性。

第2节　丛集性头痛的相关解剖

丛集性头痛也称蝶腭神经痛，蝶腭神经节功能异常是头面部疼痛的主要原因，掌握蝶腭神经和蝶腭神经节相关解剖知识有助于更清晰地认识丛集性头痛。加德纳（Gardner）等提出了丛集性头痛是通过岩浅大神经和蝶腭神经节传递的副交感神经阵发性放电假说。Kittrell 等报道，在蝶腭窝区域内应用可卡因或利多卡因可持续阻止丛集性头痛发作，辣椒素也有同样的作用；刺激蝶腭神经节可使症状再次出现。该研究提示，蝶腭神经节在丛集性头痛中发挥着重要作用。

蝶腭神经节是头颈部最大的副交感神经节，位于中鼻甲水平鼻腔外侧壁的翼腭窝内。翼腭窝为高 2cm、宽 1cm 的三角形或心形结构，前方与上颌窦相邻、上方与蝶窦相邻、后方是翼突内侧板，内侧是颚骨垂直板。因此，位于其中的蝶腭神经节容易受到上颌窦炎和蝶窦炎的激惹而诱发蝶腭神经节痛。

蝶腭神经节由感觉神经、副交感神经和交感神经构成（图 6-1），其中：①感觉神经源自三叉神经上颌支的蝶腭神经，位于蝶腭神经节的上方；大部分纤维穿过神经节组成腭神经，少量纤维进入神经节组成感觉根。②副交感神经是翼管神经，起自脑桥下部特异性泪腺核的节前纤维与面神经的感觉根一起形成岩大神经，后者与岩深神经一起形成翼管神经，这些节前纤维与蝶腭神经节细胞形成突触联系，位于蝶腭神经节后方。③交感神经源自颈上神经丛的岩深神经，位于蝶腭神经节的后下方。

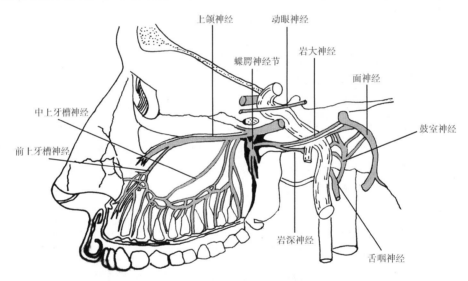

图 6-1　蝶腭神经节的解剖

蝶腭神经节主要发出眼支、鼻支、腭支和咽支 4 个神经分支。①眼支：经眶下裂支配眼球、眼眶、颅骨上部、蝶窦、筛窦和泪腺。②鼻支：经蝶腭孔入鼻腔，支配中、下鼻道和上、中、下鼻甲、鼻中隔黏膜和腺体。③腭支：发出腭大神经入腭大孔后支配硬腭和腺体，发出腭小神经入腭小孔支配软腭、悬雍垂和扁桃体。④咽支：经腭咽管支配咽喉部。此外，蝶腭神经节还发出许多细小的神经分支与枕小神经、颈神经皮支、鼓室神经、耳神经节、迷走神经相互交联，参与头部、颈部、耳部、下颌、内脏等部位的疼痛传导。

第 3 节　丛集性头痛的病因和发病机制

本病的病因及发病机制尚不十分清楚。目前还没有一种理论可以解释丛集性头痛的各种现象。一般认为其与生物钟调节失控和组胺释放有关，丛集性头痛发作期常有一些病理生理改变，表现为眼压和角膜湿度升高、出汗、流泪、唾液分泌及瞳孔改变。在发作期头痛剧烈时，可出现颈内动脉缩窄，心率改变，甚至心律失常，可能是由于自主神经功能紊乱所致。神经内分泌检查显示褪黑素、β-内啡肽和 β-促脂素 24 小时分泌周期的节律紊乱。丛集性头痛发作时所表现的自主神经功能障碍和神经内分泌的变化被认为是丘脑"生物钟"功能异常的结果。

一、病因

1. 原发性蝶腭神经痛　指没有器质性病变，经过头颅 CT、MRI 等系统检查，仍查不出确切病因的情况下，称为原发性蝶腭神经痛，推测与蝶腭神经节的脱髓鞘有关。

2. 其他潜在发病原因

（1）蝶腭神经节位于翼腭窝内，上方与蝶窦、前方与上颌窦、前上方与筛窦相邻。因此，蝶窦炎、上颌窦炎和筛窦炎是诱发蝶腭神经节痛的发病原因之一。

（2）蝶腭神经节紧贴蝶腭孔后方与鼻腔相通。因此，刺激性气味、空气中的粉尘和颗粒也是诱发蝶腭神经节痛的发病原因之一。

（3）蝶腭神经节发出鼻神经支配中、下鼻道，上、中、下鼻甲和鼻中隔。因此，鼻黏膜肥厚、鼻中隔偏曲压迫中鼻甲，鼻腔内结构变形刺激蝶腭神经节的分支而引起蝶腭神经节痛。

（4）骨性解剖结构的病理性损伤或外伤性损伤，包括翼腭窝、翼管、蝶窦、筛窦、上颌窦等部位的损伤都是诱发蝶腭神经节痛的潜在危险因素。

二、发病机制

丛集性头痛的发病机制和病理生理学机制至今尚未阐明，目前有以下几种学说。

1. 血管学说　丛集性头痛发作有明显的血管变化，发作时温度描记显示患侧眶周散热增加，65%～85% 的患者眶上或眶周出现寒冷带或低温，乙醇及硅酸甘油等血管扩张药可诱发头痛发作，提示丛集性头痛与血管扩张有关。然而，多数学者在丛集性头痛发作期用现代脑血流测定技术检查，未获得脑血管扩张的证据，却发现血管扩张主要在颅外。Krabbe 等虽然发现中央区、基底节和额颞区局部脑血流量增加，但该现象被解释为与疼痛有关的活动而非丛集性头痛发作的病因。

2. 神经学说　丛集性头痛的范围一般固定在三叉神经分布区，有明显的单侧性及自主神经症状，提示其与三叉神经及三叉神经血管系统有关。有研究表明丛集性头痛病理生理学可能涉及三叉神经的传入纤维和脑桥上泌涎核。蝶腭神经节是位于翼腭窝内的副交感神经节，其节后副交感神经纤维支配面部结构、脑及脑膜血管。脑自主神经症状主要通过蝶腭神经节的副交感神经介导，当这些纤维被激活后，释放神经递质和血管扩张物质，如 P 物质、降钙素基因相关肽和其他血管活性多肽等，激活三叉神经感觉纤维，从而进一步激活三叉神经的痛觉通路；同时副交感神经活性增加，引起结膜充血、流泪、瞳孔缩小、眼睑下垂等临床症状。因此，蝶腭神经节功能异常是丛集性头痛发作的重要病理生理机制之一。

3. 组胺学说　很早以前就有人提出丛集性头痛是组胺作用所致，主要依据其临床表现类似组胺反应，而且组胺脱敏疗法对部分病例有效。研究者在丛集性头痛患者头痛侧颞部做皮肤活检，电镜发现皮神经周围肥大细胞数量增加、沉积及脱颗粒现象，这增加了人们对组胺学说的兴趣。然而，其他学者不能复制这些现象。同时对丛集性头痛患者应用 H_1 和 H_2 受体拮抗药，头痛的频率及强度无明显变化，所以此学说还未得到公认。

4. 单胺学说　丛集性头痛常于夜间发作，多在快速眼动睡眠期，较少在非快速眼动睡眠期，从而有学者认为丛集性头痛发作与睡眠时单胺变化有关。因为快速眼动睡眠的出现，受脑桥被盖背外侧部蓝斑核内去甲肾上腺素（noradrenaline，NA）能神经元的影响，NA 能系统有上行和下行疼痛控制系统；非快速眼动睡眠则受中脑至延髓中线部的缝际核群内 5-HT 能神经元的影响，以上均与丛集性头痛发作密切相关。

5. 肥大细胞学说　据研究发现丛集性头痛患者额部皮下肥大细胞数目增多。肥大细胞合成和存有多种血管活性物质，如组胺、5-HT 等，当肥大细胞膜功能不稳定时，这些血管活性物质就从肥大细胞中释放出来，产生相应的症状。斯佩尔（Spell）用肥大细胞膜稳定剂治疗丛集性头痛效果良好。丛集性头痛患者可能存在着多种细胞膜功能不全。研究者通过颈部皮肤超微结构检查也发现丛集性头痛患者无论在头痛发作期或无症状的间歇期，均存在肥大细胞逐步增加和明显的肥大细胞脱颗粒现象，但他认为本病是一种脑神经病变，其病因可能是潜在病毒感染或免疫学异常，头痛发生可能是三叉神经轴索反射的结果，是由于肥大细胞颗粒内释放出作用于血管并引起疼痛的物质（缓激肽）沿感觉轴索逆向活动所致。

6. P 物质（substance P，SP）能神经功能亢进学说　最近研究证明三叉神经内有 SP 能神经纤维存在，组胺等的刺激可引起三叉神经释放 SP，SP 是已知非常强的扩血管物质，同时也能产生眼睑下垂、瞳孔缩小等症状，皮下注射 SP 能产生类似组胺的反应，它可使眼结膜、鼻黏膜的血管扩张而产生流泪、流涕症状。三叉神经眼支 SP 纤维丰富，可产生眼和眼周疼痛，这些都与丛集性头痛症状非常一致。

7. 生物钟学说　哺乳动物脑内存有调控每天周期性生理节律的起步点。起步点引导着生理性节律，与外环境同步，它可使内环境暂时性最大限度地适应外环境，在节律的位相和周期性上与白天和黑夜同步。从视网膜到视交叉上核的视觉通路对此过程的调节发挥重要作用。在正常情况下，由起步点产生的节律传递到突触，受体节律使第二信号进行加工并控制神经介质。锂对此第二信号系统起一定作用。视上核的突起伸入中脑导水管周围灰质，这是疼痛调节的重要部位。而且从中脑背侧缝际核发出的含 5-HT 能末梢神经纤维分布到视上核神经元的致密丛，促进 5-HT 的摄取，说明 5-HT 机制涉及生理性节律的产生。

视上核是生物钟作用的最重要部位，它是丘脑下部前部背侧面到视交叉间的两个小细胞群。视上核对中脑缝际核到视上核纤维的 5-HT 释放反应敏感，但目前尚不能确定固有起步频率受 5-HT 的调节。锂盐对生理节律的影响是通过增强 5-HT 能神经介质而实现的。

丛集性头痛丛集期间呈周期性定时性疼痛发作，说明其中枢生物调节机制起一定作用。在发病期间褪黑素、可的松、睾酮、β-脂肪酸释放激素、催乳素等节律性分泌减少，缓解期恢复正常。

第 4 节　丛集性头痛的临床表现和诱发因素

一、临床表现

1. 头痛特点　多为单侧疼痛，从一侧眼眶周围、前额或颞部不适开始，一般表现为胀感或压迫感；数分钟后迅速发展为剧烈胀痛或钻痛，只有极少数变化到另一侧（约占 15%）。

2. 头痛部位　疼痛大部分位于眶周、眼球后方、颞部、鼻腔、上颌等部位；可向上放射至前额、头顶部；向下放射至牙齿、下颌，甚至同侧颈部。

3. 头痛程度　重至极重度疼痛，难以忍受的剧烈刀割样、压榨样或烧灼样疼痛。

4. 头痛时间　一次头痛发作持续时间不长，10～15 分钟可达高峰，特别剧烈的头痛一般持续数分钟至数小时，位置深在；发作频率为隔日 1 次至每日 8 次不等。

5. 头痛规律　发作具有时间规律性，85% 的患者发作呈周期性特征，每次丛集性发作几乎在相同的时间，持续时间基本相似。约 75% 的患者在上午 10 时至下午 9 时发作，50% 的患者通常发生在睡后 2 小时左右，会因头痛从睡眠中醒来。

6. 伴随体征　发作期血压升高、心率减慢、心律不齐；有时可见痛性抽搐。

7. 伴随症状　同侧眼结膜充血、流泪、鼻塞、流涕、前额和面部出汗、瞳孔缩小、眼睑下垂及水肿等自主神经功能紊乱症状；发作期同侧颞动脉明显粗大，有触痛，头面部皮肤痛觉过敏；嗅觉或味觉（金属样）改变。

8. 行为改变　发作期患者无法冷静，站立位时常在房间踱步，坐在椅子上常前后摇晃，躺下后则翻滚不安；脾气会变得暴躁，动作粗野、扔东西、用拳击打硬物或用头撞墙，甚至有自杀的企图。

二、诱发因素

1. 乙醇　52%～79% 的患者在发作期，饮酒会诱发疼痛发作。至少有 50% 的患者在丛集性头痛发作期间对乙醇敏感，未发作期转为正常，通常患者在饮酒后 5～45 分钟促发疼痛。这种交替性、开关易损伤性是丛集性头痛具有诊断意义的特征。

2. 硝酸甘油　在丛集性头痛发作期间几乎全部患者舌下含服 1mg 硝酸甘油就可诱发疼痛发作，潜伏期 30～50 分钟。而硝酸甘油对周围和中枢血管扩张作用在 3～4 分钟发生，30 分钟作用消失，这显然与硝酸甘油的作用无关。此现象的发生机制尚不清楚。

3. 组胺　据霍顿（Horton）观察，约 66% 的丛集性头痛在发病期间，皮下注射 0.35mg 组胺可诱发疼痛。正常组胺注射后 5～10 分钟后产生头痛，此时潜伏期却需 15～50 分钟。

4. 头外伤　有学者证明，头外伤可诱发丛集性头痛。在曼佐尼（Manzoni）收集的 180 例患者中，41 例有头外伤史，其中 20 例曾有意识丧失。头外伤侧发生丛集性头痛，平均潜伏期 9 年。15 例颅面部手术患者中 11 例手术侧发生丛集性头痛，平均潜伏期为 5 年。但也有人提出头外伤不能诱发此类头痛。

5. 其他诱因　阻塞性睡眠呼吸暂停综合征患者的丛集性头痛发生率较高；多数患者头痛发作与夜间睡眠有关，少数患者午睡后发作；有些患者头痛可被香水和涂料等挥发性有机物的气味或硝酸盐诱发；少数患者头痛为应激、疲乏、过热、过冷、耀眼的光照及某些特殊的食物（巧克力、鸡蛋、乳制品等）诱发；有报道称西地那非等药物也诱发丛集性头痛。

第 5 节　丛集性头痛的辅助检查

1. 影像学检查　初次头痛发作者需行影像学检查，头颅 MRI 和（或）CT 检查，明确有无肿瘤及血管异常，排除眼眶、眼眶后部、额叶、面、颅底等头面部病变。

2. 脑电图　丛集性头痛大多为正常脑电图，但有助于与癫痫性头痛区分。

3. 脑部多普勒超声检查　多普勒超声检查有助于观察丛集性头痛发作期局部脑血流量的变化，一般可见动脉血流量增加及颞动脉搏动增加，但也有一些研究提示局部脑血流量的变化不是恒定的。

4. 面部远红外线热图检查　丛集性头痛患者，受累眶区热量丧失增加，有些患者热量丧失增加分布在眼上下、鼻下及颞侧。

5. 实验室检验

（1）5-HT：丛集性头痛患者发作期血中的 5-HT 呈中度增加，间歇期血中 5-HT 水平降低。

（2）红细胞胆碱：丛集性头痛患者红细胞胆碱浓度降低，经锂盐治疗后其水平有较大增加，可持续数月。胆碱降低不仅仅局限于急性发作期，在缓解期亦存在。

第 6 节　丛集性头痛的诊断和鉴别诊断

一、诊断

丛集性头痛的诊断主要基于详细的病史询问、体格检查和完整的神经系统评估，根据头痛的部位、性质、特征，除外其他可能导致头痛的器质性疾病，依据典型的临床表现能迅速确定丛集性头痛的诊断。蝶腭神经节诊断性治疗有助于诊断。

2018 ICHD-3 推荐的丛集性头痛的诊断标准为：发生于严格单侧眼眶和（或）眶上，

和（或）颞部的重度头痛，每次持续 15～180 分钟，发作频率为隔日 1 次至每日 8 次，伴同侧结膜充血、流泪、鼻塞、流涕、前额和面部出汗、瞳孔缩小、上睑下垂，和（或）眼睑水肿，和（或）烦躁不安或躁动。具体表述如下。

1. 诊断标准

（1）符合标准（2）～（4）发作 5 次以上。

（2）发生于单侧眼眶、眶上和（或）颞部的重度或极重度的疼痛，若不治疗疼痛持续15～180 分钟。

（3）头痛发作时至少符合下列 2 项中的 1 项

1）至少伴随以下症状或体征（和头痛同侧）中的 1 项：①结膜充血和（或）流泪；②鼻塞和（或）流涕；③眼睑水肿；④前额和面部出汗；⑤瞳孔缩小和（或）上睑下垂。

2）烦躁不安或躁动。

（4）发作频率隔日 1 次至每日 8 次。

（5）不能用 2018 ICHD-3 中的其他诊断更好地解释。

2. 分类　通常依据发病一次持续时间和间歇期的长短分为发作性丛集性头痛和慢性丛集性头痛两类。

（1）发作性丛集性头痛的诊断标准：①发作符合丛集性头痛诊断标准，且在一段时间内（丛集期）发作，丛集期通常持续 2 周至 3 个月；②至少 2 个丛集期持续 7 天至 1 年（未治疗），且头痛缓解期≥3 个月。

（2）慢性丛集性头痛的诊断标准：①发作符合丛集性头痛诊断标准；②至少 1 年内无缓解期或缓解期<3 个月。

慢性丛集性头痛占丛集性头痛的比例不足 20%，可以是始发的（以前称之为原发性慢性丛集性头痛），也可以从发作性丛集性头痛演变而来（以前所说的继发性慢性丛集性头痛）。也有某些患者从慢性丛集性头痛转换为发作性丛集性头痛。

除了以上两类，尚有周期不定性丛集性头痛，有学者将间歇期>6 个月定为发作性，≤6 个月称为亚慢性。

3. 诊断性治疗　蝶腭神经节阻滞后疼痛减轻可作为诊断的重要依据；以 1% 丁卡因涂布患侧中鼻甲后部黏膜，疼痛减轻也是诊断依据之一。

二、鉴别诊断

丛集性头痛应与以下疾病相鉴别。

1. 偏头痛　头痛部位多为单侧，性质呈搏动样，每次头痛持续 4～72 小时；可有先兆症状，可伴有恶心、呕吐、畏光和畏声；活动（爬楼梯等）后加重；女性多见，多与月经周期相关；头痛发生时间不固定，发作频率不定，多数每月 1～2 次，间歇期不定；程度为中至重度。其中慢性阵发性偏头痛与丛集性头痛相似，但其发作持续时间短，每次 5～20分钟，发作频率较高，可达每日 30 次，NSAID 治疗有效。

2. 三叉神经痛　三叉神经的一个或多个分支的分布区域内，一侧面部反复发作的阵发性、短暂性剧烈疼痛，性质为电击样、刀割样或撕裂样，具有突发突止的特点，多有"扳机点"，洗脸、刷牙、说话、喝水、吃饭可以诱发。MRI 三叉神经薄层扫描，可见微血管压迫三叉神经根或与三叉神经根关系密切。

3. 巨细胞性动脉炎 一种系统性肉芽肿性血管炎，主要侵犯大、中动脉，造成肉芽肿样炎症和全层动脉炎，多累及颞动脉，常见于 50 岁以上中老年人。临床表现与受累血管有关，颞动脉炎症状包括头痛、颞动脉异常、视力障碍，可有发热、全身乏力和食欲缺乏等。头痛较为强烈，可在一侧或双侧，疼痛区域与炎性动脉分布一致。其他表现有：①咀嚼暂停、张口困难、失声、吞咽困难等。②发作性脑缺血、痴呆、偏瘫或蛛网膜下腔出血等。③心肌梗死、心力衰竭、心肌炎等。所累动脉处体表可有触痛，动脉搏动减弱或消失，红细胞沉降率增快，C 反应蛋白升高，动脉活检或超声检查可明确诊断。

4. 三叉神经交感-眼交感神经综合征 位于三叉神经眼支分布区，有时扩展至上颌支分布区，表现为单侧持续的痛性抽搐、感觉缺失、眼肌瘫痪和头痛，女性多见，是由位于颅中窝或颈动脉病变引起的。

5. 颈源性头痛 颈部活动受限，颈部活动可诱发头痛；压迫患侧枕区或高位颈椎区域可诱发头痛；多伴有患侧颈、肩或臂部等非根性疼痛症状；枕神经阻滞可缓解头痛。

6. 紧张性头痛 双侧疼痛；呈压迫感、紧缩感；持续性疼痛（数十分钟到数日）；活动后不加重；一般无无恶心、呕吐；压迫额肌、颞肌、咬肌、翼内外肌、胸锁乳突肌、斜方肌等处可加重头痛。

第 7 节　丛集性头痛的治疗

一、治疗原则

丛集性头痛虽可自行缓解，但每次发作的剧烈头痛常使患者恐惧和烦躁，长期反复发作会导致患者焦虑和抑郁。因此，丛集性头痛应以快速终止头痛发作、积极预防再次发作为治疗原则。

治疗可分为急性发作治疗和预防性治疗，应以预防性治疗为主。治疗方法包括药物治疗、神经阻滞、微创介入治疗、神经电刺激和手术治疗等。

二、一般治疗和药物治疗

1. 急性期 在急性发作期可采用以下方法缓解疼痛。

（1）氧气疗法：面罩吸入 100% 的氧气，一般流量为 7～10L/min，吸入 10～15 分钟后，60%～70% 的患者疼痛症状可明显好转和缓解。纯氧治疗有效的机制是脑血管收缩，影响了儿茶酚胺和 5-HT 等的活性。使用纯氧可以避免过量使用其他药物，并可以消除与丛集性头痛有关的其他症状，如眼睛红肿、流泪等。

（2）5-HT 受体激动药：曲坦类药物是选择性 5-HT 受体激动药，可选择性作用于颅内外血管，抑制头痛发作时的血管扩张而达到缓解头痛的目的。可以口服、滴鼻、皮下或静脉注射。常用药物为舒马曲坦和佐米曲坦。舒马曲坦（又名英明格）皮下注射是治疗丛集性头痛发作最有效的药物，6mg 的剂量能使 80% 以上患者在 15 分钟内头痛缓解；口服剂量为每次 100mg，依病情每次间隔 2 小时可反复给药；静脉注射剂量为每次 3mg。舒马普坦慎用于心脑血管疾病或高血压患者。另一种曲坦类药物是佐米曲坦，推荐剂量为每次 5～10mg 滴鼻。

（3）局部麻醉药：因局部麻醉药可阻断疼痛在三叉神经中的传递。鼻腔内滴注 2%～4% 利多卡因或 1% 丁卡因 1～2ml，可缓解发作期头痛，若 3 分钟未见明显缓解，可重复给药 1 次。反复应用可使 60%～70% 的患者头痛缓解。

2. 预防性治疗　预防性治疗的原则是在丛集期早期开始坚持每日用药，直至患者头痛消失至少 2 周后，逐渐减量至治疗结束。在下一个丛集期重新开始用药。常用的预防药物有维拉帕米，如果维拉帕米效果不佳或不耐受不良反应时也可选用锂盐、麦角新碱、糖皮质激素等。

（1）维拉帕米（钙通道阻滞药）：为预防丛集性头痛的首选药物。起始剂量为每次 80mg，每日 3 次，连服 4 周为 1 个疗程。最高剂量不超过 960mg/d。维拉帕米可用于长期预防性治疗，但由于其可以引起房室传导阻滞，因此用药前及用药期间要注意监测心电图，根据心电图（尤其 PR 间期）调整剂量。不良反应包括心脏传导阻滞、便秘、头晕、恶心、血管神经性水肿、疲劳、低血压和心动过缓等。发作周期一旦结束，维拉帕米可缓慢减量至停药。

（2）锂盐：碳酸锂常用于预防丛集性头痛的发作，尤其是慢性发作的预防，对发作性丛集性头痛效果不佳。其作用机制可能是其加速神经元之间组胺的破坏，促进突触前膜对组胺的再摄取，从而减少突触间隙中组胺的含量。起始剂量为每次 125mg，每日 3 次，逐渐增加到 600～900mg/d，连服 1 周为 1 个疗程。研究还显示，锂盐治疗 2 周后 77% 的慢性丛集性头痛患者每天发作的次数减少，而且仅 15% 的患者出现轻微不良反应。长期应用可能引起震颤、甲状腺功能减退和肾性糖尿病尿崩症，因此长期使用者需监测血药浓度、甲状腺功能及肾功能。

（3）麦角新碱：是一种肽型生物碱，可使颅外动脉血管平滑肌收缩，减轻头痛，一些指南推荐其可用于预防丛集性头痛的发作。二氢麦角新碱对突然发作的头痛有很好的疗效，通常剂量为 4～8mg/d，最大剂量可增至 12mg/d。短期副作用包括恶心、肌肉痛性痉挛、腹痛和足部水肿。长期使用可引起肺和后腹膜纤维化，应用必须限于 6 个月内，只能在医师的监督下用于短期治疗。此外，本药不建议与曲坦类药物合用，不推荐其作为临床常规用药。

（4）糖皮质激素：可减轻血管扩张引起的周围组织水肿，常用泼尼松 60mg/d，连用 3 天，然后每 3 天减 10mg，共用 18 天；甲泼尼龙 200mg/d，静脉滴注，头痛发作停止后停药。

（5）抗抑郁药：阿米替林为三环类抗抑郁药，对丛集性头痛有一定治疗作用。一般剂量为 50～250mg/d，服用 4 周后起效。其不良反应有尿潴留、心律失常及充血性心力衰竭等。其他抗抑郁药，如舍曲林、文拉法辛和度洛西汀等也有一定疗效。

（6）其他药物：国内有研究观察应用睾酮治疗丛集性头痛，取得了满意的疗效；苯噻啶、丙戊酸钠、NSAID 对部分丛集性头痛有效；组胺脱敏治疗对部分患者有效。

三、神经阻滞治疗

在丛集性头痛发作期，神经阻滞对缓解剧烈头痛有较好的疗效。蝶腭神经节阻滞是诊断和治疗丛集性头痛的主要方法。包括侧入、经鼻和经腭大孔 3 种入路方法。

1. 侧入路　选取外眦至下颌角连线与颧弓外下缘交点作为进针点，取外眦至下颌角之间距离的一半减去 2mm 作为进针深度，针体与自身冠状面、矢状面、水平面分别保持 13°、85°、15°角。患者仰卧，颈椎正中位，以 22G 8cm 长针头在上述进针点及角度进针，大部分患者可出现上颌放射痛。若在影像透视引导下，可注入 0.5ml 造影剂，确认针尖位置；或给予 50Hz 电刺激，患者出现鼻后"嗡嗡"感，说明位置正确。固定针头，注入 1% 利多卡因 5ml。对于部分伴眼眶胀感的患者，可同时行眶下神经阻滞，注入 1% 利多卡因 2.5ml。此入路适用于因外伤或恶性肿瘤而继发鼻腔改变者。此方法的缺点为可能发生面部血肿或局麻药中毒。

2. 经鼻入路　患者仰卧，检查鼻孔，确认无息肉、肿瘤及异物。将鼻尖向上拉，向每个鼻孔内注入 2% 利多卡因 0.5ml，要求患者用力将局部麻醉药吸向后庭，以浸润鼻黏膜而产生局部麻醉作用，或将带有局部麻醉药的棉头涂药器沿中鼻甲上壁前行，直至触及覆盖在蝶腭神经节上的黏膜，20 分钟后移去。此方法的缺点为易发生鼻出血或局麻药中毒。

3. 经腭大孔入路　患者坐位，头后仰，张大口，自最后一个臼齿后面向腭正中缝虚拟一垂线，其中外 1/3 交界处即腭大孔，口腔黏膜消毒及局部麻醉后，用长细针头（距针尖 4cm 处弯成约 135°的钝角），自腭大孔稍前方由前下向后上方刺入，受阻则略改变方向直至滑入翼腭管，继续进针 2.5~3cm，患者有触电感出现，即表明已达翼腭窝，注药步骤及剂量同侧入路。此方法的缺点为可因局部感染导致硬腭黏膜溃疡，故应注意无菌操作，治疗后 3 天内口服抗生素预防感染。

蝶腭神经节阻滞若定位准确，连续进行 2~3 次阻滞，可有效缓解头痛，或打破疼痛规律，但复发率尚待观察，该方法适用于药物治疗效果差或不耐受药物副作用的患者。

四、蝶腭神经节的微创介入治疗

1. 蝶腭神经节射频热凝术　蝶腭神经节射频热凝术是在 X 线或 CT 引导下，将射频电极针插入蝶腭神经节内，通过组织内离子运动摩擦生热至 70~80℃，选择性热凝毁损蝶腭神经节，实现缓解蝶腭神经痛的目的。但是，在蝶腭神经节射频热凝术后，大多数患者会出现不同程度的麻木，其原因与蝶腭神经节中源自三叉神经上颌神经发出的蝶腭神经受到高温损伤有关。有研究显示，采用蝶腭神经节射频热凝术治疗 20 例丛集性头痛患者，术后疼痛均明显缓解，1 年后随访，询问患者疼痛情况，均无复发现象。

2. 蝶腭神经节低温等离子气化消融术　蝶腭神经节低温等离子气化消融术，是通过一个 1mm 直径双极射频等离子刀头，将射频能量作用在导电介质上，在等离子刀头周围形成由高度电离的粒子组成的低温离子薄层（钠离子），粒子可获得足够动能打断蝶腭神经节组织细胞间的分子键，实现消融蝶腭神经节的临床效果，有效治疗蝶腭神经痛。与射频热凝术不同，低温等离子气化消融术的整个过程是一种低温（40~70℃）状态，又称"冷消融"技术,使热损伤风险显著降低。与射频热凝术相比,蝶腭神经节低温等离子气化消融术后面部麻木的发生率明显降低、面部麻木的程度也明显减少,是目前治疗蝶腭神经节痛最为先进的微创介入治疗技术。

五、神经电刺激

神经电刺激治疗具有靶点明确、选择性高、并发症少、可调控等优点,适用于治疗难治性丛集性头痛,主要包括蝶腭神经节刺激、下丘脑深部电刺激及枕神经刺激等,这些治疗方法已被证实有效。

1. 蝶腭神经节刺激　蝶腭神经节刺激适用于急性期药物治疗无效或有禁忌证及耐受性差的患者,可作为替代治疗。在影像透视引导下,患者取仰卧位,2%利多卡因局部麻醉后,用 20G 的穿刺针穿刺上颌窦进入翼腭窝靠近蝶腭神经节区域,然后将刺激电极连接到外部测试仪,给予频率 50Hz、波幅 300μs、小于 2V 电压的刺激,当刺激电极到达最佳位置时,固定刺激电极并将蝶腭神经节神经刺激器的主体植入,固定在上颌骨颧突的固定板上,缝合切口。患者按需通过遥控器进行神经调节,刺激 10～15 分钟,67.1%的丛集性头痛发作可有效缓解。其机制可能是蝶腭神经节电刺激可阻断副交感传出神经的传导,从而阻断三叉神经反射的传出。蝶腭神经节刺激对丛集性头痛急性发作疗效显著,而慢性长期防治的有效性和安全性仍需进一步观察研究。

常见的不良反应有局部感觉障碍,包括感觉缺失、感觉减退、感觉异常。感觉缺失主要出现在上颌神经的分布区域。术后可出现面部、口、鼻、颞及眶周疼痛、头痛、眼干、血肿等。其他副作用包括切口部位和上颌窦区域的感染及鼻唇沟肌肉的轻度麻痹。

2. 深部脑刺激　根据 MRI 精确定位,通过立体定向方法,将刺激电极埋入于下丘脑,通过刺激器发出电脉冲刺激,改变下丘脑兴奋性,使其产生一系列生化和物理效应,达到控制和缓解丛集性头痛发作的一种电刺激治疗方法。其机制可能是电刺激下丘脑,影响电极周围神经细胞、神经纤维和轴突,从而产生突触抑制作用,影响电极周围神经信号转导;也可能与复杂的神经可塑性变化有关。深部脑刺激治疗疼痛有近 40 多年的历史,临床研究报告疗效差别很大。近年,研究报道深部脑刺激治疗难治性丛集性头痛患者,有效率约为 60%。

常见不良反应为复视。由于电极植入是一种侵入性、有潜在危险性的操作,可能导致眼球运动障碍、恶心呕吐,甚至颅内出血及颅内感染等并发症。

3. 枕神经刺激　属于外周神经调控技术的一种,主要通过手术植入或直接将电极放置在神经走行区,用电流刺激神经结构,通过激活传导粗触觉的 Aβ 纤维,抑制传导痛觉的 Aδ 和 C 类纤维,从而缓解头痛。枕神经刺激可以影响从三叉神经输入到二级神经元的痛觉感受,影响三叉神经颈复合体的活性、前扣带回、皮质、丘脑和小脑的功能状态,使其功能逐渐恢复到平衡;同时枕神经刺激还可以调节中枢性疼痛下行传导通路。根据文献报道,100 多名丛集性头痛患者接受枕神经刺激治疗后,约 2/3 患者头痛发作频率和强度至少下降了 50%。

常见的不良反应主要包括电极植入过程产生的并发症和电极偏移等。有局部疼痛或麻木、肌肉僵硬、皮肤不适、浅表感染和感觉异常等。枕神经刺激是一种治疗难治性丛集性头痛的有效方法,但是它不能完全缓解难治性丛集性头痛,必须联合应用预防性药物。

4. 重复经颅磁刺激　重复经颅磁刺激通过刺激皮质可以调节丘脑（参与疼痛传递）过度激活，可以降低皮质兴奋性，调节内源性阿片系统，并可增强 γ-氨基丁酸（γ-aminobutyric acid，GABA）的皮质下抑制作用，从而达到治疗难治性丛集性头痛的目的。一项应用重复经颅磁刺激治疗慢性面部疼痛的研究显示，19 例丛集性头痛患者经过治疗，所有患者的疼痛指标包括疼痛持续强度、阵发性疼痛程度及每日疼痛次数均显著下降，在治疗两周后，丛集性头痛患者疼痛持续强度下降约 41%，阵发性疼痛程度下降约 43%，每日发作次数下降约 52%，结果表明重复经颅磁刺激可以作为慢性难治性面部疼痛患者（包括丛集性头痛患者）临床治疗的一种选择。

六、手术疗法

手术治疗是通过阻断三叉神经感觉根和中间神经，从而阻断痛觉和副交感神经传导。手术方式包括岩大浅神经切除术、三叉神经感觉根部分切断术、三叉神经感觉根切断术、中间神经切断术、中间神经切断术加三叉神经微血管减压术等，但以上术式疗效及安全性尚无定论。

七、其他治疗方法

离子电渗疗法是将电耦合物注入蝶腭神经节，其可在组织内产生电流从而缓解疼痛。Babe 用该方法治疗 160 例丛集性头痛患者，136 例（85%）症状得到解除。该治疗可在门诊进行，通常需治疗 3 次，每次间隔数天。

有研究学者用氦氖激光通过鼻腔外侧壁照射蝶腭神经节，1～2 年的随访显示，10 例患者中有 6 例疼痛减轻。

有研究认为蝶腭神经节药物毁损可用于治疗丛集性头痛。常规穿刺至蝶腭神经节后，先以 1% 利多卡因 2ml 行试验性阻滞，出现上颌神经分布区麻木后，再注入毁损剂如 95% 乙醇、无水乙醇或石炭酸等 0.5～1.0ml。也有报道用 88% 石炭酸棉片贴于蝶腭神经节区域的鼻黏膜 15～30 秒，烧灼治疗 8 例患者，平均治疗 13 次，结果 90% 患者疼痛减轻，疗效平均维持时间为 9.5 个月。蝶腭神经节药物毁损治疗精确度不高，并发症较多，目前临床应用较少。

第 8 节　丛集性头痛的预防、预后和健康指导

丛集性头痛很难治愈，治疗的重点是丛集期内尽量避免诱发头痛发作的因素，如避免服用扩血管药物、饮酒、摄入巧克力和牛奶等食物。保持室内凉爽、保证充足睡眠可减少头痛的发作。严格遵医嘱用药，强调按时规律使用发作期用药和预防性用药，避免滥用药物产生的不良反应。

（孙东光　李小琳）

第7章 三叉神经痛

第1节 三叉神经痛概述

三叉神经痛（trigeminal neuralgia，TN）是一种常见的头面部神经病理性疼痛，其以一侧面部三叉神经的一个或多个分支的分布区域内，反复发作的阵发性、短暂性剧烈疼痛为特征的一种疾病，俗称"天下第一痛"。

2015 年中华医学会神经外科学分会联合中国医师协会神经外科医师共同制定的《三叉神经痛诊疗中国专家共识》中报告，我国人群患病率为 182 人/10 万，年发病率为 3～5 人/10 万，发病年龄在 28～89 岁，70%～80%病例发生在 40 岁以上，高峰年龄在 48～59 岁。发病率随着年龄增长而增高，女性略高于男性。但是，WHO 最新调查数据显示，三叉神经痛正趋向年轻化，人群患病率不断上升，严重影响了患者的生活质量、工作和社交。该病一般多为单侧发病，右侧多于左侧，累及第二、三支多见，第一支者较为少见。三叉神经痛可分为原发性三叉神经痛和继发性三叉神经痛两种，后者是指继发于肿瘤、炎症、血管畸形等引起的三叉神经痛，如桥小脑角肿瘤、颅底肿瘤（原发或转移）、三叉神经根或半月神经节部肿瘤、颅底蛛网膜炎、带状疱疹、神经根脱髓鞘病、多发性硬化、血管畸形、动脉瘤等。本章主要介绍原发性三叉神经痛，即经典三叉神经痛。目前本病发病机制尚不十分明确，涉及的主要假说有神经变性学说、血管压迫学说、中枢病因学说、癫痫学说、感染学说等。

第2节 三叉神经的相关解剖

三叉神经为混合性神经，含有躯体感觉纤维和躯体运动纤维，由较粗大的感觉根和细小的运动根组成。感觉根上的感觉神经节位于颞骨岩部尖端前面的三叉神经压迹处，称作三叉神经节，又称半月神经节，包于硬脑膜两层间的裂隙内。蛛网膜和蛛网膜下隙也延伸入裂隙腔中，包绕三叉神经根和三叉神经节的后部，此裂隙腔被称作三叉神经腔（trigeminal cave）。神经节前缘凸隆，发出三大分支，它们为三叉神经节中假单极神经元的周围突所形成。神经节后缘凹陷连接感觉根，为神经元的中枢突所形成。三叉神经节的下面贴有三叉神经运动根；内侧邻接海绵窦后部及颈内动脉；外侧有卵圆孔、棘孔、脑膜中动脉等结构；上方与颞叶毗邻。三叉神经的感觉根和运动根与脑桥的小脑中脚相连。

自三叉神经节发出三大支，即眼神经、上颌神经和下颌神经（图7-1）。

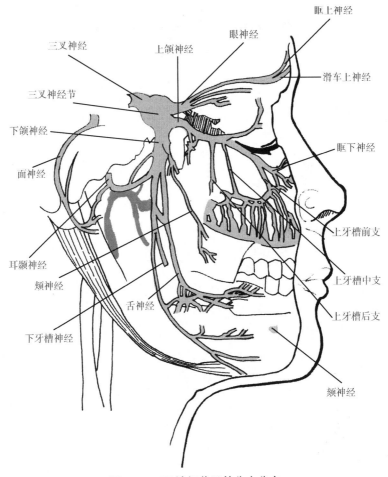

图7-1 三叉神经节及其分支分布

运动根紧贴三叉神经半月节的深面，进入下颌神经。故眼神经和上颌神经属于感觉性神经，而下颌神经则为混合性神经。三支神经的感觉纤维分布于面部皮肤，运动纤维则主要支配咀嚼肌。

1. 眼神经 自半月神经节发出后经眶上裂入眶，分为额神经、泪腺神经及鼻睫状神经三支。

（1）额神经：最粗，在上睑提肌的上方向前行，在眶中部分为两支，较大的外侧支为眶上神经；较小的内侧支为滑车上神经。滑车上神经经眶上孔内侧的额切迹出眶，眶上神经经眶上孔（切迹）出眶，上述神经分布于额部的皮肤。

（2）泪腺神经：较细小，沿外直肌的上缘向前至泪腺。

（3）鼻睫状神经：在上直肌的下面斜跨视神经上方至眶内侧，分出睫状节长根和2～3

支睫状长神经，分布于眼球、眼睑、泪囊、鼻腔前部的黏膜和鼻下部的皮肤。

2. 上颌神经 经圆孔出颅后至翼腭窝，再经眶下裂入眶区，经眶下沟、管，出眶下孔称眶下神经。上颌神经分布于眼裂和口裂之间的皮肤、上颌牙齿以及鼻腔和口腔的黏膜。上颌神经主要分支有以下4种。

（1）上牙槽神经：该神经分为前、中、后三支。上牙槽后支在翼腭窝内自上颌神经主干发出，在上颌骨体后方入骨质；上牙槽中支和前支分别在眶下沟和眶下管内由眶下神经发出。上述神经分布于上颌牙齿及牙龈。

（2）蝶腭神经：为两根短小的神经，在翼腭窝内分出，向下连于翼腭神经节，由翼腭神经节发出的分支分布于鼻腔和腭部黏膜。

（3）眶下神经：为上颌神经本干的延续，经眶下裂入眶，行经眶下沟、眶下管，再经眶下孔出眶，分布于眼睑鼻外侧部、上唇和颊部皮肤，沿途发出上牙槽中支和前支。

（4）颧神经：较细小，在翼腭窝发出，经眶下裂入眶，在眶内分为两小支，分布于颧颞部皮肤，颧神经发出小支加入泪腺神经，主管泪腺的感觉和分泌（岩大神经在翼腭神经节换神经元后，其节后纤维随颧神经分布至泪腺）。

3. 下颌神经 是混合性神经，经卵圆孔出颅后在颞下窝内发出许多分支。感觉纤维分布于下颌牙齿及牙龈、口腔底、颊部的黏膜、舌的黏膜及口裂以下的面部皮肤。运动纤维主要分布于咀嚼肌。下颌神经的主要分支有以下几种。

（1）耳颞神经：以两个根起始，挟持着硬脑膜中动脉，然后合成一干，在下颌关节后方转向上行，自腮腺上缘穿出，与颞浅动、静脉伴行，分布于颞部皮肤、下颌关节、外耳道的皮肤、鼓膜及耳前面的皮肤。在腮腺内发出一小支分布于腮腺，此支含有副交感纤维，由来自舌咽神经的岩小神经，经耳神经节换神经元后发出的节后纤维构成。

（2）颊神经：自翼外肌两头穿出，沿颊肌外面前行贯穿此肌，分布于颊部的皮肤和颊黏膜。

（3）下牙槽神经：为混合性神经，在舌神经的后方，沿翼内肌外侧面下行，经下颌孔进入下颌管，在管内分成许多小支，分布于下颌牙齿、牙龈，终支从颏孔穿出称颏神经，分布于颏部及唇的皮肤和黏膜。在未进入下颌孔以前，下牙槽神经发出一小支走向前下方支配下颌舌骨肌和二腹肌前腹。

（4）舌神经：在下牙槽神经的前方，行向前下方，在舌骨舌肌外侧越过下颌下腺上方至舌尖。支配口腔底和舌前2/3黏膜的躯体感觉。舌神经在行程中有来自面神经的鼓索加入，故鼓索内的味觉纤维随着舌神经分布到舌前2/3司味觉，鼓索内的副交感纤维随舌神经到下颌下神经节，换神经元后发出的节后纤维分布于下颌下腺及舌下腺，支配腺体的分泌。

（5）咀嚼肌支：为数支，支配咀嚼肌。一侧三叉神经完全性损伤后，损伤侧的面部皮肤、角膜、结膜、鼻腔、口腔黏膜和舌前2/3一般感觉均消失，由于角膜感受消失，故角膜反射不能引出。损伤侧咬合无力，张口时下颌歪向患侧。

4. 附于三叉神经的副交感神经节 颅部经动眼、面和舌咽神经走行的副交感节前纤维，到达周围4对副交感节换元，再发出节后纤维抵达效应器官，这4对副交感节均位于三叉神经干或其分支附近。它们是：①蝶腭神经节，是人体最大的副交感神经节，位于翼腭窝内，距离鼻腔外侧壁 1～9mm，靠近蝶腭孔，位于翼管和圆孔的前方，形态扁平，由感觉神经纤维、副交感神经根和交感神经根组成；②睫状神经节；③耳神经节；④下颌下神经节。

第 3 节　三叉神经痛的发病机制

目前原发性三叉神经痛的病因和发病机制尚不十分清晰，但多认为与神经根周围压迫或牵拉、脑干功能障碍、基底节和皮质疼痛调节障碍等有关。近年来，三叉神经痛的分子生物学发病机制备受关注。目前主要的学说有以下几种。

一、神经血管压迫学说

原发性三叉神经痛发病机制中较为广泛接受的学说是"微血管压迫学说"，由于三叉神经感觉根进入桥脑段后受到搏动性压迫所致，该解剖位置上邻近桥脑小脑角对搏动性和交叉性微血管压迫特别敏感，是由于该处神经纤维是一段长约数毫米无髓鞘包绕的裸区，而该段以外的周围神经轴索因有神经膜细胞包裹而不易受微血管压迫，故该区域易受到搏动性血管的压迫而产生疼痛，对于微血管压迫究竟是如何造成三叉神经痛的机制仍不清楚。有学者认为血管压迫三叉神经所致神经脱髓鞘改变而产生异位冲动和假突触，传入冲动变化时脊髓三叉神经核通路去抑制产生疼痛，而中枢机制在其中发挥重要作用。尸检和 MRI 检查表明，85%三叉神经痛患者的三叉神经在脑桥附近被血管压迫，最常见的是动脉压迫，静脉压迫较少见。第二、三支疼痛时，通常可发现小脑上动脉压迫三叉神经的头侧上部；第一支疼痛时，通常是小脑前下动脉压迫三叉神经尾侧下部；小脑的静脉，小脑脑桥的动、静脉畸形等也可压迫三叉神经，引起疼痛。但是神经微血管压迫学说和中枢性病因学说都是在三叉神经痛患者死亡后尸检中发现的，临床应用磁共振发现大量存在神经血管相邻的患者并没有伴发三叉神经痛，因此上述学说都存在于理论上，三叉神经痛的确切发病机制尚待进一步探讨。

二、神经变性学说

该学说认为原发性三叉神经痛是由神经变性引起的，因为取病变的三叉神经活检发现有脱髓鞘及髓鞘增厚，轴索呈蛇行等改变；通过对三叉神经痛患者的尸检发现，慢性神经压迫导致脱髓鞘，伴无髓鞘和薄髓鞘纤维渐进性轴突变性。脱髓鞘会引起触觉传入播散和感觉输入放大效应。轴突和髓鞘的超微结构及生化改变不仅见于神经根，也见于半月神经节，伴有半月神经节萎缩。在初级和次级体感皮质、眶额叶、丘脑、岛叶、扣带回及小脑皮质等部位也出现体积减小。MRI 检查发现皮质脊髓束、上纵束、丘脑前束、下纵束、额枕束、扣带回和钩状束的轴向峰度降低，扩散率增高。因此，三叉神经传导通路不同部位的脱髓鞘改变可能与三叉神经痛的发病有关。

三、癫痫学说

三叉神经痛属于一种感觉性癫痫样发作,其放电部位可能位于三叉神经脊束核内或脑干内,将诱发癫痫的药物,如铝凝胶注射到三叉神经核,可导致异常的电活动和疼痛,因而认为原发性三叉神经痛是由癫痫引起的,但这一学说尚不能解释许多临床现象。

四、中枢性病因学说

有研究认为基底节 μ 阿片受体减少、感觉和运动皮质灰质变化可能在三叉神经痛的病理生理中起重要作用;另外有学者提出点燃学说,认为中枢神经系统脱髓鞘、髓鞘形成障碍引起电位兴奋,自发和触发的异位脉冲和相邻传入神经间的交叉刺激等引起生物共振,当神经与周围结构的振动频率接近时,三叉神经纤维受到损伤,而引起中枢性神经病理性疼痛。

五、病灶感染和牙源性病灶感染学说

临床上发现额窦炎、筛窦炎、上颌窦炎、骨膜炎、中耳炎、牙齿脱落及慢性炎症等可以造成三叉神经痛,因而推测上述感染灶是引发三叉神经痛的原因之一。但是,有上述感染灶的患者多数无任何面部疼痛,说明以上病变可以是触发点但不一定是病因。

六、分子生物学机制

关于三叉神经痛的分子生物学发病机制研究主要集中在降钙素基因相关肽(CGRP)、P 物质、肿瘤坏死因子-α、谷氨酸、嘌呤类受体及钙离子通道等。CGRP 主要在三叉神经节的神经胞体内合成,并存在于分支中,当刺激冲动传入或者变化时,CGRP 水平上升,使相关区域的疼痛阈值降低,引起三叉神经痛。肿瘤坏死因子-α作用于三叉神经节和神经末梢,当发生相应的免疫反应时会引起三叉神经痛。谷氨酸是兴奋性神经递质,来自外界的伤害性刺激经谷氨酸能神经末梢转运至三叉神经节神经元,作用于三叉神经脊束核尾核,参与疼痛信息的传递。

第 4 节 三叉神经痛的临床表现

1. 触发性 刷牙、说话、洗脸、咀嚼或轻触面部等诱发疼痛或者加重,一般存在"扳机点"或"触发点",如鼻翼、口周、面颊、舌、眉部等。

2. 发作性 三叉神经痛每次持续数秒或数分钟,间歇期无痛,具有"突发突止"的特征。

3. 间歇性 疼痛存在间歇性,有数周或数月的间歇期,但随着病程加长,间歇期越来越短，发作越来越多，疼痛也逐渐加重。

4. 单侧性 几乎所有三叉神经痛均发生在单侧，右侧居多，约占 67%，第二、三支神经分布区多见，第一支神经分布区较为少见，发生率依次为第二支＞第三支＞第一支，双侧同时受累者罕见。

5. 疼痛性质 突发的闪电样或触电样、刀割样、撕裂样、针刺样剧烈疼痛。

6. 无神经系统定位体征 原发性三叉神经痛患者在疼痛发作时可在其分布区发现触觉过敏或触觉减退，或角膜反射迟钝，但在发作停止后这些体征会立即消失。

7. 伴随症状 发作时可伴面部潮红、流泪、流涎，也可伴同侧面肌抽搐，称为痛性抽搐。

第 5 节　三叉神经痛的辅助检查

实验室检查包括血常规、尿常规、凝血项、肝肾功能、血糖等；常规行心电图和胸透检查。如果患者的临床表现不典型或表现有神经功能异常，则需要进一步的检查进行鉴别诊断。

1. 三叉神经 MRI 薄层扫描可观察微血管与三叉神经的关系。颅底 MRI 检查时发现血管瘤或肿瘤等病变。但 MRI 并不是特异性检查，约 1/3 的患者发现有血管侵及三叉神经，但患者无任何三叉神经痛表现。

2. 鼻窦冠扫 CT 检查排除鼻窦炎症或鼻咽癌等病变。

3. 脑脊液检查排除颅底蛛网膜炎。

4. 面部肌电图检查排除面神经病变；脑干诱发电位异常提示神经组织病变。

第 6 节　三叉神经痛的诊断和鉴别诊断

一、诊断

1. 2018 ICHD-3 确定的三叉神经痛诊断标准

（1）反复、阵发的单侧面痛，出现在三叉神经一个或多个分支分布范围内，无三叉神经分布区域外的放射痛，符合标准（2）和（3）。

（2）疼痛符合以下 3 个特点：①持续瞬间到 2 分钟；②重度；③疼痛性质可表现为电击样、撕裂样、刀割样、针刺样剧烈疼痛。

（3）由良性刺激受累侧面部诱发。

（4）不能用 2018 ICHD-3 其他诊断更好地解释。

2. 三叉神经痛的临床诊断依据 包括以下 4 点。

（1）疼痛区域符合三叉神经支配区。

（2）疼痛性质为突发突止的电击样或刀割样疼痛。

（3）口服卡马西平有效。

（4）颅底 MRI 排除桥小脑脚的病变。

但以此作为诊断依据在临床工作中还存在较高的误诊率。因此，2016 年国际疼痛学会为三叉神经痛的临床诊断推出了新的诊断分级和分类，新的诊断分类系统包括可能的三叉神经痛、临床诊断的三叉神经痛、病因诊断的三叉神经痛 3 个方面。

可能的三叉神经痛：除了以上四点诊断标准外，需要强调的是每次疼痛的发作时间约数秒，且存在着完全缓解期，即在一次疼痛发作后，若没有诱发刺激的出现，患者会存在比较长时间的无痛期，直到下一次诱发刺激来临前。

临床诊断的三叉神经痛：是在确定为可能的三叉神经痛的基础上，通过刺激三叉神经分布区域从而诱发疼痛。刺激诱发疼痛是三叉神经痛的显著特征之一，具有较高的诊断价值。这种刺激可以是吃饭、饮水、刷牙或是说话等。该现象被认为是痛觉超敏。

病因诊断的三叉神经痛：是指在临床诊断的三叉神经痛的基础上，针对三叉神经痛的病因进行进一步的分析。若颅底 MRI 显示三叉神经与小脑上动脉或小脑下动脉关系密切，则考虑可能是血管神经压迫引起的；若显示桥小脑脚区域三叉神经的颅内段有占位或者肿瘤，则考虑可能是继发性三叉神经痛，此时应积极治疗原发疾病；若 MRI 未见异常，则考虑为特发性三叉神经痛。

3. 诊断性阻滞　用局部麻醉药阻滞支配压痛点的三叉神经分支，疼痛有缓解者为原发性三叉神经痛。

二、鉴别诊断

原发性三叉神经痛需要和继发性三叉神经痛相鉴别，同时还需要和其他原发性头痛相鉴别。

1. 继发性三叉神经痛　是指由颅内、外各种器质性病变引起的三叉神经继发性损害导致的三叉神经痛。除了三叉神经分布区疼痛症状外，还伴有其他症状和体征，多数疼痛呈持续性存在，阵发性加重，无扳机点，可有三叉神经支配区内的感觉减退、消失或过敏等感觉障碍。①牙源性头面部痛：其原因多为炎症所致，下颌骨、牙齿及牙周病变常可刺激、压迫三叉神经末梢，引起三叉神经第二、三支痛，称之为牙源性三叉神经痛。主要表现为牙龈及颜面部持续性胀痛、隐痛，检查可发现牙龈肿胀、局部叩痛、张口受限。牙源性疼痛与冷、热食物刺激关系密切，一般无明显阵发性发作及触发点。②鼻窦炎或肿瘤：上颌窦、额窦、筛窦或窦内炎症及肿瘤均可引起头面部剧痛。鉴别时应特别注意。上颌窦及额窦的 CT 检查、X 线检查可帮助确诊。蝶窦肿瘤可用头颅 CT 水平负相分层扫描或头颅 MRI 检查协助确诊。③半月神经节附近的肿瘤：半月神经节和小脑脑桥角处的肿瘤较常见，如听神经纤维瘤、胆脂瘤、血管瘤、脑膜瘤或皮样囊肿等，这些肿瘤引起的疼痛一般并不十分严重，不像三叉神经痛那样剧烈。但可伴展神经麻痹、面神经麻痹、耳鸣、眩晕、听力减退或丧失、三叉神经支感觉减退或丧失，以及其他颅内肿瘤的症状，如头痛、呕吐和视盘水肿等。颅底 X 线检查，岩骨尖区有时有骨质破坏、内耳道区有骨质破坏或内耳孔扩大。头颅 CT、MRI 检查可帮助诊断。④带状疱疹性三叉神经痛：是病毒感染后继发三叉神经痛，此病多发生于眶上神经，为持续性针刺样、电击样剧痛。发作后数日，部分患者额部出现带状疱疹，此时提示病变已累及半月神经节。少数患者可发生角膜炎与溃疡。

2. 舌咽神经痛　一种出现于舌咽神经分布区域的反复发作的阵发性剧痛,疼痛部位多见于舌根、扁桃体窝和耳,以中耳深部痛最多见,"扳机点"存在于舌根部、腭、扁桃体、咽部;多于吞咽食物时诱发疼痛。丁卡因试验阳性。偶有舌咽神经痛和三叉神经痛合并存在者。

3. 非典型面痛　疼痛与神经分布无关,超出三叉神经分布区,可累及颈部皮肤,位置较深且不易定位,无"扳机点",无间歇期,呈持续性,疼痛多为双侧,伴有自主神经症状。多见于年轻女性。

4. 蝶腭神经痛　多有定时发作的特点,为一侧下半面部的剧烈疼痛,位置深在而弥散,通常由一侧的鼻根后方、眼及上颌开始,可波及下颌及牙床,向额、颞、枕部及耳部放射,持续数分钟至数小时不等;情绪激动、强烈光线可使疼痛加剧;可伴面色潮红、结膜充血、畏光、流泪、鼻塞、流涕等副交感神经症状,亦可有眩晕、恶心、心区疼痛及耳鸣等。

5. 膝状神经节神经痛　为阵发性剧痛,发作时疼痛位于耳内深处,向其附近的眼、颊、鼻、唇等处放射,多在外耳道后壁有个"扳机点"。这类患者多合并面神经麻痹或面肌抽搐,有时在软腭上、扁桃体窝内、耳郭、外耳道及耳后发生疱疹,并有舌前 2/3 味觉丧失疱疹性膝状神经节炎。

6. 颞下颌关节病变　表现为颞下颌关节部位疼痛,同时还伴有关节功能障碍,通常在颞下颌关节处有明显压痛,无扳机点。

第 7 节　三叉神经痛的治疗

一、治疗原则

三叉神经痛的治疗目的是缓解疼痛,尽量减少不良反应,提高患者生活质量。如病因明确且能去除者,应先去除病因。治疗开始越早预后越好,在治疗三叉神经疼痛时要及早注重心理干预治疗。

临床三叉神经痛治疗流程如下:确诊为三叉神经痛→口服药物(无效或不可耐受者)→神经阻滞(无效或效果不佳者)→半月神经节射频热凝术、球囊扩张术等(无效者)→γ 刀(无效者)→手术。首选药物治疗。

二、药物治疗

1. 抗癫痫药

(1)卡马西平:卡马西平是治疗三叉神经痛的常用和有效药物,是钠通道阻滞药,通过抑制神经兴奋来缓解疼痛,可使 70% 的患者疼痛缓解。开始应用的剂量为每次 100mg 口服,每日 2 次,以后每天增加 100~200mg,每日 3 次,直至疼痛明显缓解。少数患者,小剂量即可缓解疼痛,一旦疼痛缓解,就不再增加剂量。卡马西平需要长期服用。常见的副作用有恶心、头晕、记忆力减退、共济失调、皮疹等。严重的副作用是剥脱性皮炎,甚至有死亡的报道。长期服用需要定期监测血常规和肝功能，如果红细胞、白细胞及血小板明显减少，应当停药，停药后可以很快恢复正常。此外，卡马西平刺激胃肠道，不应空腹服用。如果卡马西平疗效差或者患者不能耐受其副作用时，可选择奥卡西平，剂量为600～1800mg/d。奥卡西平服药期间不需监测血常规，患者更易耐受，而且疗效与卡马西平相当。

（2）苯妥英钠：苯妥英钠的药理机制与卡马西平类似。在卡马西平问世之前，苯妥英钠曾被认为是治疗三叉神经痛的首选药物，虽其治疗效果不及卡马西平，但仍有一定应用价值。口服每次100mg，每日3次，以后增至每次200mg，每日3次，直至疼痛停止，继续应用2～3周，然后逐渐减量，以最小有效量维持至疼痛停止后数月。主要副作用为共济失调（头晕、步态不稳等）、视力障碍、牙龈增生及白细胞减少等。如本药与氯丙嗪合用，则治疗效果尤佳，每次可配服氯丙嗪25～50mg，作为维持量的最小有效量，苯妥英钠可减至每日50～100mg。

2. 抗惊厥药

（1）加巴喷丁：加巴喷丁是钙通道调节剂，目前临床研究显示它对三叉神经痛也具有较好的治疗效果。口服起始剂量300mg/d，以后逐渐增量至疼痛消失，一般用量为1200mg/d，最大可用至2400mg/d。副作用有嗜睡、眩晕、步态不稳，随着药物的继续使用，症状可减轻或消失。

（2）普瑞巴林：普瑞巴林的作用机制同加巴喷丁，剂量滴定上优于加巴喷丁。起始剂量为口服，每次75mg，每日2次；或每次75mg，每日3次。在1周内根据疗效及耐受性增加至每次150mg，每日2次。74%的患者疗效确切，疼痛好转。如需停用，建议至少使用1周时间逐渐减停。最常见的不良反应有头晕、嗜睡、共济失调，且呈剂量依赖性。部分患者偶有一过性头晕、全身瘙痒、复视等不良反应。

3. 抗痉挛药　巴氯芬是一种肌肉松弛药和抗痉挛药，也可用于三叉神经痛的治疗。巴氯芬既可在卡马西平或苯妥英钠无效时单独使用，也可与它们联合应用，以增强治疗效果。使用时应从小剂量开始，逐步增量，初始剂量为口服每次5mg，每日3次；3天后改为每次10mg，每日3次；以后每3天增加一次剂量，日平均剂量为30～75mg。常见不良反应为嗜睡、头晕及疲乏等。

4. 多巴胺受体阻滞药　匹莫奇特是一种多巴胺受体阻滞药，主要用于抗精神病治疗，在三叉神经痛其他药物治疗无效时可试用。常用口服剂量为4～12mg/d。不良反应有疲劳、双手震颤、记忆力减退、睡眠中出现不自主动作及轻度帕金森病表现。其不良反应发生率为83.3%，但一般均较轻微，减量或加用小剂量比哌立登可使患者的症状得到缓解。

5. 抗抑郁药　抗抑郁药能够改善患者的情绪及睡眠，同时可用于治疗神经病理性疼痛。常用的有三环类抗抑郁药，如阿米替林、米帕明、多塞平、氯米帕明等。新型抗抑郁药是选择性5-HT和去甲肾上腺素再摄取抑制剂，如文拉法辛、度洛西汀和米那普仑等。度洛西汀又名欣百达，为强效、高度特异性双通道阻滞药，能够平衡抑制神经元突触对5-HT和NE的再摄取，显著提高大脑额叶皮质和下丘脑细胞外5-HT和去甲肾上腺素（NE）的水平，对其他神经递质无显著亲和力，可以对抑郁症患者的躯体症状起到明显的缓解作用，同时通过调节下行抑制通路治疗神经病理性疼痛。度洛西汀肠溶剂口服吸收完全，口服剂量 60mg/d，最大剂量 120mg/d，不良反应包括恶心、呕吐、口干、乏力、嗜睡等。

6. 神经修复药 B 族维生素，如维生素 B_1、维生素 B_6 及维生素 B_{12} 有神经修复作用。牛痘疫苗致炎兔皮提取物注射液、神经妥乐平、胞二磷胆碱钠注射液等也用于神经修复治疗。

7. 非麻醉性镇痛药和麻醉性镇痛药 仅用于紧急情况下的临时镇痛，不适于三叉神经痛的长期治疗，阿片类药物对本病的镇痛效果一直存在争议。

三、神经阻滞治疗

当药物治疗无效、长期服药出现耐受或因副作用及并发症不能服药时，可采用神经阻滞治疗。神经阻滞是治疗三叉神经痛常用和有效的方法，此外还可用于三叉神经痛患支和扳机点的诊断。发病时间短、病情较轻者，可用局麻药反复进行暂时性（可逆性）阻滞，所用药物有利多卡因和（或）布比卡因等，其中可加入类固醇激素和 B 族维生素。神经阻滞需根据三叉神经痛的发生部位及范围选用不同的分支进行阻滞。

1. 三叉神经分支阻滞

（1）第一支：眶上神经阻滞、滑车上神经阻滞。

眶上神经阻滞定位（图 7-2）：患侧眶上缘内 1/3 处或在眉中间可触及眶上切迹，用手指指尖可诱发出激痛点。常规消毒后，用 3.5cm 长的 7 号短针沿着眶上孔或切迹刺入 0.5cm。由于眶上孔变异较大，眶内阻滞操作可以提高成功率。可将针尖沿眶顶部骨质进针 1.5～2cm 后，回抽无血，注入 1%利多卡因或 0.25%布比卡因 0.5～1ml。注药后按摩局部皮肤，使药液扩散，有利于同时阻滞眶上神经和滑车上神经。

（2）第二支：眶下神经阻滞、上颌神经阻滞。

1）眶下神经阻滞定位（图 7-3）：经眶外缘至上唇上缘中点做一连线，再经瞳孔中心做一垂直线，两线的交点即为进针点；进针方向应朝外上、稍偏后，穿刺针与面部中线夹角平均约为 30°。

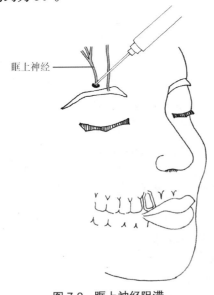

图 7-2 眶上神经阻滞

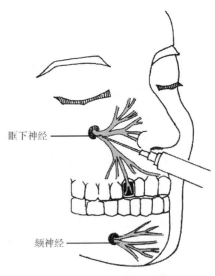

图 7-3 眶下神经阻滞

2）上颌神经阻滞定位（图 7-4）：嘱患者稍张开口，在眶外侧缘与外耳道口连线中点下方，即颧弓下方下颌切迹处垂直进针，触及翼突外侧板，然后退针至皮下，继而将针尖朝向同侧瞳孔方向进针，经翼突外侧板前缘刺入翼腭窝，进针约 4.5cm，将局麻药注入窝内即可阻滞上颌神经。

（3）第三支：颏神经阻滞、耳颞神经阻滞、下牙槽神经阻滞、下颌神经阻滞。

1）颏神经阻滞定位（图 7-5）：经瞳孔中心做一垂直线，与下颌骨上、下缘中位线的交点为穿刺点，进针方应向前内下，稍偏后，与该处皮肤表面的角度约成 45°。颏孔的开口方向可随着年龄增长而逐渐上移和后移，在临床实施阻滞定位时应予以考虑。

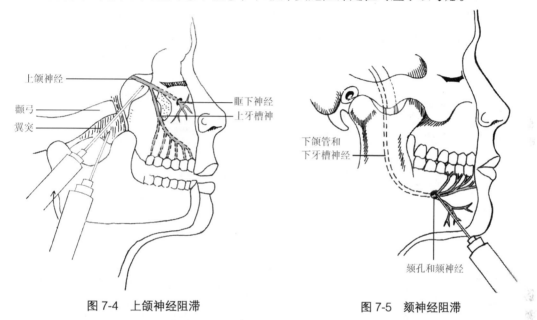

| 图 7-4　上颌神经阻滞 | 图 7-5　颏神经阻滞 |

2）下牙槽神经阻滞定位（图 7-6）：在下颌第三磨牙后，用左手示指先触及下颌支前缘，再向后约 1.5cm，此处应在下颌孔前方，经上、下磨牙咬合面平行处，沿黏膜和下颌支内面之间缓慢进针 2.5～3.5cm，下颌磨牙和舌前部出现异感时，注射局麻药即可。

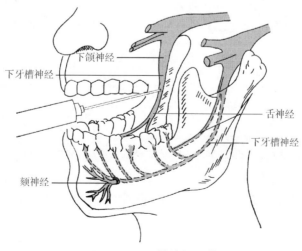

图 7-6　下牙槽神经阻滞

3）下颌神经主干阻滞定位（图 7-7）：患者口稍张开，进针部位同上颌神经阻滞，即在颧弓下缘与下颌切迹中点处垂直刺入，针抵达翼突外侧板基部时退针，转向后（向耳侧）15°～20°角、向上 5°～15°角，刺过翼突外侧板后缘即至卵圆孔下颌神经出颅处（距表皮入针点约 4.0cm），出现下颌区异感，表明已刺中下颌神经，回吸无血，注入局麻药即可。

2. 半月神经节阻滞　用于两支以上的三叉神经痛（图 7-8）。应在 X 线或 CT 引导下进行，最好有神经刺激器定位。其阻滞途径是从颧弓后 1/3 下方，口角外侧 2.5cm 稍上方正对上颌第二磨牙处进针，沿下颌支内面刺向后内方达翼突基部，到卵圆孔前方，用 X 线证实针位，再退针，改向后上穿入卵圆孔，到达三叉神经压迹处三叉神经节（半月神经节）内，仔细回抽、确认无血液和脑脊液反流后注射阻滞剂。

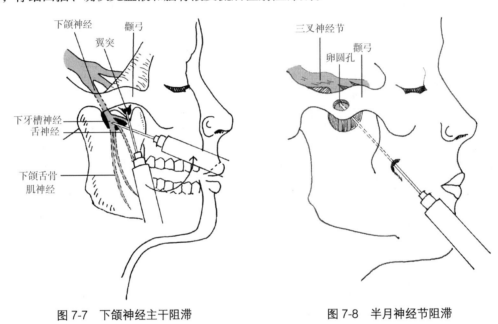

图 7-7　下颌神经主干阻滞　　　　　　　　图 7-8　半月神经节阻滞

常用药物为局麻药、乙醇、酚甘油、多柔比星等。该方法技术难度大，一般不作为首选方法，但适用于同时累及两支以上、其他治疗失败或禁忌者。操作不当不仅效果不好或无效，甚至可带来严重的并发症，如失明等。

3. 星状神经节阻滞　主要作用是可对星状神经节分布区域内交感神经纤维支配的肌肉紧张、痛觉传导、支气管收缩、腺体分泌等进行抑制；同时可发挥下丘脑对心血管、内分泌、自主神经系统的调节作用。局麻药的阻滞作用是通过阻断钠离子流入神经纤维细胞膜内，可逆性阻滞沿神经纤维的疼痛冲动传导，具有镇痛、麻醉双重作用，小剂量用药可产生感觉阻滞。应用局麻药行星状神经节阻滞术可有效缓解患者的三叉神经痛，促进疼痛阈值的提高。具体操作方法请参照第 4 章。星状神经节阻滞可交替进行，每天一侧进行注射，也可置管连续给药，但严禁同时行双侧星状神经节阻滞。在超声引导下进行星状神经节阻滞，可显著提高穿刺的准确性和安全性。但星状神经节阻滞在三叉神经痛中的作用仍存在争议。

四、半月神经节射频热凝术治疗

射频热凝治疗的原理是三叉神经中传导痛觉的无髓细纤维 Aδ 纤维和 C 纤维受热后首先变性，传导触觉的有髓粗纤维 Aα 纤维和 Aβ 纤维能耐受较高温度，故射频热凝可选择性破坏痛觉纤维的传导，而保留了触觉纤维的功能。根据文献报道，射频热凝术后 1 年有效率为 85%，3 年有效率为 75%，5 年有效率为 71%，10 年有效率为 49%。此方法创伤小，并发症少，适用于高龄或伴重要器官功能损害的患者。常见的并发症有感觉减退、角膜炎、脑神经损伤、咀嚼肌功能障碍等。感觉减退或缺失最常见，术后面部麻木的出现可能与射频时的温度有关，较高的射频温度（≥80℃）往往伴随较高的麻木发生率，术后 3 个月内面部麻木感最明显，6 个月后麻木明显减轻，术后 1 年以上麻木对日常生活无明显影响。角膜感觉及角膜反射减退、消失发生率为 5.7%，角膜炎发生率为 1%~8%，可致视力下降甚至失明。咬肌无力发生率为 4.1%。痛性感觉缺失发生率为 0.8%。三叉神经半月神经节手术治疗成功的关键在于穿刺部位准确，可通过 X 线、CT 进行定位。近年来随着立体定向技术的发展及神经电生理辅助定位的运用，可进一步提高穿刺成功率，并减少并发症。

近几年，低温等离子汽化消融术逐渐用于疼痛疾病的治疗，与射频热凝不同，低温等离子汽化消融术是一种冷消融技术，通过刀头产生的等离子体将目标组织的分子键打断，从而将目标组织汽化消融，整个过程维持在 40~70℃，因此其对周围热损伤明显减少。有学者将低温等离子技术和射频热凝技术在治疗三叉神经痛时的安全性和有效性进行了短期对比，发现疼痛缓解率无明显统计学差异，但面部麻木发生率明显降低。然而，低温等离子治疗三叉神经痛的长期疗效仍需要更多前瞻性随机对照研究来确定。

五、经皮三叉神经球囊压迫术治疗

球囊压迫手术需在影像引导下进行，经皮穿刺卵圆孔，导入 4 号 Fogarty 球囊导管入梅克尔（Meckel）腔，在球囊内注入造影剂，当球囊充盈近似梨形时表明穿刺到位，球囊机械压迫半月神经节 3~10 分钟后拔除穿刺针，局部加压包扎后结束手术。导管在 Meckel 腔内的位置不同对不同分支的三叉神经痛治疗效果也不同：导管在 Meckel 腔中央，对第二支及多支疼痛疗效较好；在腔内靠外侧，对第三支疼痛疗效更佳；在腔内靠内侧，能选择性治疗第一支疼痛。有研究人员对 496 例三叉神经痛患者采用球囊压迫治疗，结果显示患者术后疼痛可立刻缓解，平均随访时间 10.7 年，5 年复发率为 19.2%。其他文献报道球囊压迫手术后疼痛的即刻缓解率约为 94%，10 年随访复发率为 37.7%，高于其他手术方式。球囊压迫优先损伤大中神经纤维，能保存小神经纤维使面部麻木等并发症减少，对于第一支疼痛患者能减少角膜炎的发生，提示球囊压迫手术对于三叉神经第一支疼痛患者有益。球囊压迫时可能出现心动过速及期前收缩，并伴血压升高，其原因可能为三叉神经感觉核的传出纤维与延髓的迷走神经运动核相联系，引起迷走神经反射所致。在进行半月神经节压迫之前将 1% 利多卡因注入 Meckel 腔可显著减少球囊压迫时心动过速、期前收缩的发生，并使血压平稳。术后近期，患侧轻度感觉减退及咀嚼肌肌力减退发生率较高。有报道显示，患侧面部麻木发生率为 72%，轻度感觉异常发生率为 14%，角膜痛觉缺失发生率为 1.5%。感觉减退多在 3~6 个月消退，但少数病例面部麻木可能持续较长时间。

对于药物治疗无效的病例，可以给予三叉神经节外周支阻滞或射频治疗；对于外周支阻滞或射频治疗无效的病例，可以施行三叉神经半月神经节射频热凝术或球囊压迫术。

六、γ 刀治疗

γ 刀手术是一种无创手术方式，其通过影像定位计算出三叉神经根的三维坐标，将聚焦的 γ 射线会聚在靶点，通过对照射剂量的控制，毁损痛觉传导通路，阻断痛觉传导而达到镇痛的效果。γ 刀治疗三叉神经痛的适应证：年龄＞70 岁；糖尿病、高血压、心脏病等慢性病患者及身体一般情况差，不能耐受手术者；害怕或拒绝开颅手术、担心出现手术并发症的患者；继发性三叉神经痛，原发病灶已处理，或原发肿瘤较小者；经其他外科方法治疗后无效或复发的患者。根据文献报道，γ 刀术后 1 年的疼痛完全缓解率仅为 69%，3 年后下降至 52%。在并发症方面，9%~37% 的患者会有术后面部麻木，6%~13% 的患者会有感觉减退及感觉异常，但鲜有痛性麻木病例的报道。因治疗过程简单，患者痛苦小，术后不良反应少，并能保留患侧面部的触觉，该方法易被患者接受。特别适合手术治疗失败和复发及身体状况无法耐受开颅手术的三叉神经痛患者。γ 刀治疗的缺点是需要治疗一段时间后疼痛才能缓解，随着时间的推移复发率逐渐增加。

七、微血管减压术治疗

目前，三叉神经微血管减压术仍被认为是首选的手术治疗方式。三叉神经节背根受桥小脑角区域相邻血管（通常为动脉）的压迫，随后逐渐发生脱髓鞘等改变，继而诱发三叉神经痛，是三叉神经痛血管压迫学说的主要内容。这一学说最早由丹迪（Dandy）在 1934 年提出，他认为至少 30% 的三叉神经痛是由血管压迫引起的。实体解剖研究已经证实，在至少 50% 的三叉神经痛病例中，发现了三叉神经因血管压迫而发生变形、肿胀等形态学改变。然而，对于这一理论也有质疑的声音。术中发现，一些患者的三叉神经与血管仅为单独接触，并没有明显的压迫及形态变化，然而三叉神经微血管减压手术对这些患者依然有效。但是，在一部分没有三叉神经痛病史的个体尸检中依然发现了三叉神经与血管的密切接触。

三叉神经微血管减压术为开放性外科手术，采用开颅的方式对颅后窝进行探查，移开与神经根有关的动脉、较大静脉，将小静脉电凝切断，并采用减压材料（隔膜）如肌肉片、明胶海绵、涤纶片等隔开神经血管。在减压术的同时，可用拨离子沿神经根进入，垂直拨动四五次，即"神经根拨弄术加神经血管减压术"。三叉神经微血管减压术的优点是可以最大限度地保留三叉神经功能，较少遗留永久性神经功能障碍，是从病因上治疗三叉神经痛，保持了神经完整性，符合功能神经外科的要求，其长期治愈率高，复发率低，并发症少。根据文献报道，术后患者的疼痛缓解率可达 90%，术后 1 年的缓解率在 80% 以上，3 年及 5 年的疼痛缓解率分别为 75% 和 73%。并发症方面，4% 的三叉神经微血管减压术术后患者会出现诸如脑脊液漏、感染及血肿等问题，最常见的并发症为无菌性脑膜炎（11%），术后死亡率在 0.2%～0.5%；而滑车神经及展神经受损会引起暂时性复视；最为常见的长期并发症为同侧听力减退，发生率可达 10%。由于开颅手术需要全身麻醉，老年患者及身体条件较差，存在合并症者往往不能选择该类手术。且由于该治疗方法存在一定的死亡率，限制了其在临床上的应用。

其他外科手术治疗可选用三叉神经感觉根部分切断术，止痛效果确切，但因手术复杂程度高，临床应用较少。

第 8 节 三叉神经痛的预防、预后和健康指导

在疼痛发作间期，应尽可能地避免诱发疼痛因素，可用温水洗脸和刷牙，避免冷水和机械刺激等。原发性三叉神经痛一般预后良好，患者 10 年生存率没有下降。药物治疗不能预防将来的发作或改变自然病程。继发性三叉神经痛预后因病因不同而异。三叉神经痛是否复发或何时复发是难以预料的。长期三叉神经痛患者常合并焦虑和抑郁症状，因此，治疗原发病的同时，也应注重患者的心理治疗。

（唐元章 孙东光）

第8章 颈源性头痛

第1节 颈源性头痛概述

颈源性头痛是疼痛门诊常见的头痛类型，是指由颈椎和（或）颈部软组织器质性或功能性病损所引起的以慢性、单侧或双侧反复头部疼痛为主要临床表现的综合征，疼痛性质为牵涉痛。

头痛是临床疼痛诊疗时常遇到的疾病，其病因很多，其中头痛伴有颈部压痛，这与颈神经受刺激有关，其发生率很高，这种头痛持续时间长，治疗较为困难。随着对颈神经和颈交感神经在头部临床解剖学研究的进展及其作用的不断深入研究，越来越多的学者发现颈部疾病也可以导致头痛，因此提出了"颈源性头痛"的概念。这种头痛在以往被称为"神经性头痛""神经血管性头痛""枕大神经痛"和"耳神经痛"等。多学科医师共同认为颈源性头痛的主要病变部位在颈部，而疼痛的部位在头部，这是一种"声东击西"的头痛。1995年，博格杜克（Bogduk）指出颈椎退行性变和肌肉痉挛是颈源性头痛的直接原因。他认为颈源性头痛也可称为颈神经后支源性头痛。近年来，亦有学者将颈源性头痛称为高位神经根性颈椎病。鉴于颈椎病是引起颈源性头痛的首要原因，故亦可称颈源性头痛为颈椎病性头痛。

1990年，国际头痛协会颁布了关于颈源性头痛的分类标准并报告，颈源性头痛在人群中的发病率为1%~18%，患者大多在20~60岁，平均发病年龄为42.9岁，以女性多见，女性是男性的4倍。颈源性头痛不但使患者的生活质量下降，而且长期疼痛会引起焦虑和抑郁。

第2节 颈源性头痛的相关解剖

由于头面部所有的表面和深层结构都是由三叉神经和第2~3颈神经分支支配的，故大多数头痛（偏头痛除外）都可能与颈椎的病理变化有关。特别是近年来的神经解剖学研究发现上部颈神经和三叉神经核团之间具有联系后，对颈神经在头痛中的作用更加重视。

　　颈源性头痛可根据神经根的不同受累部分，分为神经源性疼痛和肌源性疼痛。神经根的感觉神经纤维受到刺激引起神经源性疼痛，而其腹侧的运动神经纤维受刺激时则引起肌源性疼痛。颈部许多解剖结构与颈源性头痛的发生密切相关。

　　从颈神经离开颈髓，直至分布在头部的神经末梢，整个行程中任何组织结构的病变或致病因素都可以引起头痛，这种解剖学的复杂性可以解释颈源性头痛在临床上的复杂性，颈源性头痛的治疗是针对具体病变部位采取各种治疗措施，因此了解颈部解剖是理解颈源性头痛的前提。

　　1. 颈椎棘突不易从皮外触摸清楚，但第 7 颈椎棘突则明显突起，自此可在背侧沿中线向上触到其他棘突，借此可以辨明各椎体的位置及棘突排列。

　　2. 在颅骨的后下部可触摸到 3 个骨性突起，即枕骨后部的枕外隆凸及两侧耳后乳突。乳突平面相当于第 1 颈椎平面。

　　3. 第 1 颈椎（寰椎）外侧突可用手指触及，即在乳突前下方沿乳突与下颌角连线之间，可触到的骨性突起即是第 1 颈椎外侧突。

　　4. 寰枕关节是所有脊椎关节中活动幅度最大的关节，其与枢椎一起的集合活动范围更为增大，为全脊椎关节之最。枢椎的棘突甚大，但不易触到，只有用手指自枕外隆凸沿中线向下压移，凹陷处触及骨性突起，即为枢椎棘突与寰椎后弓结节相连之处。

　　5. 第 6 颈椎横突可在两侧颈部触到，位于颈外浅静脉的外方。自环状软骨平面线向外延伸有一骨性突起，即为第 6 颈椎横突的后结节。自乳突与第 6 颈椎横突间做一连线，在其线前约 0.5cm，为第 1～6 颈椎横突尖的标志处，可沿此线触摸到相应各横突尖（也可沿胸锁乳突肌后缘依次向下触摸）。

　　6. 环状软骨相当于第 6 颈椎平面，颈部胸骨上窝（锁骨处）相当于第 2 胸椎平面。

　　7. 颈侧方胸锁乳突肌后缘与颈外浅静脉交叉处顶端，用手指向下压时，可触及前、中斜角肌间沟，其间有臂丛神经经过。

　　8. 在颈后乳突与枢椎棘突连线的中点，相当于枕后神经处。在其外方及胸锁乳突肌后缘深处，为寰椎和枢椎横突孔间的椎动脉，穿刺时不要伤及。

　　9. 颈椎间盘除第 1～2 颈椎外，各椎体之间均有椎间盘相连接。其主要作用是便于活动、吸收震荡及衬垫作用，并维持身高。

　　10. 颈椎关节突间关节是每一椎骨均有的上、下两对关节突，上一椎体的下关节突与下一椎体的上关节突相互组成关节。各椎体的关节面方向并不一致，乃因椎体不同而异。颈椎上关节突的斜面是向上向后，下关节突面则向下向前，这样有利于颈椎的伸屈活动。

　　11. 颈椎的钩椎关节是指颈椎椎体外侧部上、下相互间组成的椎体半关节。在颈椎退行性变发生骨质增生时，可造成神经血管的刺激和压迫。

　　12. 颈椎的关节韧带虽然在形式上不像关节，但它参与关节功能的维持，如棘突间韧带、黄韧带、前纵韧带和后纵韧带。

　　13. 颈椎横突孔是指第 1～7 颈椎的横突均有一小孔，即横突孔，横突孔贯穿椎动脉入颅。骨质增生时，此通道狭窄，椎动脉可能受到压迫。

　　14. 第 7 颈椎，与第 1 胸椎棘突明显突出，可在皮下触到，有时后者比前者更为显著，不易区分。按压颈胸交界处，嘱患者头部做各方向活动时，第 7 颈椎的棘突随头部活动而移动，第 1 胸椎棘突则固定不动。

15. 颈源性头痛是由高位颈神经传导的，因此高位颈神经是颈源性头痛的神经解剖学基础。高位颈神经包括第 1～4 颈神经，与头痛关系密切。原来一直认为第 1 颈神经为运动神经，不含有感觉神经纤维。近年来的研究发现，第 1 颈神经在寰椎后弓上方发出第 1 颈神经的后支，分布到头后直肌、头上下斜肌，该神经后支内含有丰富的感觉神经纤维，因而认为第 1 颈神经与颈源性头痛的关系非常密切。第 1 颈神经的前支位于寰椎后弓的椎动脉沟内，于椎动脉的下侧向外行，绕寰椎侧块的外侧向前，然后在寰椎横突前侧下降，与第 2 颈神经的升支在颈内静脉的后侧相互吻合，形成颈神经丛的第一袢。枕下神经为第 1 颈神经的后支，由寰椎后弓上缘穿出，多数是从椎动脉与后弓之间穿出，少数是从椎动脉上方穿出。然后枕下神经发出分支至头后大直肌、头后小直肌、头上斜肌和头下斜肌，支配这四块肌肉。

第 2 颈神经从椎板间隙发出，其后支分出内侧支、外侧支、上交通支、下交通支和头下斜肌支。内侧支与来自第 3 颈神经的纤维共同组成枕大神经、枕小神经和耳大神经，这些神经是传导颈源性头痛的主要神经。外侧支分布到头最长肌、头夹肌和头半棘肌。在横突的结节间沟，第 2 颈神经后支的上交通支与第 1 颈神经后支相连接，其下交通支向下进入第 2、第 3 颈椎关节突关节，与第 3 颈神经后支相连接。第 1～3 颈神经后支借交通支相连接形成神经环，称为“颈上神经丛”。第 2 颈神经及其分支与寰枢后膜紧密相连，后支位于寰枢后膜的背侧面，介于寰枢椎椎弓与头下斜肌之间。头下斜肌与寰枢后膜附着在一起。

第 2 颈神经的前支横行越过寰枢关节囊的外侧，水平走至颈 2 上关节突平面，继而跨越椎动脉的上段，其外侧段与椎动脉的后外侧面紧密附着在一起，该神经斜下走行环绕着中斜角肌或肩胛提肌的前上部。第 2 颈神经的前支通过吻合支与第 1 颈神经的前支联合在一起形成一个共干，该神经干斜向外下方走行，一般位于胸锁乳突肌的深面、中斜角肌和肩胛提肌的前方，神经向后背侧越过中斜角肌，在胸锁乳突肌的下方转向枕颈部。

第 3 颈神经出椎间孔在椎动脉后方发出第 3 颈神经的后支，其内侧支分布到多裂肌，外侧支分布到头最长肌、头夹肌和头半棘肌。上述这些神经的分支靠近椎动脉经枕骨大孔进入颅腔前的成角处，容易受到椎骨突起及肌肉附着处的刺激及损伤，压迫和刺激这些神经时在头皮上可出现感觉减退、过敏或感觉缺失。第三枕神经为第 3 颈神经后支的内侧支，行于头半棘肌深面，继而穿过头半棘肌、斜方肌和深筋膜分布于枕外隆凸附近的皮肤。

16. 第 1～3 颈神经离开椎管后大部分走行于柔软的肌肉组织内，软组织的炎症、缺血、损伤、压迫甚至不适当的按摩等均会影响神经功能，引发颈源性头痛。来自嗅神经、面神经、舌咽神经、迷走神经和三叉神经传入支的终末纤维与第 1～3 颈神经后根传入纤维在第 1～2 颈髓后角内相互联系。这些颈神经的感觉范围可向前延伸到前额部、眶下部，受卡压或炎症刺激时可出现牵涉性头部疼痛、耳鸣、眼胀以及嗅觉和味觉改变，类似鼻窦、耳部或眼部疾病的表现。

17. 颈椎关节的特点是颈椎关节活动甚为灵活，可以做幅度较大的各方向活动而无痛，例如伸屈、侧弯、旋转（摇头）、点头和环行活动。如屈颈和头向左右转时出现疼痛，多提示有颈椎骨关节病。

18. 颈椎的生理曲度改变时，颈椎易发生疼痛性疾患，严重颈椎病患者不能维持头部负重，必须用手支托头部。这种现象也可见于颈椎结核和颈椎脱位等。

19. 从解剖上看颈神经与颈椎序数的关系。在成年人，自脊髓所发出的脊神经起始处，并不恰好穿过其序数相同的椎间孔。脊神经越向下，则与椎体序数相差数目越大。一般来说，颈段脊神经自颈椎间孔穿出的位置同椎体等高，胸及腰段脊神经穿出处比相应的椎体高。

第 3 节　颈源性头痛的病因和发病机制

一、病因

1. 有菌或无菌性炎症，如高位颈椎间盘炎，颈椎间盘突出症，高位颈椎结核，高位颈椎退行性改变所致关节突关节、韧带、肌筋膜无菌性炎症，巨细胞动脉炎等。

2. 肿瘤，如颅后窝肿瘤、高位颈椎肿瘤。

3. 外伤，如挥鞭伤、高位颈椎骨折脱位。

4. 先天或后天畸形，如 Chiari 畸形、动静脉畸形。

5. 神经节卡压或其他疾病。

二、发病机制

1. 颈椎及椎间盘退行性变引起椎间孔狭窄　颈椎间盘发生退行性变或突出后，经"纤维化"而变"硬"，以后随着组织修复钙化可形成骨质增生。发生骨质增生的椎体相互靠近，其外侧的钩椎关节也相互靠近，失去关节面的正常关系，导致椎间孔变形。椎间孔的空隙受侵占可造成疼痛和神经功能障碍。椎间孔的大小和形状，在很大程度上取决于椎间盘的完整性。

目前尚无颈椎病引起头痛的确切机制。神经根型、脊髓型、椎动脉型、交感型等各型颈椎病均可引起头痛，其发病机制、疼痛性质也有所不同。从头部感觉神经分布可知，顶枕部受枕大神经或枕小神经支配、耳周受耳大神经支配。上述神经都来自颈 2～颈 4，故颈 4 以上的颈椎骨赘形成、椎间盘病变、关节突关节错缝引起神经根受累时，均可出现头痛。颈神经直接受挤压可能是颈椎关节突关节紊乱及神经根型颈椎病出现头痛的主要原因。

但是，在临床上颈椎下段（颈 5～颈 7）有骨赘形成、椎间盘病变及关节病变引起头痛者并不少见，仅用神经根直接受挤压解释并不全面。

在静止状态下，正常的椎间盘能够维持椎体及后部的关节相互分离，使椎间孔保持完整。颈部活动时，当一个椎体在另一个椎体上滑动时，可使椎间盘变形。正常的椎间盘容许在生理限度内变形并能复原。当椎间盘突出时，无论在静态或动态下，均能影响相邻椎骨各部分之间的相互关系，并改变椎间孔的大小和形状。此时，椎间孔内通过的神经和血管均可因压迫、牵拉、成角和炎症而受到刺激。椎间盘发生退行性改变后，还可使上、下两椎体靠得更近，关节突关节囊松弛，这时椎间关节突关节首先从不等距离的错位发展到半脱位，可造成关节囊和关节周围软组织的损伤。但目前也有人提出颈椎关节突关节的退行性变和椎间盘的退行性变无明确的相互联系。创伤和退行性变无明确的界线，作为致病因素，两者具有互相促进的作用，创伤加速退行性变的发展，而退行性变又增加了发生创伤的机会。

2. 颈椎间盘退行性变和突出引起的无菌性炎症　颈椎间盘退行性变、突出，椎间盘物质释放可直接引起无菌性炎症、水肿。正常情况下成年人的椎间盘无血管，是免疫豁免区，当椎间盘退变突出时，免疫系统视椎间盘物质为异物而产生免疫排斥形成反应性炎症，引起颈椎间盘源性神经根炎。磷脂酶 A2 是局部组织炎症的启动物质，它在炎症组织中通过水解花生四烯酸，调节花生四烯酸的级联反应，产生前列腺素 E 等一系列具有强烈致炎致痛作用的花生四烯酸代谢产物，在炎症形成过程中起关键作用。手术证实椎间盘突出的髓核组织中，磷脂酶 A2 的活性是血浆中的 1000 倍，因此，颈椎间盘突出所致的疼痛与局部炎症水肿有关。高位颈椎炎性疾病或其局部组织的炎性水肿、组织挛缩粘连，均可导致枕大神经、枕小神经、颈 1～颈 3 脊神经后支受到炎性刺激而产生头痛。

颈源性头痛患者的血清 IL-2β 和肿瘤坏死因子-α 水平明显高于无先兆偏头痛患者和健康人，它们激活了疼痛因子，如 P 物质和降钙素基因相关肽，同时一氧化氮（NO）活性也高于偏头痛和丛集性头痛患者。

3. 颈椎关节突关节炎　随着对关节突关节研究的深入，越来越多的证据表明，颈椎关节突关节病变是颈源性头痛的重要原因之一。颈椎关节突关节创伤性退行性变性关节炎具体的发病机制及病理生理过程，目前尚不完全清楚。但创伤和退行性变是引起关节突关节炎的两个确定因素。

（1）关节突关节的慢性损伤：颈椎关节突关节与全身各大关节一样属滑膜关节，由上、下两关节突组成，关节面与椎体横断平面成 40°～45°角，关节面平滑。在日常生活中，颈部的屈伸和旋转等活动较多，主要依靠椎间关节和两侧关节突关节协同完成。不良的工作体位，如打字员、家务劳动者、长时间低头工作者，在关节突关节处可产生剪切力，使关节囊处于紧张状态，而超负载的张力则使关节囊产生创伤性炎症反应，并逐渐变厚和变硬。特别是在发生道路交通意外时，头颈部的挥鞭样损伤可骤然对关节突关节施加超负荷的压力，使关节突关节发生关节软骨及软骨下骨折、关节囊撕裂及关节囊内积血等。

（2）关节突关节的退行性变：随着年龄的增长，退行性变是一个不可避免的过程。在关节突关节劳损或受创伤后，会发生关节囊肥厚并形成瘢痕。关节囊反复受损，使滑液分泌功能丧失，滑液分泌减少，关节软骨因缺乏营养而发生退行性变化，逐渐变薄和粗糙。软骨表面破裂可延伸至软骨内，甚至形成小碎片脱落于滑囊内。关节表面愈加粗糙并硬化，导致关节突肥大，边缘形成骨赘。软组织内矿物质浓度改变也可使关节囊发生钙化和结构改变，使关节突关节在运动中受创伤更大，从而加速了关节的退行性变。

挥鞭伤是造成慢性颈源性头痛最常见的原因之一，挥鞭伤也称为鞭击样损伤，常见于交通事故时车辆急停，头部向前冲，或前冲撞击后发生后仰，是典型的头颈部过度屈伸和旋转等超出正常生理范围的异常活动，对寰枕和寰枢关节之间的颈 1 和颈 2 神经根产生压迫或牵拉，造成慢性颈源性头痛。挥鞭伤后常残留颈部的多种慢性损伤，包括颈部软组织慢性炎症、慢性颈椎骨质增生及瘢痕压迫脊神经等，是有些颈源性头痛长期存在、反复发作的原因。

（3）椎间盘退行性变和关节突关节病变的关系：椎间盘发生退行性变后，关节突关节通常易发生严重损伤，这与脊柱屈伸运动支点部位改变有关。关节突关节对运动具有限制作用。如发生椎间盘退行性变，运动即失去平衡而不规则。实验证明，正常椎间盘在屈伸时，运动支点经过椎间盘髓核的后方，而椎间盘退化时，运动支点即向后移，严重时支点甚至可经过关节突关节，使其在屈伸时受到严重损害。这种不规则运动可加速关节突关节的退行性变。

4. 肌肉痉挛　颈源性头痛也可产生于颈部肌肉组织。一方面，神经根特别是其腹侧的运动神经根（前根）受到压迫或炎症刺激时可引起反射性颈部肌肉痉挛；另一方面，持续性肌肉慢性痉挛可引起组织缺血，代谢产物聚集于肌肉组织内，引起肌筋膜炎，产生疼痛，并可直接刺激在软组织内穿行的神经干及神经末梢产生疼痛。

颈部的软组织痉挛导致头痛是由于颈项部肌肉过度紧张，使神经纤维受刺激，故有人将此类头痛称为"肌紧张性头痛"。主张用松弛肌紧张的治疗方法进行缓解。但是，颈椎病引起的此类头痛，其原发性病因仍然是颈椎骨性改变，而肌肉痉挛是继发性的。国外有人证明，这样的患者额肌静息时的肌电活动水平高于正常人，给患者做肌电图检查时会发现，颈项肌肉较难出现电静息，而易见到肌紧张电位。

长时间低头伏案工作，肌肉持续收缩以维持姿势，使肌肉供血减少，继发肌肉痉挛，并使韧带、肌筋膜容易发生损伤；精神紧张或机械的体力劳动，在全身各部位中最容易引起颈部神经、肌肉紧张，这是青少年颈源性头痛的常见原因。青少年颈源性头痛患者，多有长期低头读书的习惯，改成抬头读书后，症状明显缓解。

5. 颈交感神经受刺激或压迫　颈椎旁的交感神经或节后纤维受骨赘或炎症刺激或压迫时，易引起头痛。交感神经型颈椎病几乎无一例外都有头痛，并伴有心悸或心动徐缓、多汗或汗闭等。患者经脊神经根阻滞效果不明显，而星状神经节阻滞可有明显效果。这些现象说明，有些颈源性头痛属交感神经受累。

6. 椎基底动脉缺血　造成该动脉缺血的原因是椎动脉直接受骨赘挤压，或者因交感神经受累引起椎动脉痉挛，临床上以后者居多，故颈源性头痛与颈性眩晕可同时存在或交替发作。单纯脊髓型颈椎病有的亦出现头痛，且表现为眼、面、颌部疼痛。面部呈葱皮样感觉减退，即越近面部外侧，感觉障碍越明显，近鼻侧感觉障碍不明显，这与三叉神经脊束核受累有关。

7. 各种原因的颈神经病变　颈源性头痛的发生与颈部神经病变也密切相关。西尔弗曼（Silverman）在临床实践中发现部分颈源性头痛是继发于枕大神经在行程中受到炎性组织的刺激或神经旁淋巴结、枕动脉的直接压迫。皮奥韦桑（Piovesan）等在三名志愿者右侧枕大神经处注射无菌水，结果在注射过程中这三名志愿者的同侧额、顶及眶部都诱发出疼痛，这一结果提示枕大神经受刺激可以发生颈源性头痛。詹森（Jansen）在采用手术治疗顽固性颈源性头痛时发现，有些患者的颈 2 神经根受其周围静脉丛、动脉环、动静脉畸形、瘢痕或肥厚韧带压迫，并认为这些组织的压迫或粘连可能是这些患者产生颈源性头痛的原因。德雷弗斯（Dreyfuss）等向枕寰关节腔及寰枢关节腔内注射造影剂，使支配这些结构的神经产生痛觉传入，结果在枕部都诱发出疼痛，并且疼痛常常放射至同侧额、眶部，与患者原有的颈源性头痛症状相似。Bogduk 认为凡是高位颈神经所支配的结构发生病变刺激到高位颈神经，都可以引起颈源性头痛。因而提出颈源性头痛不是一种疾病，而更像是一类临床综合征。

8. 神经聚合理论　目前，对颈源性头痛的发生机制仍不完全清楚，有研究提示其中基本机制是神经聚合。当来源于躯体两个不同部位的初级传入神经纤维与脊髓内的同一个二级神经元发生突触联系时，其中一个部位神经病变产生的痛觉冲动就可能被误认为是来源于另一部位初级神经纤维的传入。后枕部及其与冠状缝之间区域由枕大神经、枕小神经及耳大神经支配，其余头部区域感觉是由三叉神经和混入面神经、舌咽神经及迷走神经的躯体感觉传入纤维共同支配的。Bogduk 认为颈源性头痛是颈部病变引起高位颈神经的痛觉传入，通过支配头部神经和高位颈神经在中枢聚合而产生的一种牵涉痛，并提出这种神经聚合并不只简单发生在高位颈神经与三叉神经传入纤维及混入面神经、舌咽神经及迷走神经的躯体感觉传入纤维之间，尚发生于高位颈神经之间。

多位学者认为接受三叉神经和混入面神经、舌咽神经及迷走神经的躯体感觉传入纤维的三叉神经脊束核尾侧亚核可下降至颈 1、颈 2 节段，其尾侧可达颈 3 节段，有人甚至认为可达颈 4 水平，与高位颈髓后角相连，因此有人将二者合称为"三叉颈神经核"。此核是高位颈神经和三叉神经和混入面神经、舌咽神经及迷走神经的躯体感觉传入纤维之间发生聚合的神经解剖学基础。克尔（Kerr）等对猫脑干及高位颈髓进行电生理纪录，结果发现此部位的部分神经元既可接受高位颈神经痛觉传入，又受三叉神经感觉纤维的支配，在功能上证实聚合可发生在高位颈神经和三叉神经之间。同样莱克帕（Lcppan）等通过分别刺激猫的上矢状窦和枕部神经，结果在高位颈髓后外侧角记录到电活动，进一步证实枕部神经与支配上矢状窦的三叉神经在颈髓可发生聚合。

有研究表明高位颈神经中枢端神经末梢存在重叠分布。颈 2 节段神经纤维进入脊髓后不仅终止于颈 2 节段后角灰质，而且还上升至颈 1 节段和下降至颈 3 节段与其灰质发生突触联系。颈 3 节段神经纤维与颈 2 节段相似，也表现为上升和下降，而颈 1 节段神经纤维仅终止于本节段后角灰质。这些神经中枢端的重叠分布为高位颈神经之间发生聚合提供了解剖上的可能。值得一提的是，颈源性头痛患者头面部疼痛主要集中在额、颞及眶部，比昂迪（Biondi）认为这是由于三叉神经脊束核尾侧亚核内神经元的有序分布使三叉神经眼支与高位颈神经发生最大程度的聚合。

9. 颈源性头痛的神经形态学机制　根据头痛的特定部位和检查，即可明确病变累及的神经。但许多病例，其头痛并不局限于某一神经分布区。这是由于来自颈部的痛觉传入纤维在脊髓后角内以及在突触传递过程中发生会聚的结果，颈上神经节和三叉神经眼支等之间的联系，可以解释部分患者的枕额痛症状。在颈区，枕大神经和枕小神经之间有广泛的交通支，这有重要的临床意义。在枕部，枕大神经发出分支，有的与枕小神经分布区重叠；而枕小神经在枕部等处与耳大神经和枕大神经等神经相吻合。三叉神经与颈神经在三叉-颈神经核内的会聚，使中枢无法区分来自颈神经或三叉神经的疼痛刺激，常将来自颈部的伤害性刺激误认为头痛。颈上神经节还发出细支至颈部韧带和骨骼，当寰枕关节及颈 1～2 之间背侧的深部组织和颈 2～5 棘间韧带受到刺激时，引起头枕及颈上部痛，可牵涉至额区，这是由于其神经支配来自脊髓颈节及脑干，感觉冲动通过三叉神经脊髓束，联系于上两个脊髓颈节所致。

第 4 节　颈源性头痛的临床表现

颈源性头痛的临床表现非常复杂，可以发生在任何年龄，以中年人最多。头痛多为单侧，有时可以是双侧，通常以一侧为重。疼痛程度在中度和重度之间，部位常较深在。其他相关症状和体征，如恶心、呕吐、畏光、视物模糊、流泪、声音恐怖、眩晕等。影像学检查常发现颈椎间盘突出、颈椎关节突关节异常或颈椎骨质增生等变化。口服非甾体抗炎镇痛药有效。现具体描述如下。

一、疼痛的部位

颈源性头痛常常不表现在它的病理改变部位，其疼痛部位常常模糊不清，分布弥散并向远处牵涉，疼痛部位可扩展到前额、颞部、顶部、颈部。有的可同时出现同侧肩、背、上肢疼痛。还可有类似鼻窦或眼部疾病的表现。一般疼痛首先发生于颈部或枕部，随之扩散至病变侧的额、颞及眶部，在疼痛发作最剧烈时，额颞部程度最重，可超过颈枕部疼痛。

1. 颈部疼痛　患者常同时有颈部慢性疼痛，多为持续性钝痛，活动时可诱发或加剧。第 2～3 颈椎或第 5～6 颈椎关节突关节受到创伤和劳损的发生率高，相应发病率也高。不同节段的关节突关节病变可引起不同区域的疼痛，分布具有一定的特征。

（1）第 2～3 颈椎关节突关节：疼痛位于上颈区，并可延伸至枕区。严重者范围可扩大至耳、头顶、前额或眼等。

（2）第 3～4 颈椎关节突关节：颈侧后方区域，同样可延伸至枕下，但不超过枕区，向下不超过肩胛带，其分布形状类似于肩胛提肌。

（3）第 5～6 颈椎关节突关节：可引起肩痛，易与肩周炎混淆。此外尚可有胸痛及上肢疼痛的表现。

2. 头痛　颈 2 前支在颈 1～2 关节囊前方横行至颈 2 上关节突水平，固定在头下斜肌筋膜上，当寰椎及寰枢关节损伤或病变时，常引起头痛。同时由于第 2～3 颈椎关节突关节受累引起牵涉性头痛，表现为慢性持续性钝痛，疼痛可位于前额、颞部、顶部、眶部，也可呈典型偏头痛。

二、疼痛的性质

疼痛性质为反复发生的慢性隐痛或麻木、酸痛、跳痛、胀痛、烧灼痛，亦可为刀割样痛或放射性刺痛。每个患者的疼痛性质在一定时期内是相对固定的，当病情加重时，疼痛性质可发生变化。早期颈源性头痛患者多有枕部、耳后部、耳下部不适感，以后转为闷胀或酸痛感。一些颈源性头痛患者可以仔细描述自己的头痛，也有的患者难以准确描述，他们仅能述说头部"难受"的部位，临床医师要认真地加以引导和询问。

三、疼痛的时间

颈源性头痛一般呈间歇性发作，每次持续数小时至数天，后期可持续发作；发作有缓解期，缓解期可长达数小时至数月。随着病情的进展，缓解期逐渐缩短，有的患者转为连续性疼痛，阵发性加剧。

四、局部体征

颈源性头痛易受刺激的部位比较广泛，因而疼痛的部位较多。在临床检查时要进行颈部的全面检查。

1. 压痛。有关节突关节创伤性退行性变的患者，在上部颈椎旁常有明显固定压痛，颈部活动后压痛加剧。检查可发现在耳下方颈椎旁及乳突后下方有明显压痛。单侧或双侧的颈 2 横突压痛，可有颈 3 横突压痛，单侧或双侧的枕大神经出口处压痛。病程长的患者通常压痛点较多，范围较大，可有颈后部、颞部、顶部、枕部压痛点。

2. 颈部活动受限。颈部前屈、后仰受限，多伴有上颈部软组织紧张、僵硬。颈部可因疼痛而使颈部活动减少，甚至颈部可处于强迫体位。由于大多数患者在头痛的同时都有颈部疼痛和颈部僵直，应当在诊断时充分注意询问和检查。

3. 感觉障碍。有的患者局部触觉、针刺觉减弱，部分患者患侧嗅觉、味觉和舌颊部感觉减退。

4. 部分患者压顶试验和托头试验为阳性。

5. 姿势激发疼痛是由头颈运动或某一头部姿势所诱发的单侧头痛，是颈源性头痛的一个重要指征。

6. 头颈施压诱发疼痛为同侧颈上或颈后或枕部施加外部压力所引发的伤害性疼痛反应。颈部压力激发的头痛为颈源性头痛的其他特征。

7. 非根性疼痛。单侧颈部、肩和上肢的非根性疼痛作为颈源性头痛的第三个特征，表现为单侧头痛放射至颈部，同侧肩和上肢。

五、诱发因素

1. 强光和噪声。强光和噪声不仅是颈源性头痛的诱发因素，而且能使患者的症状加重。周围环境有强光和噪声时，颈部的肌肉处于紧张状态，颈部的肌肉牵拉颅底部、颞部、额部的肌肉附着点，可直接引起颞部和额部头痛。

2. 紧张和压力。紧张和压力在颈源性头痛发病中也是重要因素。在一组研究中发现，77%的颈源性头痛患者有精神紧张，社会、生活或工作压力较大。这些有压力患者的头痛发作次数明显高于那些无压力的颈源性头痛患者。当然，在进行有关压力的问卷调查中，对压力的强度和程度，不同的患者难以达成一致，但可以肯定的是，社会、生活或工作压力在颈源性头痛的发病和病情加重过程中是重要的诱发因素。

3. 颈部活动、不良的颈部姿势及按压由眶上神经、高位颈神经（颈 1～3）所支配的组织可诱发头痛发作，有时咽鼓管检查、咳嗽或打喷嚏也可诱发疼痛。

4. 颈部损伤史。颈部损伤史在颈源性头痛的发病过程中十分重要。许多头痛患者叙述他们的头痛伴有颈部疼痛和颈部活动受限，这种情况常出现在颈部损伤后。颈部损伤作为一种组织损伤可以改变上颈部的结构，组织中的病理改变会刺激局部组织中的神经，产生头痛。在道路交通事故中最常发生的鞭甩式损伤可使头部猛烈向前或向后甩动，造成颈椎结构的改变和损伤，增加了颈源性头痛的发生率。对 100 名颈源性头痛患者的研究发现，其中 66 人既往曾有头颈部或脊髓损伤史，其中 44% 的人颈源性头痛每周发作 3 次以上，而无头颈部或脊髓损伤者中，仅有 29% 的人每周发作 3 次以上。

5. 受凉、劳累、感冒或疲乏、饮酒、便秘、月经、看电影、看电视、睡眠不佳等诱发因素，都可引起颈源性头痛急性发作。还有研究结果证实，戴眼镜和吸烟也是诱发颈源性头痛的因素之一。

六、伴随症状

1. 视觉减退或眼痛 多在头痛持续一段时间后逐渐显现，初期视物模糊为常见主诉，多数为间歇出现，许多患者主诉一只眼或双眼疼痛或眼球后部痛，也有的患者主诉眼球有被向后拉或向前推的感觉。眼部症状和头颈姿势改变有明显的关系，不少患者感到头部在某一特殊姿势时眼部和颈椎病症状均减轻，而另外一种姿势时则加重，因而有的患者常保持一定的强制姿势。

颈椎病伴发的眼部症状有视物模糊、眼胀、眼痛、眼干涩、怕光、流泪、眼睑下垂、斜视、复视、瞳孔不等大、眼球震颤、视野缩小、幻视、视力下降，甚至失明及眼压、眼底和屈光度等改变。目前认为颈交感神经功能异常是颈源性视力障碍的主要原因，颈部的各种病因刺激颈上神经节及分布在椎动脉、关节囊、项韧带等组织的交感神经末梢以及椎管内的脊膜返支，反射性引起交感神经兴奋性增高，颈交感神经分布区的血管张力增强，导致大脑枕部或眼部的供血减少，会发生颈源性视力障碍。

2. 面部疼痛 部分颈源性头痛患者在头痛的同时也有面部疼痛，有的面部疼痛的性质和头痛相同，也有的不同。例如有的患者头痛为钝痛，而面部疼痛为电击样疼痛。

3. 耳部症状 主要有耳鸣、听力下降和眩晕，耳科检查多无异常。

4. 精神心理症状 病程较长的患者易发生失眠、烦躁、焦虑、抑郁等症状。许多颈源性头痛患者都有口服抗焦虑药或抗抑郁药史。个别久治不愈的患者有自杀倾向。应该强调的是这些精神心理症状是继发于头痛的伴随症状，多是因为头痛的诊断不清、治疗效果不佳所致。一些患者在头痛治疗后，此类症状多逐渐减轻至消失。

第 5 节 颈源性头痛的辅助检查

1. X 线 所有颈源性头痛患者均须拍摄正、侧位和左、右斜位 X 线片。早期常无明显改变，以后则显示关节间隙狭窄和松动；逐渐于关节突起处增生，形成尖形骨刺；后期该关节呈现肥大性改变、周边部伴有明显的骨赘形成，并使椎间孔变小和变形。X 线检查可见不同程度的颈椎退行性改变，有的可见颈椎间孔狭窄、椎体前后缘增生、棘突增宽变厚和棘上韧带钙化。

2. CT 检查   对于大多数颈源性头痛患者 CT 检查多无特殊变化，因此，CT 扫描可不作为常规检查项目。少数患者可见颈椎间盘突出，但与疼痛部位及程度不一定密切相关。有关节突关节病变的患者，可在横断面十分清楚地显示出关节突关节病变的程度及其与椎管、根管之间的联系。常见征象有关节突关节缘骨刺形成、关节突关节肥大、关节间隙变窄、关节软骨变薄、关节突关节内"真空现象"、关节囊钙化和关节突软骨下骨质硬化等。

CT 扫描的一个优点是可观察椎间盘，对排除椎间盘疾病具有临床意义。

3. MRI 检查   MRI 是诊断颈源性头痛最敏感的辅助检查手段，优点是可同时观察椎间盘、神经根、脊髓等各种颈椎组织，可发现突出或膨出的椎间盘、椎间盘炎症及神经根受压情况，还可以观察组织的含水量来分析组织的退变情况。

第 6 节   颈源性头痛的诊断和鉴别诊断

一、诊断原则

颈源性头痛的诊断主要基于详细的病史询问、体格检查和完整的神经系统评估，根据疼痛的部位、性质、体征，除外其他可导致头痛的器质性疾病，大多能迅速确定颈源性头痛的诊断。上颈部椎旁、乳突后下部及头部压痛点是诊断颈源性头痛的重要依据。值得注意的是，有相当多的患者具有典型的颈源性头痛症状，但缺乏神经根性刺激的体征，影像学检查也无阳性发现。对于症状、体征不典型的患者，可采用局部麻醉药进行诊断性阻滞治疗，若注射后疼痛迅速减轻或消失，则有助于确立诊断。

二、诊断标准

由于颈源性头痛的临床表现非常复杂，所以尚无比较满意的临床诊断标准。目前，颈源性头痛国际研究会和国际头痛协会制定的诊断标准在临床上较为常用。

1. 颈源性头痛国际研究会诊断标准

（1）颈部症状与体征

1）头痛症状在以下情况加重：①颈部活动和（或）头部维持于异常体位时；②按压头痛的上颈部或枕部时。

2）颈部活动范围受限。

3）同侧颈、肩或上肢非根性痛（定位不明确）或偶有上肢根性痛。

（2）诊断性神经阻滞可明确诊断。

（3）单侧头痛，不向对侧转移。

在（1）项中根据对诊断的重要程度，将诊断标准按顺序从 1）项到 3）项，诊断颈源性头痛时一定要有其中一项或多项。符合 1）项即可诊断，而仅符合 2）项或 3）项则不足以诊断，若三项同时符合则可确诊。科研工作中必须符合（2）项，尽量符合（3）项。

2. 2018 ICHD-3 中对颈源性头痛的诊断标准进行了描述

（1）源于颈部疾患的一处或多处的头面部疼痛，满足标准（3）和（4）项。

（2）有临床、实验室和（或）影像学证据发现能导致头痛的颈椎或颈部软组织疾患或损害。

（3）至少符合下列 4 项中的 2 项以证明存在因果关系，包括：①头痛的出现与颈部疾患或病变的发生在时间上密切相关。②头痛随着颈部疾患或病变的缓解或消失而明显缓解或消失。③刺激性动作可导致颈部活动受限和头痛明显加重。④诊断性神经阻滞其神经后头痛消失。

（4）头痛在病因性疾病或病变成功治疗后 3 个月内消失。

3. 关于颈源性头痛的诊断有以下两点注意事项

（1）遵循颈源性头痛的诊断标准，诊断性阻滞对评估颈源性头痛有重要意义，是诊断颈源性头痛最直接的证据，它能确定引起颈源性头痛的病变部位并决定下一步的治疗方案。在进行诊断性阻滞时，应使用小剂量局麻药，防止药物扩散到其他解剖结构而影响诊断性阻滞判断的精确性。在阻滞深部结构时，应在影像学监控下进行以确保阻滞的准确性和安全性。

（2）需与其他头痛类型相鉴别，包括偏头痛、紧张性头痛和丛集性头痛等，正确识别颈源性头痛。

三、鉴别诊断

颈源性头痛的诊断标准比较明确，但其临床表现比较复杂，掌握其他头痛类型各自的临床特点，有助于颈源性头痛的诊断，利于治疗。

1. 偏头痛 ①多为单侧疼痛；②搏动性疼痛；③持续性头痛（4～72 小时）；④活动后加重（爬楼梯等）；⑤可伴有恶心、呕吐、畏光和畏声；⑥可有先兆症状，同侧视觉症状（闪光、暗点、线条或目盲）或感觉症状（麻木），持续时间≥5 分钟；⑦头痛发生在先兆期或先兆期后 60 分钟；⑧对 NSAID 和曲普坦类药物可能有效；⑨妊娠可缓解；⑩有家族史，儿童期可发病。

2. 紧张性头痛 ①双侧疼痛；②压迫感、紧缩感；③持续性疼痛（数十分钟到数日）；④活动后不加重；⑤无恶心、呕吐；⑥压迫额肌、颞肌、咬肌、翼内外肌、胸锁乳突肌、斜方肌等处可加重头痛；⑦伴有肩部僵硬、头部肌肉紧张和头晕；⑧肌松药有助于缓解疼痛。

3. 丛集性头痛 ①多为单侧疼痛；②重至极重度疼痛；③眶周、颞部疼痛多见；④发作具有时间规律性，持续约 3 小时；⑤可伴有结膜充血、流泪、鼻塞、流涕、眼睑浮肿、额面部出汗、瞳孔缩小、眼睑下垂等；⑥无法冷静或表现兴奋；⑦NSAID、曲普坦类药物、抗抑郁药及吸氧有助于缓解疼痛。

4. 其他原因引起的头痛　外伤性头痛、高血压、颅内感染以及眼、耳、鼻窦、牙齿等病变引起的头痛。

第 7 节　颈源性头痛的治疗

颈源性头痛的临床治疗原则应以非手术治疗为主，遵循阶梯、渐进式的治疗原则，采用多种方式综合治疗。

一、一般治疗

对于病程较短、疼痛较轻的颈源性头痛患者，可采取休息、头颈部针灸、牵引、理疗，同时配合 NSAID 类药物，一部分患者的病情可好转。但对按摩治疗要慎重，许多患者经按摩后病情加重，有的还发生严重损伤。

急性发作加重期，治疗应以休息、热疗及镇痛为主。卧硬板床休息，起床时用颈围保护。红外线、热敷等对改善患者的症状可能有帮助。口服 NSAID 等药物可缓解疼痛。

急性期后，可适当开始体疗及自我推拿操作，使颈肌得以锻炼。利用各种现有的条件，比如采用可将头颈部维持于合适体位的器械。

在颈源性头痛患者的治疗过程中，休息可减轻患者的工作压力和精神紧张，改善情绪。同时还应教会患者自我康复的手段，让患者掌握自我牵引疗法、工间操和职业体育疗法，治疗性体育锻炼对患者可能更有益处。

对于顽固的颈源性头痛，如果非手术治疗无效、发作频繁、影响工作和生活时，应考虑采用注射治疗或手术治疗。

二、药物治疗

目前药物治疗颈源性头痛尚缺乏高等级证据，但药物治疗仍为基本治疗方法之一。常用药物有以下几类：NSAID、抗抑郁药、抗癫痫药和肌肉松弛药。避免使用麻醉性镇痛药治疗，以免形成依赖性。

1. NSAID　临床上各种非甾体抗炎药很多，可根据情况选用，常用药物包括非选择性环氧合酶（cyclooxygenase，COX）抑制剂及选择性环氧合酶-2 抑制剂，对颈源性头痛的治疗有一定疗效。单纯药物治疗不如综合治疗效果持久，特别是早期的患者，服药即能缓解，缺点是停药后易复发，导致患者长期服药，药量不断增加，易产生副作用。对于长期服药的患者要定期检查血常规和肝肾功能，观察药物的副作用。

2. 抗癫痫药物或抗抑郁药物　颈源性头痛患者合并神经病理性疼痛时，可选择抗癫痫药物或三环类等抗抑郁药物。临床上常用的药物包括加巴喷丁、普瑞巴林、阿米替林、文拉法辛、度洛西汀等。

3. 肌肉松弛药　具有中枢作用机制的替扎尼定、巴氯酚等可以提供一定的镇痛效果。

三、物理治疗

物理治疗可显著减少颈源性头痛的发作频率并能使头痛程度减轻。建议将其作为颈源性头痛首选的初始疗法。物理治疗包括经皮电刺激、热疗、磁疗、超短波、中频电疗、直线偏振光、红外线等疗法。其作用机制是改善局部血液循环，促进血管扩张；促进致痛物质的代谢；抑制神经的兴奋性；促进机体生物活性物质的产生；调节机体免疫功能。

四、传统中医治疗

1. 针刺治疗　中医学认为劳损、外伤可致颈部椎骨错缝，颈部筋肉不舒，筋肉失养；复感受风寒之邪发为偏、正头痛。风池是祛风通络、通达脑目之重要腧穴，善治偏头痛。列缺长于治疗外感引起的单侧头痛。太阳透率谷疏通局部经气而通络止痛。天柱止头痛，颈夹脊能疏通头颈部经气、除痹止痛。

（1）体位：患者取坐位，头稍前倾。取穴：患侧风池、颈夹脊、天柱、太阳、列缺、额部或眉眶疼痛者，加攒竹。

（2）操作方法：常规消毒后，用 30 号 1 寸或 1.5 寸毫针在所选穴位上针刺，针刺风池穴、颈夹脊、天柱时，应向鼻尖方向进针，使针感向患侧头部扩散，针刺太阳穴时以 3 寸毫针透向率谷，以尾部酸胀为度；针刺列缺穴则向上沿手臂平刺，使针感沿上肢向上传导。留针 15～20 分钟，出针后再施用推拿手法予以治疗。

2. 推拿治疗　推拿整复椎骨错缝，畅通颈部诸经脉气，标本兼顾而达到治疗目的。

（1）体位：先坐位后仰卧位。取穴：印堂、攒竹、太阳、百会、风池、天柱、太冲和涌泉等。

（2）操作方法：①患者坐位，术者以一指禅推法沿颈项部两侧膀胱经上下往返治疗 3～4 分钟；拿风池，并沿项两侧膀胱经自上而下操作 4～5 遍。②患者坐位，术者用一指禅推法从印堂开始，向上沿前额发际至头维、太阳，往返 3～4 遍，配合按揉印堂、睛明、鱼腰、百会、太阳等穴；拿五经，从头顶拿至天柱、风池，改用三指拿法，沿膀胱经拿至大椎两侧，往返 4～5 遍；分抹前额，眉弓各 3～5 次。③患者仰卧，术者按揉两侧太冲，以酸胀为度，再擦两侧涌泉穴，以透热为度。④仰头拔伸旋转正骨法，对有棘突偏歪者，嘱患者仰卧，低枕，术者一手托其下颌，另一手托患者枕部，并用托枕部之中指扣住偏歪之棘突缓缓拔伸，同时将其头上仰，侧转，例如患者颈 2 向左偏，医者用右手托枕并用右手中指向右侧方向扣压颈 2 偏歪棘突。当拔伸至椎间隙充分张开时，医者双手同步做高度协调的、方向完全相反的快速动作；左手托住患者下颌向左旋转，同时右手中指扣压颈 2 棘突向右滑动。此时多可听到关节复位时弹响"咯嗒"声，反之亦然。此法亦可于坐位下进行。

五、神经阻滞治疗

神经阻滞治疗适用于经非手术治疗无效或效果不佳的下一步治疗方案，主要包括枕大和枕小神经阻滞治疗、颈神经后支阻滞治疗、颈椎旁神经阻滞治疗、硬膜外腔注射和星状神经节阻滞治疗。目前证据支持枕大和枕小神经阻滞治疗颈源性头痛疗效确切。同时证据显示枕神经阻滞对于较年轻的颈源性头痛患者，或对于发病时间较短的颈源性头痛患者疗效较好。

1. 枕神经阻滞　包括枕大神经阻滞和枕小神经阻滞，可根据患者的实际情况选用。枕神经阻滞治疗颈源性头痛的特点是操作方便、简便易行、见效快，比颈椎旁神经阻滞和颈部硬膜外腔阻滞的安全性高。具体操作方法请参考第 5 章。

2. 颈椎旁神经阻滞　在治疗颈源性头痛的疗效方面优于枕神经阻滞。但其操作难度和危险性却高于枕神经阻滞。最好在 X 线透视下进行，这样能提高穿刺的准确性，保证操作的安全性，避免发生穿刺损伤。禁忌双侧同时阻滞。禁忌证包括颈部畸形、结核、炎症，颈部巨大肿物、气管受压移位等。

颈椎旁神经阻滞后外侧入路法（图 8-1）时患侧仰卧位或坐位，确定阻滞脊神经上一棘突，旁开 6~8cm。常规消毒，局部麻醉后使用 7 号针穿刺，针稍偏向中线（5°~10°）进针，触及椎小关节后外侧，将针体稍退 1cm 左右，再沿小关节外缘缓慢进针，注气阻力消失，提示针尖进入椎旁间隙，每个节段注入消炎镇痛液 3~4ml。操作时穿刺针应保持沿椎板外侧垂直进针，禁止进针旁开距离过大、进针后针尖偏向内侧进针，这样可避免损伤椎动脉。

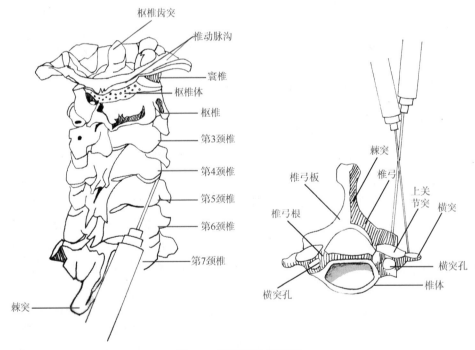

图 8-1　颈椎旁神经阻滞

颈椎旁神经阻滞注射的药物常用曲安奈德 10~20mg，加 2% 利多卡因 2.5ml 用生理盐水稀释至 8~12ml。每 7 天一次，一般 3~4 次为 1 个疗程。

颈椎旁神经阻滞和枕神经阻滞同时使用治疗颈源性头痛，可获得更好的疗效。应用皮质醇类抗炎药进行颈椎旁神经阻滞和枕神经阻滞治疗颈源性头痛，疗效更迅速、更明显。

3. 硬膜外腔神经松解术+连续硬膜外腔注射 是微创神经阻滞注射治疗无效或效果不佳的下一步治疗方案。有学者对慢性颈源性头痛患者行硬膜外腔神经松解术+连续硬膜外腔注射治疗，术后随访 12 个月发现，颈源性头痛的疼痛程度、疼痛频率及服药剂量与治疗前比较均明显减少。

由于药物可以直接到达椎管内的神经根附近，可直接消除炎症，故其作用强，见效快，可以使许多患者免除手术之苦，在临床上被广泛使用。

颈段硬膜外腔注射常采用直入法，患者摆好体位后，常规消毒铺巾。在穿刺点靠近下一个棘突上缘处，用1%利多卡因做皮丘及深层浸润，左手拇、示两指固定穿刺点皮肤，持12 号粗针头沿上、下两椎体的棘突间隙进针，刺入位置必须在脊柱的正中矢状线上，针的斜度应与棘突走行方向平行。穿刺针依次经过皮肤、皮下组织、棘上韧带、棘间韧带、黄韧带。刺破黄韧带后常可感到阻力突然消失（即落空感），此时应停止进针。拔除针芯，回吸无脑脊液或血液流出，注空气无阻力即证实已穿到硬膜外腔。注入局部麻醉药可行单次硬膜外腔阻滞，也可经穿刺针置入硬膜外导管，连续输注药物实现连续阻滞，可明显提高疗效。

4. 星状神经节阻滞术 星状神经节位于第 7 颈椎横突基底部和第 1 肋骨颈之间的前方，椎动脉的后方，斜角肌群的内侧，肺尖在其下方，由颈下交感神经节和第 1 胸神经节融合而成，形似星星，因此得名。

对于星状神经节或颈部交感神经阻滞治疗相关性疾病的机制研究主要包括自主神经、心血管、免疫系统和疼痛。交感神经兴奋时，感觉神经元的兴奋性和敏感性增加，引起血管收缩，导致局部器官缺血缺氧，并释放去甲肾上腺素（NE）、P 物质等介质，而去甲肾上腺素等介质可以使血管进一步收缩，加重局部器官缺血缺氧，这种缺血、缺氧又可使 NE、P 物质等释放增加，造成炎症和疼痛的恶性循环。星状神经节阻滞可以阻断脊髓的反射通路，降低交感神经兴奋性和敏感性，使局部血管扩张，增加局部区域血流，改善局部缺血、缺氧，并驱散 NE、P 物质等介质，改善这种恶性循环。镇痛作用的可能机制是减少了脊髓内的 P 物质和外周血浆儿茶酚胺的释放。

星状神经节阻滞在临床上被广泛应用，主要治疗疼痛性或非疼痛性疾病，例如颈源性头痛、颈源性心绞痛、失眠、头颈部带状疱疹等。常规操作方法请参考第 4 章。近年来随着超声技术在疼痛医学中的应用增多，超声引导下星状神经节阻滞被大量应用，可直接观察靶神经结构和局部麻醉药物的扩散情况，当药物扩散不均匀时，超声引导允许医师调整针的位置，大大提高了穿刺的准确性及治疗的安全性。

超声引导下平面内星状神经节阻滞法：患者仰卧，头居中，肩下垫薄枕，常规消毒，采用线阵探头，频率 10MHz，穿刺针由超声探头外侧进针，与颈部矢状面成 45°～75°，规避颈静脉及邻近血管神经，定位颈 6 横突基部，超声监测下针尖到达颈动脉下方与横突间，穿刺深度 3～3.5cm，调整注药针头使药液均匀扩散于横突与颈动脉之间，注射0.6%～1%消炎镇痛液 1～10ml，完成操作。应避免同时行双侧星状神经节阻滞。

六、微创介入治疗及手术治疗

经各种非手术治疗无效者，多有椎管内骨性异常改变导致神经根卡压，这时应考虑进行外科手术治疗。对于有手术禁忌证或手术危险性较大的患者，可在 X 线透视或 CT 引导下进行射频热凝术毁损颈神经后内侧支治疗或颈神经后内侧支破坏性阻滞治疗。

1. 颈神经后内侧支微创介入治疗和手术治疗

（1）颈神经后内侧支等离子射频消融术：是一种神经破坏性治疗方法，只适用于诊断明确，神经阻滞试验阳性且经过非手术治疗、关节内注射疗法无效的颈源性头痛患者。等离子射频消融术是传统射频热凝术的改进，其工作原理是通过发生器产生射频电场，组织中离子在电场中往返振动产生热量使组织消融、凝固，达到长期阻断神经痛觉传导的目的，其在治疗颈源性头痛中起到重要的作用。

由于在横突的结节间沟第 2 颈神经后支的上交通支与第 1 颈神经后支相连接，其下交通支向下进入第 2、第 3 颈椎关节突关节，并与第 3 颈神经后支相连接。第 1、2、3 颈神经后支在横突的结节间沟内借交通支相连接形成神经环称为"颈上神经丛"。因此，在关节突关节外侧和横突的结节间沟处可进行等离子射频消融术。在 CT 透视下将穿刺针分别穿刺到关节突关节外侧下 1/2 附近和第 2 颈椎横突的结节间沟，确认穿刺针位置后，取出穿刺针芯，置入电极即可进行等离子射频消融术治疗。术后当日，卧床休息，次日开始可佩戴护围适度下地活动；活动量循序渐进，恢复正常活动后应继续指导进行肌肉功能锻炼。

（2）颈神经后内侧支乙醇阻滞术：也是一种神经破坏性治疗，穿刺方法与射频热凝术相同，只是在穿刺成功后，先给予 1%利多卡因行试验性阻滞，观察无异常反应后，注射无水乙醇 1~2ml。该治疗方法的适应证同等离子射频消融术，方法较其简便，疗效方面的差异尚缺乏对比研究。

（3）直视下颈神经后内侧支切断术：主要适用于诊断明确、神经阻滞试验阳性的颈源性头痛患者；经反复注射治疗效果不持久或无效，疼痛顽固性发作，严重影响患者的工作和生活；影像学上尚无关节突骨赘形成者，并且排除颈椎间盘突出症或椎管肿瘤。手术可在局麻下进行，从后入路暴露存在病变的相应节段颈椎的关节突关节，先认清一侧上关节突乳状突与其横突根部副突，两乳突间覆有纤维结缔组织，形成管状，切开此管，即可找到颈神经后内侧支和关节突关节支，予以切断并抽出。可同时一并剥除关节囊。手术后卧床休息 4~7 天。手术须同时切除相应关节突关节上、下两颈神经后内侧支。

由于一个关节突关节不仅受上、下两颈神经后内侧支的支配，而且还可受其他颈神经交通支的支配，在直视下切除较困难，因此该方法治疗效果并不十分理想。神经切除后，由于神经再生可能形成神经瘤，可使疼痛更为剧烈，因此目前该术式已较少采用。

2. 颈椎间盘微创介入治疗　继发于颈椎间盘突出症形成的难治性颈源性头痛是一种临床顽症。Eperson 等对 100 例继发于颈椎间盘突出症形成的难治性颈源性头痛患者，采用经皮微量减压内镜下颈椎间盘切除术治疗后，94%的患者头痛消失，获得了满意的效果，并且无严重并发症。证实了对继发于颈椎间盘突出症形成的颈源性头痛患者行经皮微量减压内镜下颈椎间盘切除术的有效性和安全性。

经皮激光椎间盘减压术对颈椎间盘膨出、突出或间盘退变并伴有颈肩痛及根性症状的患者疗效较好。

经皮等离子椎间盘射频消融术采用较低能量等离子流灭活椎间盘内异常增生神经，修复椎间盘，对于盘内源性颈源性头痛可取得良好效果。Bonaldi 与 Li 等研究表明，颈椎低温等离子射频髓核成形术的有效率高达 85% 与 83.73%。研究表明，等离子椎间盘射频消融术引起髓核的变化，仅仅局限于髓核内，对周围组织（终板、椎体、后纵韧带、神经根）不会造成结构损害或热损伤。该方法适用于包容性颈椎间盘突出，需掌握临床适应证方可取得满意疗效。

3. 颈后路关节突关节减压手术 适用于已有明确关节突关节增生、骨赘形成压迫颈神经根而产生根性症状的患者以及经注射治疗效果不持久的严重颈源性头痛患者。手术的目的是解除因关节突关节增生和骨赘形成而造成的颈神经根卡压。

手术可在局麻下进行，从颈后入路，暴露两侧关节突关节后，用直径 3mm 左右的钻头由浅入深在后方关节突关节钻孔。接近根管时，患者自觉有痛感，用薄神经剥离器加以分离松解。尚可继续用钻头或刮匙等扩大减压范围。对关节切除过多有引起失稳可能者，则可在同侧或对侧椎板间或棘突间植骨，以维持椎间稳定。

由于关节突关节毗邻椎管、椎动脉和脊神经根等重要结构，因此该手术方法的危险性较大，操作技术要求较高。术者必须具有丰富的临床知识和较高的手术技巧方可进行，而且必须严格掌握适应证。

第 8 节　颈源性头痛的预防、预后及康复指导

颈源性头痛发病早期经一般治疗能有效缓解，预后良好。长期颈源性头痛需要综合治疗，在治疗时临床医师要注意对患者进行必要的健康教育。内容包括以下几点。

1. 注意保持良好的睡眠、体位和工作体位 人每天 6～9 小时是在睡眠中度过的，因此睡眠中将头颈部放在合适的位置对于预防因劳损引起的颈椎间盘和关节疾病具有较重要的意义。一般认为，保持头颈部处于自然后伸位较为理想，枕头不要太高。工作中要经常变换体位，避免同一体位持续时间过久，坚持劳逸结合和做工间操，如米字操，加强颈部功能锻炼。

2. 注意自我保护和预防头颈部外伤 注意颈部自我保护，如避免大幅度摇头旋转，避免头顶重物；注意头颈肩部保暖，去除不良生活习惯，如高枕睡眠、饮酒等；在生活、工作中，特别是乘车和乘飞机时，使用安全带可减少头颈部创伤的程度，减缓头颈部疾病的发展。

3. 急性损伤应及时治疗 在急性损伤期，应注意保持卧床休息，采用颈托支具等进行颈部制动保护，必要时还可口服非甾体抗炎药物以抗炎镇痛。尽量使受伤的颈椎创伤反应减小至最低程度。

4. 避免过度脑力劳动和长期精神紧张 过度脑力劳动和长期精神紧张是此类患者的共同特征，要指导患者注意调整生活方式和工作方式。

（唐元章　冯卓蕾）

第9章 眼源性头面痛

第1节 眼源性头面痛概述

一、眼源性头面痛概述

由眼部疾病导致的头面部疼痛在临床上比较常见。许多眼科疾病如青光眼、屈光不正、眼肌调节失衡、眼部炎症等都可以引起轻微或剧烈的头面部疼痛。除此之外，眼部手术导致的疼痛也有很多，比如眼底激光光凝手术、睫状体冷冻手术、球内容物摘除手术等同样可以引起剧烈的头面痛。因此，眼科疾病与头痛关系密切。

由眼科疾病引起的头面部疼痛，伴随着眼部疾病而出现，头痛多位于眼部区域，同时可弥散至整个头部。因此，在临床诊疗过程中，头面部疼痛患者出现眼部症状时，或者患者头面部疼痛原因不明时，均需要进行详细的眼科检查，以排除眼部疾病导致的头面部疼痛并给予相应治疗。

二、眼的正常结构

视觉器官包括眼球、视路视中枢和眼附属器3个部分。眼球包括眼球壁和眼内容物两部分。眼球壁分为外层、中层、内层3层结构。外层又称纤维层，由角膜和巩膜组成。中层又称色素膜，从前向后依次由虹膜、睫状体和脉络膜构成。内层为视网膜。眼内容物有房水、晶状体和玻璃体。

（一）眼球壁的结构

1. 外层 由透明的角膜和瓷白色的巩膜组成。

（1）角膜：角膜占眼球壁前1/6。分为5层，从前向后分别为角膜上皮层、前弹力层、基质层、后弹力层和角膜内皮层。角膜内含极其丰富的神经，因此除病毒性角膜炎之外的其他类型角膜炎症和角膜异物均可引起疼痛。角膜上皮层的神经纤维多分布在角膜上皮基底细胞下层。角膜基质层也有神经分布。角膜上皮基底细胞下层至中基质层角膜神经分布逐渐减少，神经纤维直径从浅层向深层逐渐增粗，上皮基底细胞下层和前基质层神经弯曲度大，分支多，分支夹角多为锐角。中基质层神经比较直，分支少，分支夹角多为直角。年龄与神经数量及分支数量呈负相关。角膜神经的广泛分布是角膜反射的基础。

角膜反射又称眨眼反射，是指刺激角膜或明亮的光线引起不自主的眨眼动作。角膜反射的时间是 0.1 秒。这种反射可以避免由于异物或强光对眼睛的伤害。当声音大于 40～60 分贝时也可发生角膜反射。全身麻醉时角膜感觉最后消失，因此判断麻醉深度和昏迷程度可以角膜反射是否存在作为诊断依据之一。角膜反射的传导包括传入神经，中枢和传出神经。传入神经为三叉神经眼支，鼻睫神经感应来自眼睑、角膜和结膜的刺激后传入三叉神经感觉核（三叉神经中脑核、三叉神经脑桥核和三叉神经脊束核）。三叉神经感觉核是一般躯体感觉核，接受头面部的痛、温、触、压觉。三叉神经感觉核将神经冲动传递至脑桥面神经核，产生中枢反馈后神经冲动到达效应器，其传出神经为面神经，控制眼轮匝肌收缩，发生眨眼。角膜反射分为直接角膜反射和间接角膜反射。如果直接角膜反射和间接角膜反射同时消失，提示三叉神经眼支病变；如果间接角膜反射存在，直接角膜反射消失，提示患侧面神经病变。

（2）巩膜：巩膜占眼球壁后 5/6。质地坚韧，不透明呈瓷白色，厚度 0.3～1.0mm。外面由球筋膜覆盖包裹，四周有眼外肌肌腱附着，前部巩膜外被结膜覆盖。巩膜表面因有血管、神经出入而形成许多小孔。后部巩膜的小孔在视神经周围，有睫状后动脉及睫状神经通过。眼赤道部后 4～6mm 有睫状前血管通过。组织学上，巩膜分为表层巩膜、基质层和棕黑板层。表层巩膜由疏松结缔组织构成，血管丰富，感染时充血明显，有疼痛和压痛。巩膜基质层由致密结缔组织和弹力纤维构成，血管极少。棕黑板层由结缔组织构成，大量色素细胞使巩膜内呈棕黑色外观。深层血管和神经均较少，不易患病。

2. 中层　包括虹膜、睫状体和脉络膜。

（1）虹膜：虹膜分为两层，由前面的虹膜基质层和后面的色素上皮层构成。

基质层由富含血管的疏松结缔组织构成，内含黑素细胞、血管和神经。基质层内的胶原纤维排列较疏松，没有弹性纤维，因此结缔组织修补缺损的能力弱。瞳孔括约肌和瞳孔开大肌位于虹膜基质层。瞳孔括约肌位于虹膜实质深层近瞳孔缘处，肌纤维呈环形走向，收缩时可使瞳孔缩小，受动眼神经的副交感纤维支配。瞳孔开大肌位于虹膜深层紧贴色素上皮层处，肌纤维呈放射状排列，从虹膜根部一直延伸到瞳孔缘，收缩时瞳孔变大，受交感神经支配。

色素上皮层位于虹膜的内面，向后与睫状体的色素层相连接。此层包括两层上皮细胞，均含有致密黑素，故虹膜后面呈黑色。前层色素上皮与虹膜基质层相接，并分化出平滑肌纤维，汇成瞳孔开大肌；后层色素上皮面向后房，可在瞳孔缘处向前延伸使瞳孔缘出现一条黑边，称为葡萄膜外翻或瞳孔领，可为生理性或病理性改变。

虹膜的血液供应动脉位于基质层内，呈放射状排列。虹膜根部和睫状体前部有一粗大的血管环，称为虹膜动脉大环，该血管环由睫状后长动脉和来自 4 条眼外肌的睫状体前动脉交汇而成。虹膜动脉大环从虹膜周围发出放射状分支走向中央，在瞳孔卷缩轮处发出许多小支并改变方向呈环形走行，形成虹膜动脉小环。

虹膜主要受睫状长、短神经支配。睫状长神经有来自三叉神经眼支的感觉神经纤维和颈交感神经节的节后交感神经纤维，后者支配瞳孔开大肌和血管的舒缩运动。睫状短神经含有来自动眼神经的副交感神经节后纤维，支配瞳孔括约肌。虹膜神经末梢丰富，病变时疼痛明显。

（2）睫状体：睫状体位于虹膜的根部与脉络膜之间，为一宽约 6mm 的环状组织，睫状体向前至巩膜嵴，向后至锯齿缘，其矢断面呈三角形，短边向前，伸向前房角小梁网，斜边向巩膜，与巩膜之间存在潜在间隙，称脉络膜上腔。

睫状体内含睫状肌。睫状体与晶状体赤道部之间有纤细的晶状体悬韧带相连结。睫状肌收缩时，悬韧带松弛，晶状体借助自身弹性变凸，焦距变短，屈光度改变，看近的物体清晰。但是睫状肌长时间处于收缩紧张状态，我们就会感到眼睛疲劳。当我们看远处 5m 之外物体时，光线平行进入眼睛，两眼视轴平行，调节松弛，这时睫状肌放松，使悬韧带保持紧张。

睫状体分为睫状体冠部和平坦部。前 1/3 肥厚部为睫状体冠部，该部分约有 70 个放射状向内伸出的微绒毛突起，称为睫状突；睫状突因位置、个体差异而不同，前部皱襞复杂，与房水分泌有关。后 2/3 扁平部为睫状体平坦部。

睫状体组织学分为 5 层，分别是睫状肌、血管层和睫状突、基底层、睫状上皮层和内界膜，是葡萄膜中的重要结构，具有多种功能，包括分泌房水、分泌透明质酸到玻璃体、控制小梁网开合、调节房水的流出速度、调节和组成血-房水屏障等。

睫状体由睫状长神经和睫状短神经支配，这些神经与同名动脉伴行。在睫状突小血管的周围有大量无髓神经纤维，为肾上腺素能纤维，与促进血管运动有关。

睫状体血液供应来自睫状后长动脉的分支，与睫状前动脉交通支形成虹膜动脉大环。睫状突的动脉来自虹膜动脉大环。前部睫状突对血管活性物质特别敏感。睫状突的毛细血管在中部较为致密，至顶端的输出小静脉则形成排出管道。

（3）脉络膜：脉络膜前起锯齿缘，后止视盘周围，介于视网膜和巩膜之间，含有大量的血管和色素细胞。分为脉络膜毛细血管层、中血管层和大血管层。睫状神经在脉络膜内形成神经丛并发出分支，支配脉络膜血管舒缩。

3. 内层　视网膜为一层柔软而透明的膜，紧贴在脉络膜内面，有感受光刺激的作用。视网膜厚度不一，一般为 0.4mm，视盘边缘最厚，约 0.5mm，中央凹最薄，为 0.1mm，至锯齿缘为 0.15mm。视网膜主要由色素上皮细胞、视细胞、双极细胞、节细胞、水平细胞、无长突细胞等组成。视网膜接受光信息，反馈到大脑枕叶视中枢参与视觉调节。

（二）眼内容物

眼内容物包括房水、晶状体和玻璃体。其中房水由睫状突分泌至后房，经瞳孔、前房、前房角小梁网、施莱姆管（Schlemm）、集合管、房水静脉，最后入睫状前静脉而入血液循环。晶状体为双凸结构，主要参与调节屈光功能。玻璃体是含有胶原纤维和黏多糖结构的组织，富含水分。3 种眼内容物组织均没有神经血管分布。

（三）眼的血液循环

1. 眼的动脉系统　眼动脉由颈内动脉分出，入眶后发出泪腺动脉，供应泪腺和眼外肌。

泪腺动脉发出睑外侧动脉供应眼睑；眼肌动脉供应眼外肌，并发出睫状前动脉，供应虹膜睫状体、角膜缘血管网、结膜前动脉；视网膜中央动脉供应视网膜内层；睫状后长动脉供应虹膜、睫状体、前部脉络膜；睫状后短动脉供应脉络膜、视网膜外层；眶上动脉供应上睑肌额部皮肤；筛前后动脉供应鼻部；滑车上动脉供应上睑及额部皮肤；鼻背动脉供应鼻根部及泪囊，同时发出睑内侧动脉供应眼睑及结膜；颈外动脉分出面动脉、颞浅动脉和上颌动脉；面动脉分出内眦动脉供应内眦部眼睑、泪囊及下睑内侧皮肤；颞浅动脉分出额支，供应上下睑外侧皮肤及眼轮匝肌；上颌动脉分出眶下动脉，供应下睑内侧皮肤及泪囊。

2. 眼的静脉系统　包括视网膜中央静脉、涡静脉、睫状前静脉，最后均回流入海绵窦。视网膜中央静脉与动脉伴行，回流至眼上静脉，或直接回流到海绵窦。睫状前静脉收集虹膜睫状体的血液。上半部流入眼上静脉，下半部流入眼下静脉。涡静脉位于眼球赤道部后方，汇集脉络膜与部分虹膜睫状体血液，经眼上静脉、眼下静脉回流至海绵窦。眼下静脉通过眶下裂与翼状静脉丛相交通。眼上、眼下静脉没有静脉瓣，化脓性感染易通过这些静脉进入颅内，引起颅内感染。

（四）眼的神经支配

脑神经中有 6 对与眼有关。视神经接受视觉信息传递至枕叶中枢；动眼神经支配提上睑肌、内直肌、上直肌、下直肌、下斜肌和眼内肌；外展神经支配外直肌；滑车神经支配上斜肌；面神经支配眼轮匝肌；三叉神经支配眼部感觉。

除此之外，眼球受睫状神经支配。睫状神经含有感觉、交感、副交感纤维，是三叉神经眼支的分支，它又分为睫状长神经和睫状短神经。睫状长神经司角膜感觉，直接走向眼球后部穿巩膜入眼球内，交感神经分布于瞳孔开大肌和睫状肌。睫状短神经司虹膜、睫状体、角膜和巩膜的感觉，副交感神经纤维分布于瞳孔括约肌、睫状肌，交感神经纤维至眼球内血管，司血管舒缩。

睫状神经节位于视神经与外直肌之间，节前纤维由 3 个根组成，分别为长根、短根和交感根。长根为感觉根，由鼻睫状神经发出。短根为运动根，自动眼神经发出，含有至瞳孔括约肌和睫状肌的副交感纤维。交感根支配血管舒缩，含有至眼内血管和眼瞳孔散大肌的交感纤维。节后纤维为睫状短神经，眼内手术施行球后麻醉即阻断此神经节。

（五）眼附属器

结膜是一层薄而透明的组织，覆盖前部眼球及眼睑，止于角膜缘。分为球结膜、睑结膜及穹窿部结膜。球结膜覆盖在前部眼球上，与周围组织连接疏松，易水肿、出血。睑结膜覆盖在眼睑上，与周围组织连接紧密。穹窿部结膜是球结膜与睑结膜连接部分，与周围组织连接疏松。高频超声生物显微镜观察的主要是球结膜结构。

结膜含有丰富的感觉神经末梢，感觉神经源于三叉神经第一支。结膜可分辨多种感觉，如痛觉、温度觉、触觉、痒感和干燥感等。不同感觉器的作用不同，引起的感觉也不同。

结膜的痛觉纤维有两种。一种为直径 2～5μm 的有髓纤维，传导锐性痛觉；另一种为直径 0.4～1.2μm 的有髓纤维，传导钝痛觉，传导速度较慢。

结膜的触觉刺激敏感度仅为中央角膜的 1/100。触觉最不敏感的部位在角膜缘附近，角膜缘处的角膜异物患者感觉不灵敏。触觉最敏感区域在睑裂周围。结膜的触觉刺激定位不十分准确，患者往往难以分辨产生异物感的具体位置。

（六）视神经

视神经由视网膜神经节细胞轴突组成。神经节细胞发出约 120 万个无髓鞘的轴突向眼球偏鼻侧后极部汇聚，构成视盘，随后穿过巩膜筛板形成视神经。视神经纤维为有髓鞘神经纤维，随后经眶内入颅。视神经分为眼内段、眶内段、管内段和颅内段，其中眼内段与青光眼的视神经损害关系最为密切。从视盘表面开始，穿过巩膜筛板，到出孔处为眼内段。眼内段视神经直径约 1.5mm，筛板之后有髓鞘包裹，直径增加为 3mm。视盘由视网膜神经节细胞轴突、神经胶质细胞、胶原支架组织和血管构成。视网膜神经节细胞分为 M 细胞和 P 细胞。M 细胞轴突粗大，管理暗视觉。P 细胞轴突细小，管理色觉和分辨率。神经节细胞的轴突由神经胶质细胞分隔呈束，以水平线为界线，鼻上方神经节细胞轴突汇聚为鼻上视盘，颞上方神经节细胞轴突汇聚为颞上视盘，鼻下方神经节细胞轴突汇聚为鼻下视盘，颞下方神经节细胞轴突汇聚为颞下视盘。黄斑区由于血管走行偏向颞侧汇聚至视盘。来自上下方神经节细胞轴突不会越过水平线。青光眼的视野损伤与神经轴突的排列有关，因此可出现上、下极视野损伤不对称。由于上、下极神经纤维最密集，青光眼神经损伤最易发生在上、下极部位。

第 2 节　急性闭角型青光眼引起的头痛

一、急性闭角型青光眼概述

青光眼是一组以视盘萎缩及凹陷、视野缺损及视力下降为共同特征的疾病，病理性眼压升高是其主要原因。青光眼时眼压超过了视神经所能承受的限度，造成进行性视神经损伤、视野缺损，严重影响视功能。眼压升高、眼压波动、角膜厚度及遗传因素是引起青光眼疾病的危险因素。

急性闭角型青光眼是一种以房角突然关闭，导致眼压急剧升高并伴有相应症状和眼前段组织病理改变为特征的疾病，多见于 50 岁以上老年人。WHO 已将青光眼列为世界第二位致盲眼病。在中国，大于 50 岁的人群中原发性青光眼患病率为 3.8%。

二、急性闭角型青光眼的病因、发病机制和引起头痛的机制

（一）病因

急性闭角型青光眼的发生与病理性眼压升高有关。眼压是眼球内容物作用于眼球壁的压力。正常眼压值为 10～21mmHg。眼球内容物包括晶状体、玻璃体、眼内血液量和房水。其中晶状体、玻璃体、眼内血液量生理状态下保持固定不变，而房水的体积变化可以影响

眼压的变化。因此房水的动态平衡对于眼压至关重要。除此之外,在病理条件下,晶状体、玻璃体的体积也会发生变化,同样可以造成眼压的波动。例如,白内障膨胀期晶状体体积增大,前移,会导致继发性闭角型青光眼。球内肿物可导致相对玻璃体容积增大,继而导致青光眼。

青光眼造成眼部损伤的原因包括眼压对神经元、筛板、神经胶质组织和血管的机械性压迫损伤;血管受压迫导致的低灌注致组织缺血缺氧;炎症反应;遗传易感性等。

(二)发病机制

1. 解剖因素

(1)虹膜-睫状体-脉络膜组成的葡萄膜解剖组织异常。葡萄膜由中胚层发育而来,在生理状态下呈动态变化,瞳孔散大时,虹膜膨隆;睫状肌收缩和舒张可造成晶状体悬韧带的变化,进而影响晶状体前后径值,从而导致前房变浅;脉络膜厚度增加可推动虹膜-晶状体隔前移,导致浅前房和房角改变。

(2)眼前段结构拥挤,包括浅前房、小角膜、大且厚的晶状体,导致房角入口狭窄。晶状体的位置偏前会导致晶状体与虹膜接触面积增大,使瞳孔阻滞的可能性增加;一旦出现瞳孔阻滞,房水在从后房向前房流动时在瞳孔区受阻,后房压力升高,虹膜膨隆,根部虹膜前移,逐渐靠近小梁网组织,前房房水流出受阻,后房压力进一步升高,眼压升高。

2. 遗传因素 遗传学研究证实葡萄膜与急性闭角型青光眼的相关性。*EPDR1* 基因与血管组织细胞的黏附性以及脉络膜膨隆相关;*ABCC5* 基因与中央前房深度有关;*CHAT* 基因与睫状肌、瞳孔括约肌调控相关。

3. 房水的动态平衡失调 生理条件下,房水的生成和排出呈动态平衡,可使眼压保持在正常范围内。房水由睫状突无色素上皮细胞分泌产生,血管屏障由虹膜毛细血管内皮细胞之间的紧密连接构成;上皮屏障由睫状突的无色素上皮细胞间的紧密连接构成。这种紧密连接保障双层睫状上皮两侧的溶液梯度,防止膜蛋白通过这些连接,维持物质传导的不对称性,使房水分泌有合适的方向和容量,其完整性对房水的正常形成至关重要。

房水的排出通道有 3 条。第 1 条排出通道是由房角小梁网流出至 Schlemm 管,最后流入眼静脉。小梁网在房角处与 Schlemm 管之间分为三部分,分别为葡萄膜小梁、角巩膜小梁和邻管组织。第 2 条排出通道是葡萄膜巩膜途径,房水经过没有上皮或内皮覆盖的葡萄膜小梁,进入睫状体上腔和脉络膜上腔,通过巩膜的血管排出。第 3 条通道是虹膜和睫状体途径。房水可以直接经虹膜和睫状体表面吸收,通过虹膜和睫状体的血管系统排出。

在急性闭角型青光眼发作时,瞳孔括约肌与晶状体前囊密切接触,有可能造成虹膜后面压力增高,称为瞳孔阻滞,导致虹膜向前膨隆,根部虹膜与房角相贴,阻塞小梁网,导致眼压升高。

如情绪波动、暗室环境、长时间近距离用眼均可导致房角闭塞。情绪波动及暗室环境会导致瞳孔扩大,周边虹膜组织堆积,容易导致房角关闭。长时间近距离用眼,睫状肌收缩,悬韧带松弛,晶状体前后径增加,晶状体与虹膜接触面积增加,易造成瞳孔阻滞,进而导致房角关闭。以上情况均导致房水体积的变化,从而影响眼压的变化。因此,房水的动态平衡对于眼压至关重要。

（三）急性闭角型青光眼引起头痛的机制

青光眼引起的头痛是一种牵涉痛。某些物质，如环磷酸腺苷、蛋白激酶 A 等可刺激睫状长短神经及睫状神经节神经末梢，引起眼痛和头痛。头痛产生的机制通过两个途径完成。

1. 躯体传入通路　三叉神经感觉纤维构成睫状神经节长根，分布在结膜、角膜、虹膜、睫状体、脉络膜和巩膜组织。角膜的神经分布呈网状，分支多，反应敏感。当眼压升高时，眼球内容物对眼球壁的压力增加，角膜组织被牵拉，角膜水肿，角膜内的神经末梢受活性物质刺激，产生动作电位，动作电位通过三叉神经传入，产生头部的牵涉性疼痛。由于三叉神经支配区域广泛，因此疼痛不仅限于眼支神经分布区，还可以累及上颌支和下颌支神经分布区，同时部分三叉神经在颅内或顶枕区分布。由于三叉神经支配区域广泛，除了眼支神经分布区内可产生疼痛外，当动作电位传导至上颌支和下颌支神经分布区、颅内及顶枕部三叉神经分布区时，也可出现相应部位的疼痛。

2. 自主神经传入通路　交感和副交感神经纤维构成了睫状神经节短根，其中交感神经纤维支配瞳孔开大肌和睫状肌，司瞳孔开大、睫状肌收缩。除此之外，交感神经纤维也分布于眼内血管。睫状体血管充血，交感神经感觉末梢受刺激，通过传入纤维传入，会产生头痛。这种牵涉痛定位不确切，常伴有情绪改变，如不安、焦躁等，使用一般镇痛药物很难缓解症状。眼压下降后，组织充血程度减轻，交感神经末梢不再受刺激，头痛症状也会随之改善。

三、急性闭角型青光眼的临床分期

1. 临床前期　临床前期主要有两种情况：一类是具有明确的另一只眼急性闭角型青光眼发作病史，而该眼却从未发作过。另一类是没有闭角型青光眼发作史，但有明确的急性闭角型青光眼家族史，眼部检查显示具备一定急性闭角型青光眼的解剖特征，暗室激发试验可呈阳性表现。以上表现被认为处于临床前期，存在闭角型青光眼急性发作的潜在风险。

2. 发作期　发作期分为典型大发作及不典型发作。典型大发作起病急，多数为单眼发病，少数为双眼发病。典型大发作是急性闭角型青光眼中引起剧烈头痛的最常见情况。在典型大发作过程中，房角大部分或者全部关闭，眼压急剧升高，出现急性闭角型青光眼的典型表现，包括突然发作剧烈眼痛、眼胀，伴有头痛、恶心、呕吐，视力急剧下降，可仅存眼前指数、光感甚或无光感。专科体格检查可见患眼睫状充血或者混合性充血；角膜上皮水肿，瞳孔不圆，中度散大，直接及间接对光反射消失；虹膜纹理消失，虹膜基质水肿；晶状体前囊下出现混浊斑，眼底多窥不清。大发作后房角可全部开放，或者局部粘连。需要判断房角开放程度，对后期治疗提供指导。典型大发作眼压可为 50～100mmHg。

不典型发作临床特点为患者自觉症状不明显，可出现轻度眼部胀痛、头痛。不典型发作引起的头痛没有典型发作时剧烈，其他症状不明显，临床上很容易被误诊。不典型发作视力变化不明显，可仅出现雾视、虹视现象。症状可自行缓解消失。结膜没有明显充血，角膜上皮轻度水肿。瞳孔圆，对光反射稍迟钝。虹膜膨隆，前房较浅。眼底无明显改变，可偶见视网膜中央动脉搏动。此时，眼压较典型大发作时低，可在 30～50mmHg。

不典型发作与典型大发作的区别是不典型发作房角没有发生粘连，单纯缩瞳可以使房角重新开放。大发作后或多次小发作后部分房角会发生永久粘连，病程进入慢性进展期。

3. 间歇缓解期　急性闭角型青光眼发作后，特别是不典型发作，如果通过及时治疗（小发作可自行缓解）使关闭的房角可以重新开放，眼压下降，则病情可得到暂时缓解或者稳定一段相当长的时间，这个阶段称为间歇缓解期。此期时间长短不一，可以为 1 个月至数年不等。虽然局部小范围的房角粘连，但大部分房角结构处于开放状态，房角的房水引流功能正常，所以眼压正常。但是当房角粘连程度逐渐加重，房角的房水不能有效及时地引流，会表现出眼压升高，患者进入慢性进展期。

4. 慢性进展期　房角关闭过久，周边部虹膜与小梁网组织产生了永久性粘连，眼压就会逐渐持续升高，病程转入慢性进展期。如果是发生在急性发作未能控制的基础上，则在早期仍保留着急性期的症状和体征，但程度减轻；到后期则仅留下虹膜、瞳孔及晶状体方面的体征。如果是通过不典型发作而来，除房角发生部分或者全部粘连外，亦可无其他症状或体征。进入慢性进展期的另一种情况是处于间歇缓解期，甚至临床前期的患者，因不愿手术而长期使用缩瞳剂，房角粘连逐步加重，当房角粘连达到一定程度时，则表现出眼压持续升高。慢性进展期的早期，眼压持续升高，视盘没有病理性改变。病变发展到一定阶段时，视盘出现凹陷和萎缩，视野开始受损并逐渐缩小，最后完全失明。病程进入慢性进展期的主要依据是眼压持续升高、房角大部分粘连、房水 C 值低于正常值。如果视盘已有凹陷扩大，可更加确定慢性进展期的诊断。

5. 绝对期　视力完全丧失，眼压维持在最高水平，睫状体充血水肿逐渐消退，可伴发大疱性角膜炎。绝对期由于眼压较高，头痛比较明显。

四、急性闭角型青光眼的临床表现和头面痛特点

（一）临床表现

1. 眼压升高　正常眼压为 10～21mmHg，眼压若超过 24mmHg 考虑为异常眼压。当眼压较高时，眼球坚硬如石，测量眼压多在 50mmHg 以上，甚至高达 80mmHg。

2. 视力减退　视力分为中心视力和周边视力。中心视力分为远近视力。周边视力又称视野。闭角型青光眼急性发作时，角膜内皮水肿、内皮屏障及内皮泵水功能受损、角膜基质水肿、角膜上皮水肿，导致中心视力急剧下降。当眼压降低、角膜水肿消失、角膜恢复透明时，中心视力会恢复。闭角型青光眼慢性进展期眼压持续增高，压迫视神经，同时压迫视盘营养血管，导致视盘血液供应受阻，产生缺血性损害使视神经萎缩。视神经纤维损伤使对应的视野受损，出现典型鼻侧阶梯、管状视野、颞侧视岛等视野损害。闭角型青光眼绝对期时中心视力和周边视力同时受损。

3. 眼部胀痛　闭角型青光眼急性发作期眼压急剧升高，眼球壁组织受压，眼部有明显胀痛感觉。

4. 眼红和虹视　闭角型青光眼急性发作期球结膜水肿，睫状充血或者混合性充血。眼

压急剧升高，使角膜内皮水肿、角膜内皮间紧密连接损伤、角膜内皮泵水功能受损、角膜基质水肿及角膜上皮水肿，患者出现虹视现象。

5. 瞳孔散大   急性闭角型青光眼急性发作期瞳孔散大，多呈竖椭圆形或者偏向一侧，对光反射消失。

6. 前房浅、房角闭塞   前房周深度及中央深度均变浅，在急性发作期时周边房角完全关闭。

7. 晶状体斑   晶状体前囊下可出现灰白色斑点状、粥斑样混浊，称为青光眼斑。在眼压急剧性升高并持续一段时间后出现，但是在眼压下降后不会消失，可以作为急性发作的标志。

8. 角膜后色素性角膜沉着   角膜后可见色素沉着，同时伴有房水闪辉。

9. 虹膜水肿，虹膜隐窝消失。

（二）头面痛特点

青光眼产生的头痛一般位于患眼侧额颞区，呈长期持续性胀痛或钝痛，头痛与眼痛多同时存在，程度较轻，部分患者可出现恶心、呕吐。低头时间过长或俯卧时间较长时眼压升高明显。眼压急剧升高时头痛剧烈，多呈胀痛。同时有鼻根部酸痛感。

五、急性闭角型青光眼的辅助检查

1. 眼压检查   常见测量眼压的方法有两类：指测法和眼压计检查法。指测法只能粗略估计眼压高低。眼压计可以比较准确地测量眼压，分为压平眼压计、压陷眼压计、非接触眼压计。

（1）指测法：患者双眼向下看，检查者双手示指放在患者检查眼的上睑板上缘，交替轻压眼球，传达到指尖的波动感估计眼球的硬度。触之与按压鼻头的波动感相似为正常眼压，描述为 Tn；触之与按压额头的波动感相似为高眼压，描述为 Tn+1；触之与按压嘴唇的波动感相似为低眼压，描述为 Tn-1。

（2）压平眼压计：通过外力将角膜压平测量眼压。分为两类：一类为测量压平恒定面积的角膜所需的外力，又称为变力压平眼压计；另一类为测量恒定外力所压平的角膜面积，又称恒力压平眼压计。

戈德曼（Goldmann）压平眼压计最为常用，属于变力压平眼压计，是目前世界上公认的结果最准确的一类眼压计，误差在 0.5mmHg 之内。角膜厚度对于 Goldmann 压平眼压计的测量值有一定影响。当角膜厚度在 0.50mm 左右时，Goldmann 压平眼压计测量最准确。角膜越厚，眼压高估越高；相反角膜越薄，眼压低估越低。

TONO-PEN 眼压计为一种新型电子压平眼压计。体积小、重量轻、便携方便。对于角膜瘢痕、不规则角膜、角膜水肿、大疱性角膜病变的检测均可达到准确的检测结果。

（3）Schitz 眼压计：是一类压陷眼压计。对眼球施加 16.5g 的压力使眼球容积发生变化从而推算眼压。但眼球容积的变化不完全取决于所施加的压力和眼压，眼球壁的硬度也决定眼球容积的变化。因此，眼球壁软，所测眼压值偏低；眼球壁硬，所测眼压值偏高。

（4）非接触眼压计：是一种不接触角膜测量眼压的眼压计。通过气体喷向角膜，将角膜压平至一定的恒定面积（3.6mm）所需的气体压力检查眼压。检查迅速，可在 3 秒内完成。但对于角膜不平、高度散光、角膜水肿、固视不良的患者不能显示眼压值。误差值较 Goldmann 压平眼压计大。

2. 房角镜检查　前房角镜下观察解剖结构包括虹膜瞳孔缘、虹膜表面、虹膜周边部、睫状体带、虹膜突、小梁网、Schlemm 管、角膜缘内面、角膜圆顶和角膜光学切面。房角越窄，看到的结构就越少。

3. 超声生物显微镜　超声生物显微镜是高频 B 型超声系统，超声波的频率越高，穿透力越弱，分辨率就越高。超声生物显微镜可在无干扰的自然状态下，对活体人眼前段的解剖结构进行记录，并可做定量测量。

4. 视盘检查　视盘的检查方法包括检眼镜检查、眼底照相检查、荧光血管造影、共聚焦激光扫描仪检查。检查内容包括视杯的大小、形态、深度、盘沿组织的丢失、血管的改变、视盘出血、视盘周围视网膜脉络膜萎缩、青光眼视杯逆转情况等。对青光眼的早期诊断、病情分期及预后分析均有重要价值。

5. 视网膜神经纤维层检查　视网膜神经纤维层检查包括检眼镜检查、裂隙灯加接触镜无赤光检查和眼底照相等。检查的内容主要是视网膜神经纤维层是否萎缩（局限萎缩和弥漫性萎缩）。

6. 视野检查　视野检查是青光眼最主要的检查。特征性视野缺损是诊断青光眼的主要依据之一。视野的检查方法包括静态定量阈值视野检查法和动态定量视野检查法。青光眼的视野损害分为早期、进展期和晚期视野损害。

早期青光眼视野损害主要为旁中心暗点，表现为单个或者数个相对或者绝对暗点，位于视野 15°～20°环中，大小为 2°～10°，有沿弓形神经纤维走行发展的趋势。进展期青光眼视野损害呈神经纤维束视野缺损，即一边与视盘相连，另一边止于水平线。上、下弓形纤维受损可形成环形暗点。晚期青光眼视野损害表现为仅留 5°～10°中心视岛或颞侧视岛，甚至失明。

7. 其他检查　视觉对比敏感度、色觉检查、视觉电生理检查都可以应用于青光眼检查中，作为青光眼检查的补充，为青光眼的诊断、病情判断提供依据。

六、急性闭角型青光眼的诊断和急性闭角型青光眼引起的头痛诊断和鉴别诊断

（一）急性闭角型青光眼的诊断

根据眼胀、眼痛、视力减退、虹视、同侧偏头痛及眼眶和鼻根部胀痛等典型症状，伴有眼前节改变，如结膜充血、角膜上皮水肿、前房浅及瞳孔半开大、眼压升高、房角关闭等体征，可做出诊断。

前驱期小发作，持续时间短，不易被医师所查见，可根据典型病史、特征性的浅前房、窄房角并结合相关检查做出诊断。急性发作症状与体征都很典型，不难做出诊断。

（二）急性闭角型青光眼引起的头痛诊断

2018 ICHD-3 中对急性闭角型青光眼的头痛诊断标准进行了描述。

1. 任何头痛符合标准 3。

2. 急性闭角型青光眼已经确诊，有眼压增高的证据。

3. 至少符合下列 4 项中的 2 项以证明存在因果关系。

（1）头痛的出现与青光眼的发生在时间上密切相关。

（2）头痛随着青光眼的进展而显著加重。

（3）头痛随着青光眼的缓解或消失而缓解或消失。

（4）头痛位于受累眼侧。

4. 不能用 2018 ICHD-3 中的其他诊断更好地解释。

（三）急性闭角型青光眼及其引起的头痛鉴别诊断

1. 全身其他系统疾病　脑血管疾病或胃肠系统疾病，常有头痛、恶心、呕吐等症状，易忽略眼部检查而延误青光眼的治疗，造成严重后果甚至失明。故应详细询问病史，想到可能是青光眼，只要做必要的眼部检查，不难做出正确诊断。

2. 急性虹膜睫状体炎　闭角型青光眼急性发作时，如症状不典型，或检查不够细致，有时可与急性虹膜睫状体炎相混淆，故应注意鉴别。急性虹膜睫状体炎前房深度正常，瞳孔缩小，有后粘连，呈不规则形，眼压正常、偏低或稍高。此外，急性虹膜睫状体炎角膜后壁有较多灰白色沉着物，房水闪光明显阳性，有浮游物。而急性闭角型青光眼前房浅，瞳孔半开大，眼压升高，角膜后壁可有少量棕色沉着物，房水闪辉可为阳性。

七、急性闭角型青光眼引起的头痛治疗

缘于急性闭角型青光眼的头痛是急性闭角型青光眼的伴随症状，因此治疗急性闭角型青光眼，控制眼压后，头痛就会消失。由于青光眼的类型和临床表现不同，使得青光眼的治疗错综复杂。大致可分为药物治疗、激光治疗、手术治疗及中医治疗。

在发作期迅速降眼压，首选降眼压药物治疗，若单纯药物治疗无效，则行前房穿刺术治疗。症状缓解后行激光或者手术治疗。同时使用糖皮质激素减轻纤维蛋白的渗出，减轻术后瘢痕和虹膜粘连的形成。

（一）药物治疗

根据给药方式不同，可分为局部用药和全身用药。

1. 局部用药

（1）拟胆碱能类药：毛果芸香碱滴眼液（匹鲁卡品）为 M 受体激动药，适用于闭角型青光眼。作用是使睫状肌收缩，牵拉巩膜突，拉紧小梁网，从而增加房水的外流，同时瞳孔缩小，减轻周边虹膜组织堆积，减少周边虹膜对小梁网的遮挡，增加房水的外流。一般在滴药后 15 分钟开始降眼压，可持续 6 小时，需每 4 小时滴一次。副作用是眼局部过敏、虹膜萎缩粘连、白内障加重、诱发恶性青光眼等。全身不良反应有流泪、出汗、恶心、支气管痉挛等。

（2）β 肾上腺素能受体阻滞药：包括噻吗洛尔滴眼液、卡替洛尔滴眼液、贝他根滴眼液、美开朗滴眼液等。美开朗为 β_1 肾上腺素能受体阻滞药，其他为非选择性 β_1 和 β_2 肾上腺素能受体阻滞药。作用是抑制房水的生成。副作用表现为眼部针刺感、烧灼感、眼痒、眼干及过敏反应（过敏性睑结膜炎）。全身不良反应有支气管痉挛、心动过缓、血压降低等，对有哮喘、慢性气道阻塞性疾病、房室传导阻滞、窦性心动过缓、未控制的心力衰竭患者禁止使用。低血糖患者、正在接受胰岛素治疗或者口服降糖药物的患者、甲状腺功能亢进的患者慎用。妊娠和哺乳期女性慎用。

（3）α_2 肾上腺素能受体激动药：常用阿法根滴眼液。作用是减少房水的生成和增加小梁网途径房水的外流。每日 2 次，每次 1 滴。副作用为口干、眼红，用药后易引起困倦，但对心率和血压的影响很小。严重心血管疾病、直立性低血压、抑郁症、肝肾功能不全者、孕妇和哺乳期女性、使用单胺氧化酶抑制剂治疗患者禁用。

（4）前列腺素类衍生物：常用曲伏前列腺素滴眼液和贝美前列腺素滴眼液。作用是增加葡萄膜-巩膜途径房水外流。副作用为虹膜颜色加深、睑缘炎、眼部刺激和疼痛、睫毛变黑变粗变长、结膜充血、暂时性点状角膜上皮糜烂等。佩戴接触镜期间禁用。哮喘者慎用。儿童和 18 岁以下青少年不宜使用。孕妇、哺乳期女性慎用。

（5）局部碳酸酐酶抑制剂：常用布林佐胺滴眼液（派立明）。作用是降低睫状上皮细胞的碳酸酐酶水平，减少房水的生成。对磺胺类药物过敏者禁用。

（6）联合制剂：常用拉坦噻马洛尔滴眼液。联合用药和复方制剂不作为一线治疗方法。当患者为晚期青光眼，基线眼压较高，或者合并高危进展因素（色素播散综合征、青光眼家族史、视盘出血、剥脱综合征等），单一用药不能达到需要的降眼压幅度时，可采用联合用药。如果双联药物复方制剂无法达到治疗效果，可以在其基础上添加第三种药物。

2. 全身用药

（1）碳酸酐酶抑制剂：常用的是乙酰唑胺。作用是抑制睫状突碳酸酐酶，减少房水生成而降低眼压。副作用有恶心、呕吐、腹泻、味觉失调、感觉异常、头痛、代谢性酸中毒、电解质紊乱、荨麻疹、血尿、肾结石、光过敏、肝功能损害、暂时性近视。对磺胺类过敏者禁用、肝肾功能不全所致低钾血症、低钠血症、高氯血症酸中毒禁用。服用药物时应注意：应与等量碳酸氢钠同时服用来碱化尿液，减少药物在肾小管结晶，避免肾脏损害；服用药物时间不宜过长；服药期间需定期检查尿常规，如有管型尿、血尿，应立即停药。

（2）高渗疗法：常用 20% 甘露醇，降压作用强、起效快，适用于各种类型的青光眼，特别是急性闭角型青光眼发作期。高渗剂可迅速减少玻璃体容积，但此法不宜长期使用。高渗剂还包括异山梨醇、甘油氯化钠、甘油果糖等。不良反应包括恶心、呕吐、头痛、意识模糊及肾脏损伤等，因此，肾功能不全者应谨慎使用。

（3）糖皮质激素：适应证为符合急性闭角型青光眼的诊断标准，伴或不伴并发性白内障的患者。禁忌证包括合并眼部其他疾病，如结膜下瘢痕、粘连、角膜异常或者角膜感染、眼部肿瘤、眼外伤等；有严重的糖尿病、高血压、晚期心脏病、肾病、呼吸性疾病、肿瘤等；既往糖皮质激素严重过敏者、真菌感染、结核、银屑病、精神病等。

（二）手术治疗

临床上难以控制的晚期青光眼，药物治疗眼压不下降或反复发作者，可手术治疗，其目的都是通过手术降低眼压，减少或避免青光眼视神经损害，以保持视功能。目前临床较常用的方法主要包括激光周边虹膜切除术、激光周边虹膜成形术、激光小梁成形术及睫状体光凝术等。

1. 激光周边虹膜切除术　适用于房角关闭、眼压升高、有瞳孔阻滞的闭角型青光眼患者。该方法具有操作简便安全、术后恢复快、并发症少、不需住院、费用低廉等特点。近年来，几乎完全代替了手术方式的虹膜切除术。

2. 激光周边虹膜成形术　也称激光房角成形，主要用于增宽或开放房角，作用机制主要是激光使周边虹膜基质收缩，牵拉虹膜根部，使房角增宽，同时受激光作用后的虹膜变薄，虹膜根部间隙增大亦有利于房水排出，使眼压降低。

3. 激光小梁成形术　是通过用低能量激光击射小梁网（生理情况下房水循环的必经之路）并使其发生相应的变化增加房水排出量，主要用于开角型青光眼。

4. 睫状体光凝术　是用激光作用于睫状体，使房水生成减少，达到降低眼压的目的。此手术一般仅在滤过手术失败或不宜行滤过手术时进行，用于各种临床上难以控制的晚期青光眼（视功能接近或完全丧失，而眼压仍高或有疼痛的患者），如新生血管性青光眼等及药物治疗无效或反复发作者。

激光及手术后观察房角开放程度、房角开放范围、周边前房深度、眼压。房角开放、周边前房深度明显改善及眼压正常的患者可随诊观察；房角开放、周边前房深度部分改善但眼压高的患者可联合药物治疗；房角开放、周边前房深度改善、眼压高但联合药物治疗无效的患者可行其他手术治疗。有白内障的患者首选白内障摘除术联合人工晶状体植入手术，同时房角镜下行房角分离术，观察术后眼压。无白内障的患者若房角分离术不能有效降眼压，可行复合式小梁切除术。

（三）中医治疗

术后在中医辨证施治的基础上，使用活血化瘀药物（如牛膝、赤芍、丹参、川芎、红花等）可促进恢复，提高疗效。针灸治疗可选用合谷、太阳、攒竹、太冲、行间、风池、列缺、内关、足三里、内庭、印堂、肝俞、三阴交等穴，每次2～3穴，每日针刺1次，或行穴位注射。急性青光眼大多属于肝胆火盛，可选用龙胆泻肝汤、泻肝散、绿风羚羊饮等治疗，每日1剂，水煎服。

八、急性闭角型青光眼引起的头痛预防、预后和健康指导

急性闭角型青光眼明确诊断后应及早治疗，大多预后良好。患者采取正确的饮食、良好的生活习惯、健康的心态，对于治疗闭角型青光眼有非常重要的作用。在饮食上，应当进食易消化，富含维生素的食物，如蔬菜、水果等。尽量不吃或少吃刺激性食物。适当控

制饮水量，以免引起眼压升高。忌烟，忌酒。

第 3 节　葡萄膜炎引起的头痛

一、葡萄膜炎概述

葡萄膜炎又称色素膜炎，是常见眼科疾病之一，是眼内炎症的总称，包括虹膜、睫状体、脉络膜的炎症。按发病部位可分为前葡萄膜炎、后葡萄膜炎及中间葡萄膜炎；按发病时间可分为急性葡萄膜炎和慢性葡萄膜炎，发病时间短于 3 个月者为急性，发病时间长于 3 个月者为慢性。

葡萄膜炎可发生于各个年龄段，多发生在青壮年，其中前葡萄膜炎发病率最高，易反复发作，治疗困难，致盲多不可逆转。因此，对有视疲劳、眼前黑影、视力减退、反复口腔溃疡、头痛及其他可疑患者应行全面、细致的检查。

二、葡萄膜炎的病因和引起头痛的机制

（一）葡萄膜炎的病因

葡萄膜炎的发病与感染因素相关，包括病原体（细菌、真菌、病毒、寄生虫、立克次体等）直接侵犯；病原体诱发抗原抗体反应，病原体和人体或眼组织的交叉反应。还与自身免疫因素相关，如视网膜 S 抗原、光感受器维生素 A 结合蛋白及黑色素相关抗原等。同时手术、外伤、理化刺激和药物引起的氧自由基大量增加，花生四烯酸代谢产物增加也参与葡萄膜炎的发生和发展。一些免疫遗传机制也与其发病相关。

（二）葡萄膜炎引起头痛的机制

虹膜和睫状体由三叉神经第一支（眼神经）支配，因有丰富的感觉神经纤维末梢分布，故对各种性质的刺激特别敏感。当发生虹膜睫状体炎症时，可产生明显的局部疼痛，疼痛可沿三叉神经分布区扩散，先扩散至眼眶周围，然后扩展到额颞部及顶区，产生同侧反射性头痛。一般认为头痛机制是来自眼部疼痛刺激，通过传入纤维进入三叉神经脊束核后，在同一节段水平内扩散所致。因此，临床上可观察到头痛程度及范围同虹膜睫状体炎症反应轻重（充血程度）呈正相关。

三、葡萄膜炎的临床表现和头痛特点

（一）临床表现

1. **睫状充血**　围绕角膜缘一圈呈轮状暗红色，提示有睫状充血。
2. **炎性渗出物**　炎症反应可使血中物质渗入眼内产生房水混浊，在裂隙灯显微镜照射

下出现阳性 Tyndall 现象。渗出物在前房下部聚积形成前房积脓。炎症细胞沉着在角膜内皮层上产生角膜后沉积物，玻璃体前部或后部渗出物可分别形成云絮状和颗粒状混浊。

3. 虹膜异常　炎性刺激发生缩瞳，受渗出物影响发生虹膜晶状体粘连，瞳孔呈梅花状。当妨碍房水循环时可使虹膜向前膨隆。如果虹膜受炎症细胞浸润明显可出现虹膜结节。因炎性充血水肿，虹膜颜色变暗，纹理模糊不清。

4. 视力下降　由于上述角膜、房水、玻璃体的变化所致。

（二）头痛特点

头痛出现多较急，先从眼部开始发展至眶周围，然后迅速扩展至同侧额颞部，亦可达到顶区，呈胀痛、刺痛或灼痛，疼痛程度轻重不一，与睫状充血程度平行，常伴有流泪、畏光和睫状体压痛。强光刺激后或晚间头痛更加明显。

四、常见不同类型葡萄膜炎引起的头痛

与头痛有关的葡萄膜炎包括急性前部葡萄膜炎和全部葡萄膜炎中的小柳原田病。

（一）前葡萄膜炎

1. 前葡萄膜炎概述　前葡萄膜炎是发生于虹膜和（或）前部睫状体的炎症性疾病。根据炎症累及的部位可分为虹膜炎、虹膜睫状体炎、前部睫状体炎。据报道前葡萄膜炎发病率为 11.3/10 万，占葡萄膜炎总数的近 50%。急性前葡萄膜炎多发生于中青年人。我国常见的前葡萄膜炎类型多样，包括特发性急性前葡萄膜炎、特发性慢性前葡萄膜炎、强直性脊柱炎伴发的前葡萄膜炎、白细胞抗原 27 相关的急性前葡萄膜炎、幼年型慢性关节炎伴发的前葡萄膜炎、晶状体相关的前葡萄膜炎、单纯疱疹病毒性前葡萄膜炎、带状疱疹病毒性前葡萄膜炎、交感性眼炎等。

2. 前葡萄膜炎引起头痛的机制　虹膜睫状体发生炎症时，刺激葡萄膜上的感觉神经纤维末梢，可产生明显的眼部局部疼痛。疼痛可沿三叉神经分布区扩散，通过传入纤维进入三叉神经脊束核后，在脊束核内同一节段水平内扩散，可至额颞部及顶区，产生同侧反射性头痛。

3. 前葡萄膜炎的临床表现及头面痛特点

（1）症状

1）眼红、眼痛、畏光、流泪等。

2）视物模糊、视力下降。其原因包括前房出现大量渗出物、视盘水肿、反应性黄斑水肿、继发白内障和青光眼等。

（2）体征

1）睫状充血：是急性前葡萄膜炎的最常见表现。角膜缘血管来源于睫状动脉系统，表现为角膜缘周围血管充血，通常为 360º 的睫状充血。发病 1～2 周睫状充血最严重，3 周后消退。睫状充血的程度与炎症程度和症状呈正相关。

2）混合充血：相对少见，可见于严重前葡萄膜炎或葡萄膜炎继发青光眼者。

3）结膜水肿：相对少见，可见于严重伴有前房积脓的前葡萄膜炎。

4）角膜后沉着物：在发病早期可见大量尘状灰白色角膜沉积物，主要分布在下方角膜，消退早于前房闪辉，消失后不代表炎症消失。

5）角膜内皮皱褶：多见于感染所致的炎症，特别是细菌和真菌感染引起的前葡萄膜炎。

6）前房闪辉：表现为裂隙光线照明下前房光带呈白色光束。发病早期明显，严重的前房闪辉可伴有纤维素渗出。前房闪辉的严重程度与病情呈正相关。

7）房水炎症细胞：裂隙灯光带中可见大小均匀一致的灰白色尘状颗粒。发病早期常见，可以快速移动也可以相对固定。房水细胞数量可以与前房闪辉程度不一致，并早于前房闪辉消退。房水炎症细胞消失代表前葡萄膜炎的消退。

8）前房内炎性渗出物：见于严重前葡萄膜炎，表现为大小不一、形状各异的渗出物质。当渗出物阻塞房角时可导致眼压升高。

9）前房积脓：表现为下方前房的大量白细胞沉积，见于严重的前葡萄膜炎。热性前房积脓，指前房积脓伴有明显睫状充血；寒性前房积脓，指前房积脓不伴睫状充血，见于白塞综合征。非感染性的前房积脓在正确治疗后易消退，感染性的前房积脓消退较慢。白塞综合征、强直性脊柱炎、感染性葡萄膜炎常见。

10）瞳孔变小、变形：严重时可有瞳孔闭锁或膜闭、瞳孔移位。

11）虹膜后粘连：较常见，发生快，可在数小时形成，新近发生的虹膜后粘连可以通过睫状肌麻痹和扩瞳药拉开瞳孔。

12）前部玻璃体细胞：急性虹膜睫状体炎伴有前部玻璃体细胞，玻璃体细胞消退较前房细胞慢。

13）极少数患者出现反应性黄斑水肿、视盘水肿，导致视力明显下降。

（3）头面痛特点：头痛先从眼部开始发展至眶周围，扩展至同侧额颞部、顶部，头痛呈胀痛、刺痛或灼痛，疼痛程度时轻时重，一般与睫状充血程度呈正相关，常伴有流泪、畏光和睫状体压痛。头痛在夜晚严重，强光刺激也加重头痛。

4. 前葡萄膜炎的辅助检查

（1）急性复发性双眼交替发作的非肉芽肿性前葡萄膜炎，应进行 HLA-B$_{27}$ 抗原分型、骶髂关节摄片等检查。

（2）前房积脓和多型性皮肤病变，应进行皮肤过敏反应性试验、荧光素眼底血管造影、HLA-B$_5$ 抗原或 HLA-B$_{51}$ 抗原分型等检查。

（3）肉芽肿性前葡萄膜炎、腹泻和便血等病变，应行肠道内镜检查和活组织病理检查等。

（4）荧光素眼底血管造影检查：对确定前葡萄膜炎伴发的黄斑囊样水肿、视盘轻度水肿有重要价值。不少急性前葡萄膜炎可引起反应性眼底改变。

5. 前葡萄膜炎的诊断及其引起的头痛诊断和鉴别诊断

（1）前葡萄膜炎的诊断：典型的症状体征，如眼红、眼痛、畏光、流泪；睫状体充血和压痛；角膜后沉积物；前房细胞、前房闪辉；虹膜后粘连、瞳孔改变；前部玻璃体细胞等，前葡萄膜炎的诊断不难。结合全身病史，如腰骶部疼痛、脊柱强直、晨僵，提示强直性脊柱炎；皮肤改变、关节炎，提示银屑病性关节炎；复发性口腔溃疡、生殖器溃疡、皮肤病变提示白塞综合征，以上对于前葡萄膜炎的诊断有提示意义。一些辅助检查和实验室检查，如骶髂关节 X 线片、胸片、抗 "O"、红细胞沉降率、C 反应蛋白、类风湿因子、HLA-B$_{27}$抗原和 HLA-B$_5$ 抗原等也有助于诊断。

（2）前葡萄膜炎引起的头痛诊断：2018 ICHD-3 中对前葡萄膜炎引起的头痛诊断标准进行了描述。

1）任何眶周头痛和眼痛符合标准 3）。

2）已知的可引起头痛的前葡萄膜炎的临床、实验室和（或）影像学证据。

3）至少符合下列 4 项中的 2 项以证明存在因果关系

A. 头痛的出现与前葡萄膜炎发作在时间上密切相关。

B. 至少符合下列 2 项中的 1 项：①头痛随着眼部炎性疾病恶化明显加重；②头痛随着眼部炎性疾病的症状改善或消失而明显改善或消失。

C. 至少符合下列 2 项中的 1 项：①应用眼局麻药可明显改善头痛症状；②按压眼球会使头痛加重。

D. 一侧前葡萄膜炎，头痛发生于局部且发生于病变同侧。

4）不能用 2018 ICHD-3 中的其他诊断更好地解释。

（3）前葡萄膜炎及其引起的头痛的鉴别诊断

1）急性闭角型青光眼：眼前房浅，房角关闭，瞳孔中度散大，眼压高。

2）急性结膜炎：结膜混合性充血，大量分泌物，视力一般不受影响。

3）前部巩膜炎：巩膜浅层局限性充血，无角膜后沉着。

6. 前葡萄膜炎引起的头痛治疗 缘于前葡萄膜炎引起的头痛是前葡萄膜炎的伴随症状，因此治疗前葡萄膜炎后头痛就会消失。治疗原则为早期诊断、早期治疗；尽量减少炎症破坏；预防消除虹膜后粘连。治疗方法包括局部治疗和全身治疗。

（1）局部治疗：①睫状肌麻痹剂散瞳。病变早期和病情严重时可使用 1%或 2%阿托品眼膏，炎症控制后可使用 2%后马托品滴眼液。②糖皮质激素滴眼液滴眼。病变初期和严重病变可选用 0.1%地塞米松滴眼液或 1%泼尼松龙滴眼液，每日 4～8 次；中度炎症可选用氟米隆滴眼液；前房炎症细胞消退后，可以停用糖皮质激素。③非甾体抗炎药应用。可使用双氯芬酸钠滴眼液滴眼。④感染性炎症时需用抗生素治疗，一般应用抗生素 1～4 周。

（2）全身治疗：急性期前葡萄膜炎一般不需要全身用药，在以下几种情况下全身用药。①确定为感染因素导致的葡萄膜炎患者需全身抗感染；②1 年内复发大于 2 次的患者考虑全身糖皮质激素或免疫抑制剂治疗；③合并全身疾病需要免疫抑制剂治疗；④出现反应性视盘水肿或黄斑水肿可短期口服糖皮质激素。

7. 前葡萄膜炎的预防、预后和健康指导 前葡萄膜炎极易反复发作，在自身免疫功能低下、劳累、感冒时尤其容易复发。如自觉有复发症状，应及早诊治，以防发生永久性损害。平时要注意用眼卫生，避免精神紧张、压力过大、情绪波动。适当运动，增强机体免疫力。

（二）福格特-小柳-原田综合征引起的头痛

1. 福格特-小柳-原田综合征概述 福格特-小柳-原田综合征（Vogt-Koyanagi-Harada

syndrome，VKHS）又称葡萄膜大脑炎，是一种累及多器官的全葡萄膜炎。主要累及含黑色素的组织器官，包括葡萄膜、毛发、内耳、脑膜和皮肤。好发于深色素人种，特别是亚洲人、北非人、南美土著人、拉丁美洲人群，高加索人群少见。中青年人群好发，20～50岁高发。

2. VKHS 的病因、发病机制和 VKHS 引起头痛的机制

（1）VKHS 的病因不明，其发病机制主要有 3 种学说。

1）基因学说：研究发现 VKHS 发病与特定基因有关。亚洲人种研究 *HLA-DR4/DR53* 等位基因与日本人发病有关，而中国人发病与 *HLA-DR1* 等位基因有关。巴西病例主要与 *HLA-DRB1*0405* 等位基因有关。

2）感染学说：有研究在 VKHS 患者的玻璃体液中分离出 EB 病毒（Epstein–Barr virus，EBV），提示 EB 病毒可能与 VKHS 发病有关。酪氨酸酶肽和巨细胞病毒抗原与 VKHS 患者 T 细胞的交叉反应，提示巨细胞病毒感染可能参与 VKHS 发病。

3）免疫学说：在 VKHS 患者中，皮肤基底上皮、脉络膜和内耳中黑素细胞相对较少，提示 VKHS 可能是多种抗原成分参与的自身免疫过程，主要累及黑素细胞。

（2）VKHS 引起头痛的机制：脑膜内感觉神经纤维末梢主要来自三叉神经、舌咽神经、迷走神经、视神经和动眼神经，三叉神经感觉根纤维通过睫状神经分布于眼内。当脑膜病变产生炎症反应时，可直接刺激感觉神经末梢引起头痛。脑膜炎可因炎症病理改变使蛛网膜下隙变窄，从而影响脑脊液循环，或因脑实质水肿产生高颅内压。高颅内压进而影响颅内血管，从而出现牵涉性头痛。当葡萄膜受累产生炎性改变时，炎症物质刺激感觉神经末梢可以形成反射性头痛，头痛出现在三叉神经眼支分布区。

3. VKHS 的临床表现及头面痛特点

（1）VKHS 的临床表现：分为前驱期、急性葡萄膜炎期、恢复期和慢性复发期。

1）前驱期：患者出现类似病毒感染症状，如头痛、发热、恶心和畏光等。神经系统及全身症状可出现在前驱期。这一期 80% 的患者脑脊液细胞增多。累及神经可导致神经性耳聋、耳鸣和眩晕。听力损失逐渐进展，通常从轻微的波动性听力损失到完全的单侧或双侧耳聋。疾病可以影响所有频率的听力，以高频受累常见。

2）急性葡萄膜炎期：多双眼同时发病，或间隔数天内先后发病。视力减退或视力急剧下降。后葡萄膜炎早期出现后极部位多灶性视网膜神经上皮层渗出性脱离、伴有视网膜层间水肿、视盘色赤、视盘水肿。患者出现睫状充血、虹膜结节、虹膜后粘连、房水闪辉、房水炎症细胞、羊脂状角膜后沉着物、前部玻璃体炎症细胞。病情严重者瞳孔被渗出物覆盖，出现瞳孔膜闭。并发白内障和继发青光眼。

3）恢复期：如果治疗及时且药物足量，数周后炎症消退。患者出现脱色素改变。眼底呈晚霞状眼底，伴有达-富结节（Dalen-Fuchs nodule）。恢复期和慢性复发期可伴有皮肤及其附属器受累，表现为头部、眼睑及躯干部皮肤白癜风；眼睑、眉毛、睫毛和头发脱色素变白、脱发。

4）慢性复发期：如果治疗时间不足，或者治疗效果不佳，约有 2/3 的患者进入慢性复发期。主要表现为反复发作的前葡萄膜炎，后葡萄膜炎复发并不常见。慢性复发期可出现多种并发症，例如白内障、青光眼、网膜下增殖、新生血管膜等。

（2）VKHS 头面痛特点：头痛出现在前驱期，即在眼部变化之前或初期，呈全头持续胀痛或搏动性疼痛，发生较急，程度轻重不一。可同时伴有其他症状，如发热、恶心、呕吐等。咳嗽或打喷嚏时头痛加重。

4. VKHS 的辅助检查

（1）荧光血管造影：急性期造影表现为早期多处针尖样高荧光渗漏，位于视网膜色素上皮层。后期多湖征、荧光蓄积，位于神经上皮层下。多数患者伴有视盘荧光渗漏。恢复期由于广泛脱色素改变，可透见脉络膜大血管荧光，散在达-富结节呈点状强荧光。

（2）吲哚青绿脉络膜造影：表现为脉络膜多灶性低荧光灶。

（3）光学相关断层扫描：可见神经上皮层间水肿，多处神经上皮渗出性脱离。

（4）超声检查：急性期后极部广泛脉络膜增厚，视网膜脱离呈低-中回声。超声检查对于鉴别诊断十分重要。可鉴别后巩膜炎、良性反应性淋巴细胞增生性疾病、弥漫性黑素瘤、侵及脉络膜的白血病和淋巴瘤。

（5）脑脊液检查：脑脊液淋巴单核细胞数量升高。

5. VKHS 的诊断及 VKHS 引起的头痛诊断和鉴别诊断

（1）VKHS 的诊断：根据 VKHS 的症状和体征，包括急性双侧同时发作的葡萄膜炎，双眼发病在 1～10 天；后极部局限性视网膜水肿，荧光素血管造影显示典型视网膜神经上皮层荧光渗漏；早期脑脊液细胞增多；听力障碍，脱发，白发，接触头发时头皮敏感；前房浮游细胞，肉芽肿性角膜后沉着物，虹膜结节等，VKHS 不难诊断。同时结合相关辅助检查，可更进一步明确诊断。

（2）VKHS 引起的头痛诊断：2018 ICHD-3 中对 VKHS 引起的头痛诊断标准进行了描述。

1）任何眶周头痛和眼痛符合标准 3）。

2）已知的可引起头痛的 VKHS 的临床、实验室和（或）影像学证据。

3）至少符合下列 4 项中的 2 项以证明存在因果关系

A. 头痛的出现与 VKHS 发作在时间上密切相关。

B. 至少符合下列 2 项中的 1 项：①头痛随着 VKHS 恶化明显加重；②头痛随着 VKHS 的症状改善或消失而明显改善或消失。

C. 至少符合下列 2 项中的 1 项：①应用眼局麻药可明显改善头痛症状；②按压眼球会使头痛加重。

D. 一侧 VKHS，头痛发生于局部且发生于病变同侧。

4）不能用 2018 ICHD-3 中的其他诊断更好地解释。

（3）VKHS 引起的头痛鉴别诊断

1）感染性疾病：包括梅毒、结核、弓形虫、真菌性关节炎、艾滋病等。

2）非感染性疾病：包括交感性眼炎、急性后极部多灶性鳞状色素上皮病变、多灶性脉络膜炎。

3）颅内占位性病变及脑膜炎：颅内炎症或占位性病变，较少出现早期严重视力减退。

4）Cogan 综合征：是一类罕见多器官受累疾病，可同时累及眼感受器及耳感受器。儿童青年常见，表现为间质性角膜炎合并眼耳功能障碍。

　　5）全身疾病：恶性高血压、关节炎和脊柱疾病、系统性血管炎、多发性硬化等。

　　6. VKHS 引起的头痛治疗　缘于 VKHS 引起的头痛是 VKHS 的伴随症状，因此治疗 VKHS 后头痛就会消失。治疗原则是初发者给予糖皮质激素治疗，对于复发者可合并免疫抑制剂联合治疗。

　　（1）皮质类固醇：早期和积极的全身性皮质类固醇治疗是 VKHS 初期治疗的主要方法。目的是抑制活跃的眼内炎症，防止潜在的视力损害。

　　皮质类固醇应大剂量口服，一般为口服泼尼松 1～2mg/（kg·d）。对于更严重的病例，给予 1g/d 的甲泼尼松龙冲击，治疗 3～5 天。治疗的持续时间和随后的休息时间应该针对每个患者进行个性化设置。在停止皮质类固醇治疗前，治疗应持续至少 6 个月到 1 年。不建议在前 3 个月结束全身治疗，因为有复发的风险。患者可能对使用泼尼松和（或）甲泼尼松龙的皮质类固醇治疗表现出抵抗，或者出现肝功能不全。对于这些患者，20mg/d 的倍他米松或 30mg/d 的地塞米松可以作为替代药物。研究发现，口服和静脉滴注皮质类固醇效果没有明显差异。用皮质类固醇治疗后会导致听力损失，部分患者可恢复。

　　（2）免疫抑制剂：如环孢素，是抑制 T 细胞介导免疫的合理治疗方法。环孢素已被证明可有效地用于控制 VKHS 患者的炎症。环孢素的剂量应限制在 5mg/（kg·d），以尽量减少肝肾毒性。细胞毒性药物如环磷酰胺、氯霉素和硫唑嘌呤也被证实有效。甲氨蝶呤在维持听力改善方面不及泼尼松。

　　（3）生物制剂：包括抗肿瘤坏死因子-α 和抗血管内皮生长因子，是一种替代疗法。目前可用于治疗 VKHS 的抗肿瘤坏死因子-α 药物有英夫利昔单抗和阿达木单抗。英夫利昔单抗通过静脉内输注给药，通常剂量为 3～10mg/kg。抗血管内皮生长因子贝伐单抗和雷尼珠单抗已被证明可以控制眼部新生血管和眼内炎症。由于 15% 的 VKHS 患者发现脉络膜新生血管，玻璃体内给予贝伐单抗可能对 VKHS 起重要的治疗作用。

　　7. VKHS 的预防、预后及健康指导　VKHS 如能早期诊断，早期治疗，预后较好。本病容易复发，特别是早期延误治疗和治疗不彻底的患者，极易复发。平时应注意饮食卫生，合理膳食调配；坚持锻炼身体，增加机体抗病能力；改善生活环境空间，养成良好的生活习惯；预防感染，减少或避免发病因素。

第 4 节　屈光不正引起的头痛

一、屈光不正概述

　　屈光不正是指当眼部调节静止时，无限远的平行光经眼的屈光系统不能透射到视网膜上，不能在视网膜黄斑中心凹处聚焦，无法产生清晰图像。屈光不正分为近视、远视和散光。近视指在调节静止状态下，平行光线经眼球屈光系统后聚焦在视网膜之前。远视指在调节静止状态下，平行光经眼的屈光系统后聚焦在视网膜之后。散光指眼球在不同子午线上的屈光力不同，因此形成两条焦线，在视网膜上形成弥散斑的屈光状态。屈光不正引起睫状肌痉挛或疲劳导致头痛，多见于近视、远视、散光及调节异常。屈光不正引起的视疲劳（最常见于远视）常在双侧眼球及眉弓处有胀痛。晨起时由于睫状肌放松，疼痛较轻；午后或用眼疲劳后头痛加重，休息后可减轻或消失。

二、屈光不正的病因和屈光不正引起头痛的机制

（一）病因

造成屈光不正的原因很多，不合理的用眼和遗传因素是主要原因。儿童处于生长发育时期，若不注意用眼卫生，如看书、写字的姿势不正确，光线不好，眼与书的距离太近，看书时间过长，或走路、坐车看书等都可造成眼睛过度疲劳，促成屈光不正。

（二）屈光不正引起头痛的机制

双眼注视物体时眼球通过睫状肌收缩或舒张，改变悬韧带松紧度，进而调节晶状体的前后径长度，进行屈光状态的调节。若注视目标较近，会产生集合运动，即双眼内直肌收缩，两眼同时内转。调节和集合运动是相互协同的，屈光不正时，这种协调性遭到破坏，使眼内肌或眼外肌长时间强烈收缩，从而产生肌肉疲劳和肌痉挛，通过神经反射引起头部的额、颞、枕区相关肌肉持续性收缩。肌肉持续性收缩阻碍血液循环导致缺氧，肌肉释放乳酸、缓激肽、5-HT 等致痛物质量增加，直接刺激相应区域的感觉神经纤维末梢产生不同程度的头痛。

三、屈光不正的临床表现和头痛特点

（一）临床表现

1. 视力减退　近视眼患者远视力减退，近视力可正常。近视初期伴有远视力波动，为得到较好的远视力，患者常眯眼视物。看近距离物品时，不需要动用调节或者少用调节，相应的集合能力减弱，容易出现外隐斜或外显斜。近视度数较大的患者会出现夜间视力差。远视眼患者远近视力均有减弱，近视力减弱较远视力减弱更重，当远视度数较低时，患者可以动用调节能力，增加眼的屈光力，从而将光线聚焦在视网膜黄斑区，获得清晰的视力。但是长时间过度动用调节，可造成调节痉挛，产生视疲劳。初期可因代偿机制视力变化不明显。散光患者远、近视力都不清楚，似有重影。

2. 视疲劳　长时期视物时出现视物不清和眼胀痛，部分患者可伴头痛。闭目休息后症状可缓解。近视眼因调节集合不协调，尤其在其看远看近交替频繁用眼时，可出现视疲劳及反射性头痛。远视眼在阅读、写字或近距离工作时，易出现视疲劳，并出现头部沉重感，甚至隐痛，头痛的部位多在额部和眼眶周围，闭眼休息后症状可缓解，如继续用眼症状可再次出现。轻度远视过度动用调节致视疲劳。高度远视视力明显下降，患者无法通过动用过度调节看清事物，不会用调节代偿，因此较少引起视疲劳。散光眼由于远、近视力均较差，更易出现视疲劳、眼皮有沉重感、睁眼困难，可伴有头晕及隐痛。在长时间阅读或近距离工作时，更易产生头痛或头痛加重。常规药物治疗无效。

3. 眼底异常　高度近视眼常伴有眼底改变。表现为视盘灰白色弧形斑。脉络膜萎缩呈

豹纹状眼底、后巩膜葡萄肿、漆裂纹、黄斑出血、黄斑区新生血管、周边视网膜变性及裂孔。远视眼常伴有小眼球，视盘小于正常，颜色红，边界不清，略微隆起。散光者检眼镜不能看清眼底。

（二）头痛特点

头痛发生与视物时间有关，常发生在眶部及额颞部，少数患者累及全头部。可有压迫感和沉重感，多呈持续性胀痛或钝痛。患者可出现眼痛、流泪、恶心。大多晨起时头痛较轻，午后或者用眼疲劳后加重，闭目休息后可减轻或消失。

四、屈光不正的辅助检查

1. 视力检查 包括裸眼视力、远视力、近视力。

2. 验光检查 验光过程分为 3 个阶段。初始阶段时验光师采集患者眼部屈光状态的基本资料，并根据资料预测验光的结果。第一阶段包括询问病史、眼部常规检查、角膜曲率计检查角膜曲率、检影验光（或者电脑验光）、镜片测度检查患者以往佩戴眼镜的度数计瞳距。第二阶段需要使用综合验光仪进行精确的检测，这一阶段主要为患者的主观反应，因此又称主观验光。第三阶段是终结阶段，包括双眼平衡和试戴镜片。

3. 睫状肌麻痹验光 首次进行屈光检查的儿童、需要远视全矫的患者、伴有内斜视的远视儿童、伴有明显视觉疲劳的成年患者均需要睫状肌麻痹验光，目的是使验光时调节放松。常用的睫状肌麻痹剂有浓度为 0.5%～1% 的阿托品眼膏，每日 3 次，连用 3 天，恢复时间约 21 天。此外还有 1% 硫酸环戊通滴眼液，验光前 30 分钟滴 2 滴。

五、屈光不正的诊断和屈光不正引起的头痛诊断和鉴别诊断

（一）屈光不正的诊断

屈光不正通过验光检查有屈光度异常，同时视力下降通过镜片改变屈光状态可使视力恢复正常即可诊断。

（二）屈光不正引起的头痛诊断

2018 ICHD-3 中对屈光不正引起的头痛诊断标准进行了描述。

1. 任何头痛符合标准 3。

2. 未矫正或矫正错误的单眼或双眼屈光不正。

3. 至少符合下列 4 项中的 2 项以证明存在因果关系

（1）头痛的出现和（或）加重与屈光不正的发生或加重在时间上密切相关。

（2）屈光不正矫正后头痛明显缓解。

（3）长时间保持某一斜角度或距离的视觉作业造成视力受损导致头痛加重。

（4）停止视觉作业，头痛明显缓解。

4. 不能用 2018 ICHD-3 中的其他诊断更好地解释。

（三）屈光不正的鉴别诊断

1. 假性近视 真性近视与假性近视均表现为远视力下降，近视力好。假性近视为功能性，多发生于青少年，视力可在数周或 1～2 个月下降，适当休息后又可得到某种程度的恢复。真性近视为器质性改变。

2. 视乳头炎 主要症状为视力减退，瞳孔直接对光反射迟缓，检眼镜检查时可发现视盘充血和（或）肿胀。巨细胞动脉炎患者可表现为一眼患视乳头炎，伴有全身不适和红细胞沉降率增高，视乳头炎能迅速累及另一眼而导致双眼失明。通过颞动脉活组织检查可明确诊断。

六、屈光不正引起的头痛治疗

缘于屈光不正引起的头痛是屈光不正的伴随症状，因此治疗屈光不正后头痛就会消失。屈光不正的治疗主要是矫正屈光不正。

1. 框架眼镜 框架眼镜分为球镜、柱镜或球柱镜。球镜用于矫正单纯近视或单纯远视。正球镜用于矫正远视，负球镜用于矫正近视，柱镜和球柱镜用于矫正散光。框架眼镜镜片与角膜顶点相距一定距离，同时镜片有一定的放大或缩小功能，因此屈光参差患者不宜使用框架眼镜矫正屈光不正。框架眼镜有非球面镜片及球面镜片。非球面镜片减少像差，可有效提高成像质量。

2. 角膜接触镜 角膜接触镜分为软性角膜接触镜和硬性角膜接触镜。软性角膜接触镜是由含水的高分子化合物制作，质地较软，佩戴方便、舒适。缺点是佩戴不当可引起角膜炎或结膜炎。长期佩戴可导致角膜乏氧，角膜缘产生新生血管。硬性角膜接触镜是一种硬性透氧性角膜接触镜，由疏水材料制作，质地较硬，但透氧性强。可以压迫角膜变形，用于治疗近视、圆锥角膜和不规则角膜。

3. 屈光手术 分为角膜屈光手术、眼内屈光手术和巩膜屈光手术。角膜屈光手术分为放射状角膜切开术、表面角膜镜片术、角膜基质环植入术、准分子激光角膜切削术、准分子激光角膜原位磨镶术。眼内屈光手术包括白内障摘除联合人工晶状体植入术、透明晶状体摘除合并人工晶状体植入术和有晶状体眼人工晶状体植入术。巩膜屈光手术分为后巩膜加固术和巩膜扩张术。

七、屈光不正的预防、预后和健康指导

屈光不正大多通过配镜可得到有效矫正，预后良好。但屈光不正应以预防为主，注意用眼卫生是预防的重要措施。看书写字时姿势要正确，桌椅高度要合适，眼与书本保持 1尺（33cm）的距离。光线要适度，不宜在强光下看书。看书写字时间不宜过长，每隔 45分钟就要休息几分钟。鼓励多做户外活动，向远处视物，有利于缓解眼部疲劳。平时选择富含维生素多的蔬菜和水果。

第 5 节　视神经炎引起的头痛

一、视神经炎概述

视神经炎指累及视神经的各种炎症病变，是青中年人好发的致盲性视神经疾病。按受累部位分为 4 型。①球后视神经炎：是指累及视神经眶内段、管内段和颅内段的炎症。②视神经炎：是指累及视神经球内段的炎症。③视神经周围炎：是指累及视神经鞘的炎症。④视神经网膜炎：是指累及视盘及其周围视网膜的炎症。从病因学分类为急性特发性脱髓鞘性视神经炎、炎性视神经病变、感染性视神经炎、感染后视神经炎等。视神经炎的典型临床表现是眼周疼痛，通常是球后疼痛，常发生在视力丧失之前，通常伴有色觉障碍。因眼球运动而加剧的疼痛表明眼附近的视神经发炎并累及肌肉。眼球运动时疼痛或头痛不加重，或无痛性视神经炎，可能表明视神经管或颅内有炎症。此外，还可以出现光幻视和闪烁等现象。

二、视神经的解剖

视神经是中枢神经系统的一部分，视网膜所得到的视觉信息，经视神经传送到大脑。视神经是指从视盘起，穿过视神经管入颅，终止于视交叉前角的这段神经，全长 40～50mm。分为球内段、眶内段、管内段和颅内段。

视神经为特殊躯体感觉神经，传导视觉冲动，其纤维始于视网膜的节细胞。节细胞的轴突于视网膜后部汇成视神经盘后穿过巩膜，构成视神经。视神经于眶内行向后内，经视神经管入颅中窝，连于视交叉，再经视束止于外侧膝状体，传导视觉冲动。视神经由 3 层脑膜结构延伸而成，分别为硬脑膜、蛛网膜和软脑膜包围。三层鞘膜之间有密集小梁相连，腔隙窄，鞘膜与神经不易剥离。三层膜之间的间隙与硬脑膜下腔、蛛网膜下腔相通，内含脑脊液。

视神经管位于眼眶内侧壁的后方，由蝶骨小翼两根与蝶骨体包绕而成，视神经管向前斜行，分为 2 个出口和 4 个壁。在视神经管眶口，视神经被眼外肌的起端包围，上直肌和内直肌的起端与视神经鞘紧密粘连。

视神经的血液供应分别为眼内段由视网膜中央动脉的毛细血管供应；视盘筛板及筛板前的血供由睫状后动脉分支供应；眶内、管内、颅内段由视神经中的动脉及颅内动脉、软脑膜血管供应。

三、视神经炎的病因和其引起头痛的机制

（一）视神经炎的病因

1. 炎性脱髓鞘　是较常见的原因，其确切的病因不明，很可能是由于上呼吸道或消化

道病毒感染、精神打击、预防接种等引起机体的自身免疫反应，使视神经脱髓鞘而致病。

2. 感染性视神经炎　多由于局部和全身感染累及视神经所致。

（1）局部感染：眼内、眶内炎症，口腔炎症，中耳和乳突炎以及颅内感染等，均可通过局部蔓延直接导致视神经炎。

（2）全身感染性疾病：细菌性疾病，如白喉、猩红热、肺炎、痢疾、伤寒、结核、化脓性脑膜炎、脓毒血症等，其病原体均可进入血流，在血液中生长繁殖，释放毒素，引起视神经炎症。病毒性疾病，如流感、麻疹、腮腺炎、水痘带状疱疹等，以及钩端螺旋体、梅毒螺旋体、弓形体病、蛔虫病、球虫病等寄生虫感染，都有引起视神经炎的报道。

3. 自身免疫病引起视神经的非特异性炎症　如系统性红斑狼疮、韦格纳肉芽肿（Wegener granulomatosis）、白塞综合征、干燥综合征、结节病等。除以上原因外，临床上部分病例查不出病因，其中部分患者可能为莱伯病。

（二）视神经炎引起头痛的机制

在眶尖部视神经鞘膜与眼外肌肌腱连接密切，视神经的炎症可累及眼外肌肌腱。眼外肌的感觉由三叉神经第一支眼支传入。炎性致痛物质可直接刺激睫状神经的感觉神经末梢，通过感觉纤维传入，产生牵涉性头痛。疼痛可位于眶内、眶后，亦可放射至同侧额区。检查时按压眼球，或者转动眼球可出现明显眼痛，同时头痛也会加重。

四、视神经炎的临床表现和头痛特点

（一）临床表现

1. 视力减退　突发视力急剧下降，起病急，数日内恶化，视力可降至 0.1 以下。短期内可降至黑朦。多为单眼发病和双眼先后发病。

2. 眼球转动痛　眼球转动痛是视神经炎的重要症状，但不是视神经炎的特有症状。肌炎、眼眶炎症或基底下异物也可以产生眼球转动痛。

3. 视野缺损　视野损伤特点为中心暗点，可以出现绝对性暗点和相对性暗点，对小红色视标最敏感。

4. 瞳孔对光反射异常　瞳孔不同程度散大。单眼累及患者瞳孔直接对光反射迟钝或消失，间接对光反射存在。双眼累及患者双眼瞳孔散大，直接和间接对光反射均消失。

5. 眼底异常　早期视神经乳头炎时，视乳头充血及水肿，边缘模糊，轻度隆起，一般小于 3D。若视网膜受波及，可见后极部血管扩张、迂曲，伴有水肿、出血及渗出。球后视神经眼底一般正常，有的可见到视乳头轻度充血。后期均可发现视神经萎缩，颞侧乳头苍白。

6. 相对性瞳孔传入障碍　暗室中用光线来回照射双眼，一眼瞳孔较大和（或）瞳孔收缩幅度小且速度慢。遮盖健眼，患眼瞳孔扩大，遮盖患眼，健眼瞳孔没有变化，或者持续照射患眼，瞳孔开始缩小随后散大，证明相对性瞳孔传入障碍阳性。

7. 乌托夫征现象　视神经炎的症状和体征可因运动、洗澡、发热、情绪压力或环境温度过高而加重，是由瞬时传导阻滞引起的，通常在视神经炎的恢复期出现。

8. 普尔弗里希现象　视神经炎后患者对深度运动的感觉可能会有困难，患者可能会报告在判断车辆的行驶路线、将液体倒入罐子中或判断网球或垒球的轨迹方面存在问题。普尔弗里希现象通常出现在从视神经炎恢复并显示出良好视力的患者中，而不是在急性期。

（二）头痛特点

头痛多出现在眼眶深部及前额部，发生较急，呈钝痛、酸胀痛或刺痛，多为持续性，程度轻重不一，多数头痛较轻，伴有视力下降、眼花等眼部变化。眼球转动或按压眼球时头痛加重，晨起时头痛多较轻，随眼部病变改善头痛很快缓解。

五、视神经炎的辅助检查

1. 光学相关断层扫描　常见视网膜内层即视网膜神经纤维层和神经节细胞层变薄或萎缩。视盘肿胀时，视盘周围视网膜神经纤维层增厚或肿胀。内核层也可能局部增厚，这可能与微囊性黄斑水肿（称为微囊性黄斑病变或逆行性黄斑病变）有关。证据表明微囊性黄斑水肿、内核层增厚在多发性硬化相关视神经炎患者中更常见。

2. 视觉诱发电位　视觉诱发电位对视神经炎是一种高度敏感但不是特异的检查方法。可表现为 P100 波（P1 波）潜伏期延长、振幅降低，提示有脱髓鞘的视神经病变。研究表明，视神经炎发病时，90% 的患者视觉诱发电位改变，而视力恢复后仅 10% 的患者视觉诱发电位转为正常。屈光不正、视网膜功能疾病、视神经压迫性病变会导致视觉诱发电位异常。多焦视觉诱发电位可以精确定位视觉通路中的电生理异常，比标准视觉诱发电位更敏感。

3. 视网膜电图　视网膜电图可提供关于视杆感光器和视锥感光器的诊断信息，以及整个视网膜内部功能。图形视网膜电图的两个主要成分是 N95 和 P50，N95 成分和 N95∶P50 比值对视神经炎诊断有一定价值。多焦视网膜电图也可能成为评估视神经炎的有用工具。

4. 视野检查　典型的视野缺损是视野中心暗点或视野向心性缩小。约 2% 的病例出现中心暗点。大多数患者的视野敏感度普遍降低。中心视野缺损提示视神经炎。在视网膜神经节细胞丢失 25%～35% 之前，可能无法检测到视野缺损。

5. 血清学检查　根据病史如果考虑全身性疾病，可进行血常规、电解质、肝功能、红细胞沉降率、C 反应蛋白、血清血管紧张素转化酶等的检验。考虑感染，可以检测细菌、病毒等病原体。考虑风湿免疫性疾病，可检测相关风湿免疫指标。

6. 脑脊液检查　脑脊液检查应包括细胞学、总蛋白、葡萄糖和寡克隆带。脑脊液寡克隆带对多发性硬化有一定参考价值，但不是特异性指标。脑脊液胶质纤维酸性蛋白水平对急性视神经脊髓炎具有较高的敏感性（85%～100%），但特异性较低（77%～100%）。

7. MRI 检查　对于视神经的评估，MRI 检查需包括脂肪抑制 T_2 加权图像和对比增强（脂肪抑制）T_1 加权图像。T_1 加权和 T_2 加权序列用于评估整个眼眶和大脑，有助于同时检测可能的脱髓鞘脑损伤。急性视神经炎的典型 MRI 表现为脂肪抑制 T_2 加权图像上可见神经高信号强度病变（偶尔延伸到交叉和视束）。根据炎症的严重程度，约 94% 的急性视神经炎患者的 T_1 加权像可以观察到对比增强。

六、视神经炎的诊断和视神经炎引起的头痛诊断和鉴别诊断

（一）视神经炎的诊断

视神经炎根据病因、临床表现及眼底检查等即可做出诊断。一般常见的视神经炎有以下几种，诊断各有一定特征。

1. 特发性视神经炎

（1）急剧发生的视力下降，伴或不伴眼痛及视盘水肿。

（2）视野缺损。

（3）相对性瞳孔传入功能障碍，视觉电生理检查异常中任意一项。

（4）除外其他视神经疾病：缺血性视神经病变、压迫性视神经病变、肿瘤相关性视神经病变、外伤性视神经病变、中毒性视神经病变、营养代谢性视神经病变、遗传性视神经病变。

（5）除外视交叉和交叉后的视路及视中枢病变。

（6）除外其他眼科疾病。

（7）除外非器质性病变。

2. 多发性硬化相关性视神经炎

（1）符合视神经炎的诊断条件，同时具备多发性硬化相关性视神经炎的临床特点。

（2）除外感染性视神经炎或自身免疫性视神经炎。

（3）可以为多发性硬化的首发表现，或者在多发性硬化发病过程中出现。

3. 视神经脊髓炎

（1）符合视神经炎的诊断，并具备视神经脊髓炎的临床表现。

（2）除外感染性视神经炎或自身免疫性视神经炎。

（3）可以为视神经脊髓炎的首发表现，或者在视神经脊髓炎发病过程中出现。

4. 感染性视神经炎

（1）符合视神经炎的诊断条件。

（2）有明确的感染性疾病的临床及实验室证据。

5. 自身免疫性视神经炎

（1）符合视神经炎的诊断条件。

（2）合并系统性自身免疫病，或至少一项自身免疫性抗体阳性。

（3）排除感染性视神经炎。

（二）视神经炎引起的头痛诊断

2018 ICHD-3 中对视神经炎引起的头痛诊断标准进行了描述。

1. 单侧或双侧的眶后、眼眶、前额和（或）颞部疼痛符合标准 3。

2. 临床、电生理、影像学和（或）实验室证实存在视神经炎。

3. 符合下列 2 项证明存在因果关系

（1）疼痛的出现和视神经炎在时间上相关。

（2）眼球运动加重疼痛。

4. 不能用 2018 ICHD-3 中的其他诊断更好地解释。

（三）视神经炎的鉴别诊断

1. 颅脑损伤　当颅底骨折经过蝶骨骨突或骨折片损伤颈内动脉时，可产生颈内动脉-海绵窦瘘，表现为头部或眶部连续性杂音，搏动性眼球突出，眼球运动受限和视力进行性减退等。根据明确的外伤史、X 线检查显示颅底骨折及脑血管造影检查临床诊断不难。

2. 脑垂体瘤　早期垂体瘤常无视力视野障碍。如肿瘤长大，向上伸展压迫视交叉，则出现视野缺损，外上象限首先受影响，红视野最先表现出来。若肿瘤继续增大，则白视野也受影响，渐至双颞侧偏盲。垂体瘤除有视力视野改变外，最常见的为内分泌症状，如生长激素细胞发生腺瘤，临床表现为肢端肥大症。垂体瘤患者 X 线显示多有蝶鞍扩大、鞍底破坏，头颅 CT、MRI 可见肿瘤生长，内分泌检查各种激素增高。

3. 急性缺血性视神经病　指视神经梗死所致的视力丧失，起病突然，视力减退常立即达到高峰。视力减退的程度决定于梗死的分布。眼底检查可有视盘水肿和视盘周围线状出血。常继发于红细胞增多症、偏头痛、胃肠道大出血后、脑动脉炎及糖尿病，更多的是高血压和动脉硬化。根据原发疾病及急剧视力减退临床诊断较易。

七、视神经炎引起的头痛治疗

缘于视神经炎引起的头痛是视神经炎的伴随症状，因此治疗视神经炎后头痛就会消失。

1. 病因治疗　感染性视神经炎需先抗感染治疗；肿瘤导致的视神经炎需要抗肿瘤治疗；中毒性视神经炎需要针对病因治疗，可采取高压氧等治疗方法；营养性视神经炎需要补充维生素及其他营养物质。

2. 糖皮质激素治疗　甲泼尼松龙静脉滴注 100mg/d，静脉滴注 3 天后改为泼尼松 1mg/（kg·d），并逐渐减量，治疗维持时间为 4～6 个月。可同时给予局部泼尼松龙或氟米龙做球旁、Tenon 囊下或者球后注射。

3. 免疫抑制剂治疗　用于降低复发性视神经炎，同时防止脊髓和脑损害，延缓视神经炎发展。

4. 神经营养药物　包括维生素 B_1、维生素 B_{12}、ATP 辅酶及其他神经营养药物。

5. 血管扩张药物　烟酸、复方丹参、银杏叶提取物等，可以扩张血管，改善微循环，解决视神经缺氧状态，增加物质代谢，缓解组织水肿程度。

八、视神经炎的预防、预后和健康指导

不同病因引起的视神经炎预后不同。急性视神经炎经合理规范治疗后，大多预后较好。青年人患视神经炎居多，多因长期上网、看电视、用眼不当造成，故平时要注意用眼卫生。除此之外，平时还应注意饮食，多食富含维生素、蛋白质的食品，如维生素 B_1、奶类及其制品、动物肝肾、蛋黄、鳝鱼、胡萝卜、香菇、紫菜、芹菜、橘、柑、橙等。加强身体锻炼，增强体质。

第6节 隐斜或斜视引起的头痛

一、隐斜或斜视概述

斜视是一种常见的视觉障碍，指当一只眼睛注视目标时，另一只眼视轴偏离平行的异常眼位，主要因为眼外肌平衡失调所致。当双眼眼位偏斜可通过正常的融合机制而得到控制时称为隐斜。隐斜对于距离的判断较实际距离有差别。内隐斜对距离的判断比实际距离远，外隐斜对距离的判断比实际距离近。斜视是导致眼肌性视疲劳的主要因素，由于眼肌平衡失调后为看清物体，眼外肌需不断进行调节运动，因此容易产生视疲劳。同时可致眼球胀痛、压痛，甚至头痛。眼肌平衡失调如导致复视，可见眼性眩晕或者步态不稳。斜视患者的立体视功能存在不同程度的损害。

二、隐斜或斜视的病因和分类

（一）病因

斜视的病因复杂，具体发病机制尚不清楚，可能和眼的调节功能、家族遗传有关。儿童斜视常见的病因有先天性神经肌肉发育不良、染色体变异和基因疾病、家族性斜视、婴儿在生产过程中难产或宫内窒息及产钳助产产生的眼部损伤、后天感染累及眼肌等。成人斜视的病因多为神经系统疾病、颅脑外伤、眼外伤、颅内炎症、肿瘤、病毒感染等。

（二）分类

1. 根据融合状态分类

（1）隐斜：可以被融合功能控制的眼位偏斜。只有当融合功能被破坏时，才会表现出来的一种斜视。

（2）间歇性斜视：部分时间可被融合功能控制，部分时间不能被融合功能控制的眼位偏斜，不能被融合功能调节的时间主要发生在注意力不集中时段。

（3）显斜视：不能被融合功能控制的眼位偏斜，没有间歇发作病史的一种斜视。

2. 根据有无眼球运动障碍分类

（1）共同性斜视：眼球向各个方向运动无障碍，但眼位偏斜，双眼不能同时注视同一物体，眼位偏斜的度数恒定，不随注视点和注视眼的变化而变化。

（2）非共同性斜视：眼球运动存在不同程度的受限，眼位偏斜的度数不恒定，会随着注视点和注视眼的变化而变化。多数非共同性斜视是麻痹性斜视或者限制性斜视。

3. 根据注视眼分类

（1）交替性斜视：可以自主的两只眼交替注视。

（2）单眼性斜视：只选择一只眼注视。

4. 根据偏斜方向分类

（1）水平斜视：分为内斜视和外斜视。

（2）垂直斜视：分为上斜视和下斜视。

（3）旋转斜视：分为内旋斜视和外旋斜视。

三、隐斜或斜视的临床表现及头痛特点

（一）临床表现

（1）一只眼注视目标时，另一只眼出现偏斜，部分患者偏斜不明显，或呈间歇性。

（2）眼球转动可正常，也可出现不同程度的受限。

（3）复视现象会使患者辨别方向能力丧失，常会自动闭上一只眼睛，以减少复视的不适感。

（4）一些斜视患者可表现为代偿性头位，常采用侧头、侧脸等特殊头位来克服视物不适感。

（5）可出现畏光、阳光下闭眼，同时视物不能持久及视疲劳，常伴头痛、眼痛、眼睑沉重感、眩晕、恶心等。

（6）合并屈光不正、弱视时，出现视力下降和视物模糊。

（二）头痛特点

眼肌平衡失调时，为看清物体，眼外肌需不断进行调节运动，因此容易产生视疲劳，可致眼球胀痛、压痛，甚至头痛。睫状肌痉挛导致乳酸含量升高，睫状神经受到刺激，引起眼眶、颞侧头部疼痛。同时复视刺激大脑皮质也可以引起头痛。

四、隐斜或斜视的辅助检查

1. 视力检查　检查双眼裸眼及矫正的远近视力。对于有眼球震颤的患者，可以雾视单眼检查对侧眼视力。

2. 屈光检查　睫状肌麻痹剂散瞳后检查。

3. 外眼检查、裂隙灯检查　眼前节组织和检眼镜检查眼底。

4. 斜视专科检查　眼位检查、眼震图、三面镜、眼外肌检查、眼球运动牵拉试验、双眼视力检查。

五、隐斜或斜视的诊断和鉴别诊断

（一）隐斜或斜视的诊断

通过详细询问病史，了解发生斜视的时间和症状，了解有无近视或远视、怕光、视物歪头、复视等可做出斜视的诊断，同时结合斜视专科检查大多可明确诊断。

双眼注视时眼位正，交替遮盖时眼球有移动，移去遮盖后眼球恢复正位，三棱镜中和眼位后症状缓解，通常诊断为隐斜。

（二）隐斜或斜视的鉴别诊断

（1）双眼瞳距过宽。正常瞳距为 62mm 左右，超过 70mm 则可形成双眼外斜假象。双眼瞳距过小，也会给人造成内斜假象。

（2）内眦赘皮。内眦皮肤皱褶覆盖住内眦部，严重者鼻侧白眼球都被皮肤覆盖，造成内斜假象。

（3）幼儿鼻梁宽、扁平，经常被家长误认作"斗鸡眼"。

（4）其他疾病如麻痹性斜视、共同性斜视、先天性胸锁乳突肌纤维化等。

六、隐斜或斜视引起的头痛治疗

缘于隐斜或斜视引起的头痛是隐斜或斜视的伴随症状，因此治疗隐斜或斜视后头痛会随之改善。

斜视的治疗原则为若有明显屈光不正，首先应配镜矫正屈光不正；若有弱视应首先治疗弱视，待两眼视力平衡后，再行手术或非手术的方法矫正斜视。

隐斜或斜视的治疗方法有以下几种。

1. 对于无症状的隐斜无须处置。对于有症状的隐斜患者治疗包括矫正屈光不正、集合训练和融合训练，以此来锻炼患者的集合和融合功能。配镜的原则是近视足矫，远视欠矫。垂直隐斜和内隐斜不能训练治疗，可采用三棱镜矫正。外隐斜可以采取训练治疗。

2. 先天性内斜合并弱视需先治疗弱视。睫状肌麻痹下散瞳验光，屈光矫正后进行手术治疗，手术时机在 24 月龄。也可以采用肉毒毒素注射。

3. 调节性内斜合并弱视需先进行弱视治疗。散瞳验光后配戴眼镜，或者配戴双焦点眼镜。不采取手术治疗。

4. 部分调节性内斜视合并弱视需先治疗弱视。全屈光处方配戴眼镜 3～6 个月后眼位不能完全矫正可采取手术矫正剩余斜视度数。

5. 高 AC/A 型调节性内斜配戴双光镜，使用缩瞳剂，部分患者可考虑双内直肌减弱手术。

6. 先天性外斜需矫正屈光不正，治疗弱视后进行手术治疗。

7. 共同性外斜和间歇性外斜如果双眼融合功能良好的患者可以不进行手术治疗，需随诊观察；如果多数时间内眼位偏斜则需要治疗，治疗包括矫正屈光不正、治疗弱视、配戴三棱镜治疗、正位眼治疗及手术治疗。恒定性外斜治疗包括矫正屈光不正、治疗弱视和手术治疗。

8. 非共同性外斜需针对不同病因治疗，如果病因治疗 6～12 个月无效，可考虑手术治疗。

七、隐斜或斜视的预防、预后和健康指导

斜视一般不能自愈，但通过积极治疗后，大部分患者预后良好。斜视通过手术治疗眼球正位后，不易复发。预防斜视的发生，不同年龄儿童方法也不相同，但关键在于防止婴幼儿看过于靠近的物体。对于学龄前儿童，应多做户外活动，多看远处景物。平时要注意用眼卫生，避免用眼过度。选择富含维生素、营养丰富的饮食，如蔬菜、水果等。

（冯卓蕾　谭　晶）

第10章 口腔疾病与头面痛

第1节 牙源性病灶感染引起的头痛

一、牙源性病灶感染引起的头痛概述

牙源性病灶感染引起的头痛是指感染、理化刺激和温度刺激所致牙髓炎引起的头痛。牙髓炎引起头部疼痛的程度表现不一，而且不一定与病理变化相符合。早期炎症可能出现剧烈牙痛，晚期发炎的牙髓部分或全部坏死，疼痛反而缓解。牙髓炎一般对温度刺激敏感。在患牙的病侧引起头顶部疼痛，偶可放射到患侧的肩部或上臂。下颌牙髓炎可放射到耳、颞部，上颌牙髓炎可放射到眶下、颞部。牙痛开始为阵发性，后转为持续性，患者一般不能指出患牙位置，多于夜间加重。由拔牙或口腔手术引起的三叉神经炎可伴有舌和下唇感觉缺失，咬肌和翼肌肌力减弱等。

二、牙髓腔解剖

牙髓腔简称髓腔，是位于牙体中部、周壁除根尖孔外其余绝大部分均被坚硬的牙本质所包围的空腔。髓腔朝向牙根颈部及牙冠的一端扩大成髓室。与牙𬌗面或切嵴相对应的髓室壁为髓室顶。与牙冠的四个轴面相对应的髓室壁分别称为近中髓壁、远中髓壁、唇颊侧髓壁、舌侧髓壁。髓室顶与牙尖相对应的角状突起称髓角。髓室底、髓室与根管的移行处称根管口。根管系统是髓腔除髓室以外的管道部分，包括根管、管间吻合、根管侧支、根尖分歧、根尖分叉和副根管。

三、牙源性病灶感染引起头痛的病因和发病机制

（一）病因

引起牙髓炎的病因主要包括：①深部龋齿、牙周炎和外伤均可导致细菌及其毒素

进入牙髓。②口腔内的金属修复体、龋病治疗过程中的消毒药物和填充材料造成理化刺激引起牙髓炎。③食物过冷或过热、牙钻切割产热和金属填充物导热造成温度刺激引起牙髓炎。

（二）发病机制

由于牙髓组织是处于四壁坚硬且缺乏弹性的牙髓腔中，其血液循环只能通过细小的根尖孔，缺乏侧支循环，一旦牙髓发生炎症，炎症渗出物不易引流，髓腔内压很快增高，产生剧烈疼痛。同时炎症刺激三叉神经分布区域，引起患牙同侧上、下颌牙及头面部疼痛。炎症早期可能引起剧烈的牙痛和头痛，炎症后期当牙髓部分或全部坏死时疼痛反而减轻。

四、牙源性病灶感染引起头痛的临床表现和头痛特点

（一）临床表现

主要为剧烈牙痛，可伴有同侧头面部痛。疼痛具有以下特点。

1. 自发性 在未受任何刺激的情况下突然发生剧烈的阵发性锐痛；牙髓化脓时可出现搏动性跳痛。

2. 夜间痛 疼痛常发生于夜间，或者夜间疼痛比白天更为剧烈。

3. 温度刺激 冷热刺激可激发患牙的剧烈疼痛，或加重正在发作的牙齿疼痛。牙髓化脓或坏死，可出现热刺激疼痛加剧而冷刺激疼痛缓解。

4. 患牙不能定位 疼痛呈放散性，通常沿三叉神经分布区域放射至患牙同侧上、下颌牙及头面部。

（二）头痛特点

牙髓炎引起的头痛程度不一，并非与病理严重程度相符合。头痛多出现在患牙同侧头顶部，为偏头痛，按部位分为 3 型：①多数在颞部（颞动脉区域），此处头痛最剧烈；②以额部和眶上部为中心的头痛；③全头痛，此型较少见，枕部为头痛中心。

五、牙源性病灶感染引起头痛的辅助检查

1. 牙髓活力试验 进行温度试验时，牙髓炎患牙敏感性增高。

2. 牙 X 线 用来区分龋病和非龋病。

3. 确定患牙牙位 可以用选择性麻醉方法排除一些牙齿疾病，协助诊断。

六、牙源性病灶感染引起头痛的诊断和鉴别诊断

（一）诊断

通过详细询问病史，根据牙源性病灶感染引起的疼痛具有自发痛、阵发痛、夜间痛、

温度刺激痛、放射性疼痛及疼痛不能定位的特点，以及温度刺激、牙髓活力测定及牙 X 线显示阳性结果，诊断不难确定。若去除病灶后头痛迅速好转或消失，是判断牙源性病灶感染引起头痛的有力证据。

2018 ICHD-3 中对缘于牙齿疾病的头痛诊断标准进行了描述。

1. 任何头痛符合标准 3。

2. 临床和（或）影像学检查，证实存在明确的能引起头痛的一种或多种牙齿和（或）颌部疾病。

3. 至少符合下列 4 项中的 2 项

（1）头痛的发生与病变或损伤的发生在时间上密切相关。

（2）至少符合下列 2 项中的 1 项以证明存在因果关系

1）头痛随着病变或损伤的发展而加重。

2）头痛随着病变或损伤的改善或治愈而缓解或消失。

（3）对患齿触诊、探查或施压可加剧头痛。

（4）对于单侧病变或损伤，头痛发生在同侧。

4. 不能用 2018 ICHD-3 中的其他诊断更好地解释。

（二）鉴别诊断

1. 三叉神经痛　疼痛一般位于三叉神经的分支部位，通常存在"扳机点"，患者每触及该点即诱发疼痛。三叉神经痛较少在夜间发作，冷、热温度刺激也不引发疼痛。

2. 急性上颌窦炎　疼痛为持续性胀痛，患侧的上颌双尖牙和磨牙可同时受累而致 2～3 颗牙齿均有叩痛，患牙对温度测验的反应同对照牙。检查上颌窦前壁可出现压痛，患者还可能伴有头痛、鼻塞、流脓涕等上呼吸道感染的症状。

3. 干槽症　患者近期有拔牙史。检查可见牙槽窝空虚，骨面暴露，出现臭味。拔牙窝邻牙虽也可有冷、热刺激敏感及叩痛，但无明确的牙髓疾患指征。

七、牙源性病灶感染引起的头痛治疗

牙源性病灶感染引起的头痛治疗原则是去除可疑病灶，如开髓引流或药物止痛，必要时给予敏感抗生素治疗。

保存活髓或保存患牙，应急处理可以开髓减压，温盐水冲洗后，放置止痛药物（如樟脑酚、丁香油酚等小棉球）于龋洞内，可以暂时止痛，同时服用抗生素和镇痛药。疼痛缓解后 1～2 天，视患牙具体情况选用：①活髓切断术；②平髓术；③牙髓塑代或根管治疗。无保留价值的患牙可拔除。去除病灶及有效治疗牙髓炎后头痛迅速好转或消失。

八、牙源性病灶感染引起的头痛预防、预后和健康指导

注意口腔卫生，坚持早晚或进食后刷牙，饭后漱口，及时清除留在口腔的食物残渣和细菌，避免食物碎屑和细菌等物质进入牙体内，从而预防龋病。对于位置不正的智齿和食

物嵌塞的牙齿及时治疗，避免诱发炎症而引起头痛。牙源性病灶感染引起的头痛，随着感染病灶的去除，头痛自然消失，预后良好。

第 2 节　颞下颌关节紊乱综合征

一、颞下颌关节紊乱综合征概述

颞下颌关节紊乱综合征是一组累及颞下颌关节和（或）咬肌系统，引起关节疼痛、弹响和张口受限等疾病的总称。

颞下颌关节紊乱综合征是一种常见病，女性多见，初次发病年龄在 20～30 岁，病程可长达几年甚至十几年，可反复发作。本病病因不明，一般认为精神因素和局部因素能够诱发或加重其症状。精神因素包括精神紧张、失眠、急躁和易怒等。局部因素与口腔有关，包括咬合关节紊乱、咬合关节负荷过重（不良咀嚼习惯、咬坚硬食物、紧张时咬牙和夜间磨牙）以及关节解剖异常（髁突小、关节活动度过大）。同时，颞下颌关节紊乱综合征也表现为一种心理疾病，患者常伴有精神紧张、焦急、易怒、失眠等症状。

二、颞下颌关节的解剖

颞下颌关节位于颅骨和下颌骨之间，为双侧连动的铰链关节，是人体最复杂的关节之一。在语言、咀嚼、感情的表达中起到重要作用。

颞下颌关节由下颌骨髁突、颞骨关节面、两者之间的关节盘、关节周围的关节囊和关节韧带组成。分为硬组织和软组织，硬组织包括关节窝、关节结节和髁状突；软组织包括关节盘、关节囊、关节韧带和神经血管组织。基本结构包括关节面、关节盘、关节囊和关节腔。关节面由关节窝、关节结节和髁突组成。关节盘由前带、中间带、后带和双板区组成。关节囊由纤维层和滑膜层组成。关节腔由上腔和下腔组成。此外，每侧颞下颌关节的外侧还有颞下颌韧带、蝶下颌韧带、茎突下颌韧带和关节盘附着。

颞下颌关节作为人体最复杂的关节之一，具有 3 个特点：①具有负重功能，咀嚼运动时咀嚼压力可达数十千克；②具有一定的稳定性，以关节盘、韧带和强大的肌肉为基础；③关节活动极为灵活，关节窝明显大于髁突，关节盘附有肌肉、关节囊和韧带，较为松弛。关节窝呈三角形，底边在前为关节结节嵴，外边为颧弓的后续部分，内后边为岩鳞裂和骨鳞裂，内边低于外边，内、外两边相交于一点，为三角形的顶点。有的此处为骨状突起，锥形，称关节后结节。颞下颌关节窝及关节结节位于颞骨鼓部的前方，包括凹部的关节窝和关节面的突部，以及关节结节。关节结节位于颧弓根部。前斜面为颞下窝的延长，斜度小，便于髁突在大张口时越过关节结节嵴顶继续向前滑行。关节结节后斜面与髁突前斜面是相对应的功能面，其活动大于关节窝。

三、颞下颌关节紊乱综合征的病因和发病机制

1. 精神因素 精神因素在颞下颌关节紊乱综合征的发生和加重过程中起到了非常重要的作用。

2. 创伤因素 很多患者有局部创伤史，如曾受外力撞击、突咬硬物、张口过大（如打呵欠）等急性创伤，还有经常咀嚼硬食、夜间磨牙及单侧咀嚼习惯等，这些因素可能引起关节挫伤或劳损，咀嚼肌群功能失调。

3. 咬合因素 咬合紊乱可以导致颞下颌关节紊乱综合征的发生或加重，如咬合干扰、牙齿过度磨损、磨牙缺失过多、不良修复体、颌间距离过低等。咬合关系的紊乱，可破坏关节内部结构间功能的平衡，促使本症的发生。

4. 全身及其他因素 系统性疾病，如类风湿关节炎，也可以引起颞下颌关节紊乱。此外，一些医源性因素，如鼻咽癌的放射治疗，会导致咀嚼肌的结构和功能改变，也可以引起颞下颌关节紊乱综合征。

四、颞下颌关节紊乱综合征的临床表现

根据病程进展分为早期功能改变阶段、中期结构改变阶段和晚期关节破坏阶段。

1. 疼痛 颞下颌关节区或关节周围疼痛多为持续性钝痛，咀嚼及张口时疼痛明显，在颞下颌关节区域有扳机点和压痛点，如将手指置于关节后侧的外耳道内，向前压迫，引起关节疼痛。触诊颞肌和（或）被动活动下颌可诱发头痛。少数患者伴有颈肩部疼痛、耳痛、头晕和耳鸣等症状。也有患者可出现三叉神经痛的临床表现。

2. 下颌运动异常 表现为张口受限、张口时下颌偏斜和下颌左右侧运动受限。

3. 弹响 张口活动时出现弹响。关节弹响是由于关节内各个结构发生紊乱后相互碰撞所产生的。弹响发生的时相取决于结构紊乱的程度和开闭口运动中各结构相互碰撞的位置，可为清脆的弹响音、摩擦音或破碎音。弹响音除与关节肌肉功能紊乱或关节结构损伤有关外，还与咬合关系紊乱，如牙尖过高、牙齿过度磨损、磨牙缺失过多有关。摩擦音是关节炎的一种表现，提示关节头软骨间距过短。破碎音提示关节盘的移位、穿孔或破裂。

五、颞下颌关节紊乱综合征的辅助检查

1. X 线检查 主要表现为颞下颌关节间隙变窄或增宽，发生囊样变，髁状突畸形增生，骨质破坏、增生、硬化，关节运动受限或过大等。

2. CT 检查 对于关节盘变形移位显示不佳，诊断意义不大。

3. MRI 检查 对于早期发现颞下颌关节紊乱有重要意义。颞下颌关节盘富含胶原纤维、弹性纤维和黏多糖。关节盘在 T_1WI 和 T_2WI 上均为低信号，上、下关节腔表面的滑膜呈中等信号，后带中心部分为中等信号。

4. 关节造影 可发现关节盘移位、穿孔及关节盘附着的改变。

5. 关节内镜检查 可发现颞下颌关节的早期改变，如关节盘和滑膜充血、渗出、粘连。

六、颞下颌关节紊乱综合征的诊断与鉴别诊断

（一）诊断

依据关节疼痛及触痛、下颌张开受限、张口时出现弹响等临床表现可初步诊断。要准确全面诊断或做出最终诊断，必须结合影像学检查。

2018 ICHD-3 中对颞下颌关节紊乱综合征的诊断标准进行了描述。

1. 任何头痛符合标准 3。

2. 临床或影像学检查，证实存在一侧或两侧颞下颌关节、咀嚼肌和（或）相关结构的病变。

3. 至少符合下列 3 项中的 2 项以证明存在因果关系

（1）头痛的发展与颞下颌疾病的发生在时间上密切相关，或致其被发现。

（2）下颌运动、下颌功能（如咀嚼）和（或）下颌功能紊乱（如磨牙症）可加剧头痛。

（3）体检触诊颞肌和（或）被动活动下颌可诱发头痛。

4. 不能用 2018 ICHD-3 中的其他诊断更好地解释。

（二）鉴别诊断

1. 颌面部肿瘤 可引起开口困难或牙关紧闭，如上颌窦后壁肿瘤、下颌关节良性或恶性肿瘤、颞下窝肿瘤、鼻咽癌等，影像学检查有助于鉴别诊断。

2. 颞下颌关节急性化脓性关节炎 发病急，疼痛并伴有关节区肿胀，关节区压痛明显。由于关节腔内积液导致后牙开错关系改变，因此关节间隙明显增宽。关节腔内穿刺可抽吸出脓性积液。

3. 创伤性关节炎 急性者可表现为疼痛、关节区肿胀及开口受限，慢性者表现为关节区及面部疼痛、咬肌酸痛、关节内杂音及开口受限。

七、颞下颌关节紊乱综合征的治疗

治疗的目的是消除疼痛，减轻不良负荷，恢复功能，提高生活质量。可以采用可逆、非创伤性的综合性手段，恢复口颌系统的正常功能。

（一）治疗原则

1. 去除各种可能的致病因素，采取个性化治疗、早期治疗、保守治疗和微创治疗。

2. 改进全身状况及心理精神状态，进行心理精神治疗。

3. 遵循合理的治疗程序。

4. 治疗程序的原则是先选用保守治疗，只有当所有保守治疗和可逆性非手术治疗失败

后，再考虑进行不可逆的手术治疗。

5. 注重患者健康教育，使患者了解疾病的性质、发病因素和转归，增强患者信心，积极配合医师治疗。

（二）治疗方法

1. 对因治疗 咬合因素是颞下颌关节紊乱综合征最常见的致病因素，如咬合干扰、咬合错位、磨牙缺失和不良修复体等。咬合关系异常导致的颞下颌关节紊乱综合征，可采用咬合治疗，包括咬合板等可逆性咬合治疗和调𬌗、修复、正畸、拔牙等不可逆性咬合治疗。

2. 保守治疗

（1）日常饮食：鼓励患者食用软食，小口咬食物，缓慢咀嚼。

（2）物理治疗：关节区疼痛显著时可以采用红外线照射、钙离子导入、超声药物导入、冷冻喷雾、针刺疗法、热敷、石蜡疗法、超短波、磁疗、低强度氦氖激光照射及电刺激等物理治疗，对肌肉痉挛、肌筋膜痛、肌炎等肌源性原因所致的颞下颌关节紊乱综合征效果较好。红外线照射局部关节和咀嚼肌，每次 15～30 分钟，每日 1 次，7～10 次为一疗程。重症者可用钙离子导入疗法，每次 15～20 分钟，每日 1 次，10 次为一疗程。对深部肌肉比如翼内肌、翼外肌可用超声药物导入疗法，在超声治疗的同时，将 5%氢化可的松剂透入皮肤，每次 5～15 分钟，每日 1 次，5 次为一疗程。此外，还可以使用氯乙烷冷冻喷雾法，阻断关节肌肉的神经刺激，每日 1～2 次，5～7 次为一疗程。针刺疗法对各种咀嚼肌痉挛引起的疼痛具有一定疗效。

（3）药物治疗：药物包括非甾体抗炎药、抗组胺药、镇痛药、肌肉松弛药、糖皮质激素、抗焦虑药、抗抑郁药等。尽早应用对乙酰氨基酚和其他非甾体抗炎药（如塞来昔布、艾瑞昔布、双氯芬酸钠等）可有效减轻疼痛。关节结构紊乱和骨关节器质性改变者可口服肠溶阿司匹林，每次 0.3g，每日 3 次；或口服布洛芬，每次 100mg，每日 3 次。镇静药对咀嚼肌痉挛引起的疼痛有效，口服地西泮 2.5～5mg，每日 3 次；或口服氯硝西泮 2mg，每日 2 次，伴有烦躁、焦虑、抑郁者辅用抗焦虑药或抗抑郁药。

（4）开口训练：下颌运动训练包括主动训练和被动训练。主动训练是指修正下颌的运动轨迹。存在开口受限的患者在足够润滑剂的作用下，进行被动的张闭口训练，使关节腔内的粘连松解，改善最大开口度。被动训练是让患者右手拇指和示指置于上、下颌中切牙之间，缓慢用力使口部慢慢撑开，循序渐进，坚持每天锻炼。如果已经耐受，可以增加开口度 3～5cm，逐渐增大到达正常的开口度。

（5）肌肉治疗：按摩肌肉、改善下颌姿势、开口练习等。

（6）心理治疗：包括健康教育和心理辅导，有针对性地对患者的心理进行认知教育和行为学治疗。向患者解释精神心理因素在颞下颌关节紊乱综合征中的作用，引导患者解除精神紧张和焦虑因素，消除不良的心理状态。

3. 颞下颌关节腔内阻滞治疗 该关节囊内有薄的纤维关节盘，此盘将关节分为上、下两个狭窄的关节腔隙，因此，颞下颌关节腔内阻滞操作相对困难。

阻滞前令患者轻微开口、闭口，触摸清楚髁状突的前后缘和其关节面的最高点，用 5 号细针头在髁状突的前方轻轻刺入皮肤后，使针头向上、向后、向中线深入 0.5～1cm，可进入颞颌关节的上关节腔；在髁状突关节面的最高点平齐处，垂直刺入深 0.5～0.8cm，即可进入其下关节腔。可先将 1～2ml 局部麻醉药注入，如药液回吸顺利，则证实针头确在关节腔内。然后注入 2%利多卡因或 0.5%布比卡因 1～2ml。每周 1～2 次，一般不超过 3 次即可痊愈。常用注射药物包括透明质酸或丁糖等大分子黏多糖、局部麻醉药和糖皮质激素。透明质酸可为关节软骨提供营养，减轻滑膜炎，增加关节腔润滑度，降解氧自由基和炎症因子，调控生长因子和细胞因子的分泌。糖皮质激素具有减轻炎症、降低前列腺素 E 水平、缓解疼痛的作用。局部麻醉药具有阻滞神经、减轻疼痛和炎症反应的作用。因此，该治疗方法可有效缓解关节疼痛，润滑关节，促进关节结构的改建，并且操作并发症少见而轻微，少数患者在阻滞后可有咬紧困难，2～3 天后可自行恢复。

4. 关节腔冲洗 可去除关节液中的一些炎症介质、免疫物质、软骨碎片和絮状物，减轻疼痛。但是疗效不如颞下颌关节腔内阻滞治疗。

5. 外科治疗 对颞下颌关节重度结构紊乱、骨关节病、保守治疗效果不佳、严重影响关节功能及正常生活的颞下颌关节紊乱综合征需进行外科治疗。包括关节镜外科手术和开放性外科手术等方式。手术术式包括关节盘摘除、关节盘摘除插补、髁状突高位切除和关节盘复位修复术。

八、颞下颌关节紊乱综合征的预防、预后和健康指导

大部分患者预后良好。采取综合治疗的方法，疼痛和关节功能紊乱很容易得到纠正，且疗效持久。日常生活中应注意避免咬硬物、偏侧咀嚼、紧咬牙等，避免持续讲话、打哈欠张口过大以及过多地咀嚼食物。

第 3 节 非典型面痛

一、非典型面痛概述

非典型面痛是指疼痛位置比较深在、范围可能比较局限的一种持续性面部疼痛，也称为持续性特发性面痛。常为单侧面部或口腔内部疼痛，也可累及双侧，范围一般不超过耳郭的高度，患者通常无法准确描述疼痛部位。该病病因并不十分清楚，可能与感染、自主神经功能障碍及心理因素相关。以女性居多。疼痛发作或加重与情绪密切相关。神经系统检查无阳性体征。

二、非典型面痛的病因和发病机制

非典型面痛目前没有明确的发病原因，可能发生于牙科治疗后、颌面部外伤治疗后、面部整形术后、三叉神经痛的神经毁损性治疗后等，精神和心理因素也可能为其发病原因。非典型面痛和某些精神科疾病之间有共性，但是两者之间的因果联系仍不明确。

三、非典型面痛的临床表现

1. 疼痛部位 主要限于单侧面部的某些区域，常由颜面部开始，向下颌、颞部、顶部、枕部、颈肩部扩散，远超过三叉神经分布的区域，但很少累及臂部。疼痛位置深在、弥散且不易定位。偶可累及双侧。

2. 疼痛性质 为持续性钝痛、酸痛、刺痛、牵拉样痛、烧灼样痛、麻木样痛或钻凿样痛。

3. 疼痛时间 每天超过 2 小时，持续超过 3 个月。

4. 体格检查 多无阳性体征。部分患者可能存在面部疼痛区域浅感觉减退。

5. 诱发因素 讲话、吞咽、咀嚼和寒冷等不能诱发疼痛发作，无"扳机点"，但是牙和颌面部手术及创伤可诱发疼痛，情绪激动可加剧疼痛。

6. 伴随症状 疼痛发作时伴有患侧自主神经症状，如流泪、鼻塞、颜面潮红等。

四、非典型面痛的辅助检查

X 线、CT 或 MRI 等影像学检查有助于排除感染、肿瘤、囊肿、血管压迫等因素。口腔科、眼科或耳鼻咽喉科专科检查也可以排除相关专科疾病。非典型面痛的辅助检查一般多无阳性发现。

五、非典型面痛的诊断和鉴别诊断

（一）诊断

详细询问病史，根据面部疼痛多局限在面部单侧，每天出现，从面部深层向四周扩散，不易定位。疼痛分布不按照三叉神经或其他脑神经走行，不伴有感觉缺失或其他体征多可明确诊断。

2018 ICHD-3 中对非典型面痛的诊断标准进行了描述。

1. 面部和（或）口腔痛符合标准 2 和 3。

2. 反复发作，每天超过 2 小时，持续超过 3 个月。

3. 疼痛具有以下 2 个特点：①定位不清楚，不符合周围神经分布。②钝痛、酸痛或不适。

4. 神经系统临床检查正常。

5. 适当的检查以排除牙齿诱因。

6. 不能用 2018 ICHD-3 中的其他诊断更好地解释。

（二）鉴别诊断

1. 三叉神经痛 表现为三叉神经分布区的发作性、阵发性剧烈疼痛，疼痛呈电击样、刀割样或针刺样，常见于中老年人，多为一侧发病，口角、嘴唇、鼻翼、牙齿等处可存在"扳机点"，洗脸、刷牙、说话、进食等动作常可诱发疼痛。卡马西平、苯妥英钠、奥卡西平等药物治疗有效。三叉神经阻滞、半月神经节射频热凝、三叉神经微血管减压术等方法亦可有效缓解疼痛。

2. 舌咽神经痛 为舌根、咽喉部位发作性、阵发性疼痛，有时可以累及外耳道深部。疼痛呈刀割样、电击样、针刺样剧痛，进食或吞咽动作可诱发。卡马西平、舌咽神经阻滞、微血管减压术等治疗可有效缓解疼痛。

3. 偏头痛 常见于青年女性，多位于单侧头部，表现为发作性搏动样中重度头痛。偏头痛可有发作先兆，疼痛发作一般持续 4～72 小时，可伴有恶心、呕吐、畏光和畏声等症状，各种光亮、声音刺激敏感，日常活动可加重头痛，大多数经休息或安静环境可缓解。曲普坦类药物治疗有效。

4. 丛集性头痛 为单侧眼眶、眼周、球后、眶上等部位进展迅猛的剧烈撕扯样痛、胀痛或钻痛，向同侧额颞部和顶枕部扩散，同时伴有同侧球结膜充血、流泪、流涕、前额和面部出汗、瞳孔缩小、上睑下垂、眼睑水肿。丛集性头痛发作期每天发作 1 次至数次。间歇期完全无痛。

六、非典型面痛的治疗

目前尚无有效的治疗方法。治疗原则是积极寻找发病原因和病理改变，针对其进行治疗。无明确的发病原因和病理改变者，应对症治疗。

1. 抗抑郁、抗焦虑药物 常用药物包括三环类抗抑郁药，阿米替林；选择性 5-羟色胺再摄取抑制剂，氟西汀、帕罗西汀；5-羟色胺、去甲肾上腺素再摄取抑制剂，度洛西汀。抗焦虑药有地西泮、氯硝西泮等。

2. 神经阻滞 星状神经节阻滞主要通过中枢神经作用调节丘脑使机体的自主神经功能、内分泌功能和免疫功能保持平衡。同时通过周围神经作用抑制阻滞部位节前纤维和节后纤维的功能，使交感神经纤维支配的心血管运动、腺体分泌、肌紧张、支气管收缩及痛觉传导也受到抑制。星状神经节阻滞对非典型面痛有一定的疗效，连续多次治疗效果更好。一般每日 1 次，10 次为一疗程。

其他神经阻滞可根据疼痛的分布区域行三叉神经分支阻滞，如眶下神经、颏神经、下颌神经阻滞等。

3. 心理及精神治疗 观察患者的心理及精神状态，给予心理疏导和精神支持。可试用生物反馈和认知-行为治疗等方法。

4. 神经电刺激 三叉神经周围支或半月节电刺激、蝶腭神经节电刺激、高颈段脊髓电刺激以及运动皮质电刺激对非典型面痛都有一定的治疗效果，可作为部分患者的治疗手段。

5. 手术治疗 可选择神经撕脱术或切除术，但部分患者不能解除原有疼痛，甚至会出现疼痛加重、麻木等并发症。需慎重选择手术治疗。

七、非典型面痛的预防、预后和健康指导

非典型面痛采用常规药物及神经阻滞治疗短期效果尚可，长期效果往往难以令人满

意，病情时常会有反复。患者应注重调整和改善精神情绪状态，更有利于非典型面痛的康复和预后。

第 4 节　灼口综合征

一、灼口综合征概述

灼口综合征的发病部位主要以舌部为主，表现为烧灼样疼痛，伴有情绪变化、头痛、口干、味觉改变，通常不伴有黏膜损伤及其他临床表现的一组综合征。灼口综合征没有特征性组织病理学变化。女性发病多于男性，绝经期女性患病率高，发病机制目前尚不清楚，一些研究提示与社会心理和精神异常共患病。

二、灼口综合征的病因和发病机制

原发性灼口综合征被认为与神经病理性改变有关，包括中枢神经系统病变、三叉神经病变、黏膜神经病变。中枢神经系统病变中神经可塑性变化，与慢性神经性病理性疼痛类似，与多巴胺能系统抑制功能减退和中枢神经系统改变导致疼痛阈值降低有关。三叉神经功能减退、丧失，三叉神经抑制作用减弱，感觉敏感，导致疼痛。黏膜神经变性导致疼痛阈值降低，同时伴有周围多种通道受体的高表达，导致疼痛发生。

继发性灼口综合征的病因分全身因素和局部因素。全身因素包括更年期综合征、内分泌功能障碍（糖尿病）、甲状腺疾病（甲状腺功能减退）、自身免疫病（红斑狼疮）、胃食管反流、营养缺乏（维生素 B_{12}、叶酸等）、全身药物的使用（血管紧张素转化酶抑制药）等。口腔局部因素包括牙石、不良修复体、残根残冠等。此外，还包括过度饮酒、吸烟、长期咀嚼含薄荷油的糖、夜间磨牙、频繁伸舌，细菌、真菌、病毒感染等。

灼口综合征还与精神心理因素有关，长期患病者在心理和人格方面会发生改变，出现抑郁、焦虑甚至人格障碍。

三、灼口综合征的临床表现

1. 疼痛部位　好发于舌前 2/3、下唇黏膜和硬腭前部，最常累及的部位是舌尖和双侧舌缘。

2. 疼痛性质　表现为口腔内烧灼样疼痛。

3. 疼痛时间　每天至少发作 2 小时，反复发作超过 3 个月。部分表现为晨起发病，午后加重，傍晚消失。

4. 体格检查　主观存在口干、味觉改变和感觉迟钝。舌和口腔黏膜的颜色、性质、形态及功能无任何异常。

5. 伴随症状　部分可出现精神紧张、焦虑、烦躁、抑郁、失眠等精神症状。

四、灼口综合征的辅助检查

灼口综合征患者多巴胺 D1/D2 受体比率下降。功能磁共振检查可见大脑功能减退。口腔黏膜血管存在微循环障碍。

五、灼口综合征的诊断和鉴别诊断

（一）诊断

2018 ICHD-3 中对灼口综合征的诊断标准进行了描述。

1. 口腔疼痛符合标准 2 和 3。
2. 每天超过 2 小时，持续超过 3 个月的反复发作。
3. 疼痛具有如下 2 个特点。
（1）性质为烧灼样。
（2）疼痛位于口腔黏膜表面。
4. 口腔黏膜外观正常，包括感觉测试在内的临床检查正常。
5. 不能用 2018 ICHD-3 中的其他诊断更好地解释。

（二）鉴别诊断

1. 三叉神经痛的疼痛部位为三叉神经分布区，疼痛性质为电击样、撕裂样或刀割样剧痛。大多存在"扳机点"，无神经系统的异常体征，口服卡马西平大多有效。
2. 舌咽神经痛的疼痛部位为舌咽部及耳深部，疼痛性质为短暂性和突发性剧痛。疼痛的"扳机点"多在一侧舌根部或咽喉、扁桃体、耳郭、耳屏处。患者做吞咽、张口、咳嗽或进食动作时可以诱发疼痛。疼痛发作时，咽喉壁丁卡因喷雾可有效缓解疼痛。
3. 口腔白念珠菌感染、扁平苔藓、内分泌代谢紊乱、肝脏疾病、免疫性疾病、酒精中毒等导致的舌痛。

六、灼口综合征的治疗

目前尚无治疗灼口综合征的特效方法，治疗原则为去除可疑病因，避免不良刺激，消除抑郁、焦虑等不良心态，提高患者生活质量。

1. 去除局部致病因素，包括去除锐利的残冠、残根、牙石；治疗系统性疾病（如贫血、糖尿病等）；如有白色念珠菌感染可用碱性溶液漱口，如有细菌感染可对症使用敏感抗生素治疗；保持义齿卫生；脱离过敏源，避免可能的致敏食物或去除可疑的局部致敏因素。
2. 停用引起灼口综合征的可疑药物，部分治疗高血压的药物可能与本病有关。
3. 避免不良刺激。改正不良习惯，纠正咬颊、吐舌、舔舌等不良习惯。
4. 消除抑郁、焦虑，恐惧心理。对有明显心理疾病者，可用地西泮、阿普唑仑、盐酸氟西汀、度洛西汀等药物治疗。联合认知疗法可提高疗效。也可以采用集体治疗的方法，患者之间相互交流病情，缓解焦虑恐惧的心理，更好地执行医嘱。

5. 对绝经期女性患者主要采用雌激素替代疗法，持续补充雌激素。

6. 舌神经阻滞可缓解发作期的疼痛，治疗时局麻药加入维生素 B_1 和维生素 B_{12}，做舌底双侧舌神经阻滞。星状神经节阻滞对缓解患者紧张、焦虑情绪有一定帮助。

7. 从中医角度，灼口综合征分为肝肾阴虚、气阴两虚、脾虚肝郁等证型。采用穴位注射和针刺，同时配合心理治疗。

8. 采取多种方法联合治疗，效果更好。

七、灼口综合征的预防、预后及健康指导

患者应保持积极乐观的心态，避免过度紧张和焦虑，饮食上注意适当补充维生素，注意口腔卫生，避免咬舌、舔舌、磨牙等不良习惯。虽目前治疗方法较多，但长期疗效不甚满意，故该病治疗的目标是努力提高患者的生活质量。

（冯卓蕾　刘玉林）

第11章　耳鼻咽喉源性头痛

耳鼻咽喉各器官处于颅面深处，解剖关系复杂，腔洞狭小曲折，难以直接观察，且与颅腔毗邻，相互关联，一旦出现炎症或压迫即可直接或反射地引起头痛。典型症状者容易找到原发疾病，但非典型症状者难以确诊，必须排除内外科、神经科疾病后才能明确诊断。

第1节　鼻源性头痛

一、鼻源性头痛概述

鼻源性头痛是指鼻腔、鼻窦病变引起的头部疼痛。鼻部局部病变引起的头痛，包括鼻的解剖畸形、炎症、外伤、肿瘤和异物等，其中以炎症最常见，其次为晚期恶性肿瘤。鼻部炎症以鼻窦急性炎症最为多见，也可由急慢性鼻炎、慢性鼻窦炎、萎缩性鼻炎、鼻中隔偏曲等疾病引起。鼻源性头痛多为深部疼痛，呈钝痛或隐痛，无搏动性，白天较重，卧床休息时减轻。低头弯腰、衣领过紧、全身用劲使静脉压增高时头痛加重，鼻腔黏膜收缩或表面麻醉后头痛减轻。一般伴有鼻部病变的症状，如鼻塞、流脓涕等。

二、鼻部的神经解剖

（一）外鼻的神经

外鼻分布有运动神经与感觉神经。

1. 运动神经　鼻部肌肉运动主要由面神经颊支所支配。缺氧和悲伤等感情冲动引起的鼻翼扇动，均系通过面神经的反射作用所致。

2. 感觉神经　来自三叉神经第一支（眼神经）和第二支（上颌神经），以上颌神经为主。

（1）筛前神经为眼神经的分支。有鼻外支与筛前动脉的外支伴行，分布于鼻尖。另有小支，穿出鼻骨孔至鼻背前下部及鼻尖。

（2）滑车上神经为眼神经的额神经分支，分布于鼻根。

（3）滑车下神经为眼神经的鼻睫神经分支，分布于鼻根。

（4）眶下神经为上颌神经的分支，随眶下动脉伴行，经眶下孔至面部，支配鼻翼及鼻前庭的感觉。

（二）鼻腔鼻窦的神经

包括嗅神经、感觉神经和自主神经。

1. 嗅神经　嗅神经分布于嗅区黏膜。嗅细胞中枢突汇集成多数嗅丝穿经筛板上的筛孔抵达嗅球。嗅神经鞘膜即由硬脑膜延续构成，嗅神经周围的空隙与蛛网膜下隙直接相通。手术损伤嗅区黏膜或继发感染可导致嗅觉减退或丧失，感染也可沿嗅神经进入颅内引起鼻源性颅内并发症。

2. 感觉神经　主要来自三叉神经第一支（眼神经）和第二支（上颌神经）。

（1）眼神经：经鼻睫神经分出筛前神经和筛后神经，进入鼻腔分布于鼻中隔和鼻腔外侧壁前部。

1）鼻睫神经分支：①筛前神经经筛前孔进入鼻腔，除鼻外支分布于鼻前庭、鼻尖、鼻背外，鼻内支又分为鼻内侧支和鼻外侧支。鼻内侧支分布于鼻中隔前上部，鼻外侧支分布于鼻腔外侧壁前上部、下鼻甲前段、筛窦及额窦。②筛后神经经筛后孔分布于蝶窦及后组筛窦，以及接近上鼻甲的鼻腔外侧壁小范围的黏膜和鼻中隔的相应区域。

2）额神经分支：眶上神经的分支分布到额窦。

（2）上颌神经：上颌神经穿过或绕过蝶腭神经节后分出蝶腭神经，经蝶腭孔进入鼻腔分为后上外侧支和鼻后上内侧支，主要分布于鼻腔外侧壁后部、鼻腔顶和鼻中隔。

1）蝶腭神经：其感觉神经纤维穿过或绕过蝶腭神经节，通过蝶腭孔入鼻腔后又分为以下4支。①鼻后上外侧支：分布于中鼻甲以上鼻腔外侧壁后段、后组筛窦、蝶窦。②鼻后上内侧支：自鼻中隔后上向前下斜行，分布于鼻顶及鼻中隔，其较大分支称鼻腭神经。③腭前神经：亦称腭大神经。为蝶腭神经的腭神经分支，在翼腭管内分出鼻后下神经入鼻腔，分布于中鼻道、下鼻甲及下鼻道。腭前神经终支经腭大孔进入口腔，沿硬腭向前经切牙孔与鼻腭神经吻合。④眶支：分布于后组筛窦及蝶窦。

2）上颌牙槽后支：分布于上颌窦。

3）眶下神经：有分支分布于鼻前庭、上颌窦、鼻腔底及下鼻道前段。

3. 自主神经　交感神经来自颈内动脉交感神经丛组成的岩深神经，副交感神经来自面神经分出的岩浅大神经，两者在翼腭管内组成翼管神经，经蝶腭神经节后入鼻腔。交感神经支配鼻黏膜血管收缩，副交感神经支配鼻黏膜血管扩张和腺体分泌。在正常情况下，两者互相制约，保持平衡。

翼管神经骨管外口位于骨性后鼻孔外上方约1cm处，呈漏斗状凹陷，距前鼻孔6～7cm，为经鼻腔翼管神经切除术的标志。

以上神经交叉分布于鼻腔鼻窦，共同组成痛觉敏感区。鼻源性头面痛主要是通过三叉神经或自主神经，或是此两种神经相互作用的一种反射性头痛反应。局部炎症、外伤、肿瘤及异物都可以成为刺激因素而引起疼痛，并沿神经分支放射至头部，引起各种类型的头痛。

三、鼻源性头痛的病因和发病机制

鼻腔和鼻窦局部病变及结构变异与鼻源性头痛的发生关系密切,其中以鼻炎、鼻窦炎、鼻中隔偏曲引起的头痛多见。

1. 鼻腔分布着丰富的感觉神经纤维。鼻腔的感觉神经来自三叉神经的眼支和上颌支。眼支分出筛前神经至鼻腔前部,上颌支分出鼻后上、后下神经的外侧支分别至中、下鼻甲,上牙槽的前、中、后支到上颌窦,支配鼻外的感觉。同时,鼻腔有交感和副交感神经分布,支配鼻腔黏膜血管的舒缩和腺体分泌功能。

2. 鼻腔解剖结构复杂而精细,炎症发生和自身解剖结构肿大时,容易造成鼻腔、鼻窦引流障碍,导致邻近结构受累,表现为阻塞性头痛。高位鼻中隔偏曲或钩突、筛泡及鼻甲肿大使鼻腔变窄,中、下鼻甲受压,舒缩功能受到限制而出现反射性头痛。炎症刺激鼻部神经也是导致头痛的因素之一。

四、鼻源性头痛的临床表现

(一)症状

头痛常发生在固定部位,如鼻根部、前额、颞部、顶枕部或眶周。多伴鼻塞、脓涕、嗅觉减退,部分患者伴眼球发胀、视物易感劳累等眼部症状。鼻黏膜充分收缩或进行表面麻醉后,疼痛明显缓解或消失。鼻部病变可直接刺激鼻黏膜上的三叉神经末梢引起头痛,并沿三叉神经分支放射到其他部位。鼻黏膜的不同部位对刺激所致的疼痛有不同的敏感度,最敏感的部位是上颌窦自然孔和额隐窝处的黏膜,其次为鼻甲和鼻顶,再次为鼻中隔和鼻窦黏膜。

鼻源性头痛有特征性的表现,主要表现为以下 5 点。

1. 头痛伴有鼻部症状,如鼻阻塞、鼻分泌物增多、嗅觉障碍等。

2. 表现为深部头痛。急性炎症时头痛程度重,呈刺痛或跳痛;慢性炎症时呈钝痛、胀痛或昏沉感。鼻部晚期肿瘤表现为间歇性或持续性剧痛,可伴有其他脑神经受累表现。

3. 头痛具有一定的时间规律性,鼻窦炎一般为白天头痛,夜间卧床后头痛减轻或消失。

4. 头痛的部位较恒定,早期患者多表现为单侧性头痛,久之多呈双侧性头痛,这是因为炎症早期多局限于单侧,随着病情进展,炎症蔓延至对侧,但以一侧为重。

5. 鼻腔使用黏膜收缩药或表面麻醉药后头痛减轻或消失。低头咳嗽等动作导致面部静脉压增高、鼻黏膜肿胀加重,则会加重头痛。

(二)体征

前鼻镜或鼻内镜检查可见鼻腔黏膜、鼻甲、鼻道或鼻中隔有病变,如鼻黏膜颜色暗红、鼻甲充血水肿、总鼻道或中鼻道见脓性分泌物、鼻腔荔枝肉样新生物或鼻中隔偏曲,甚至鼻腔肿瘤等。

五、常见不同鼻部疾病引起的头痛

（一）鼻腔炎性病变引起的头痛

鼻腔炎性病变常累及鼻腔黏膜和皮肤，严重时向周围组织、器官，甚至颅内侵入，病变刺激神经末梢产生疼痛。如鼻前庭炎、急慢性鼻炎或鼻部疖肿，此时疼痛以前额或鼻腔为主，胀痛多见。急性鼻炎和慢性鼻炎引起的头痛较为常见。

1. 急性鼻炎

（1）急性鼻炎概述：急性鼻炎是人类最常见的疾病，是由病毒感染引起的鼻黏膜急性炎症性改变，可累及鼻窦及咽喉部，传染性强。多见于冬季、秋冬和冬春交替时。症状包括鼻塞、流涕、发热等，病程通常在 7～10 天。成人通常平均每年感染 2～5 次，儿童每年可发病 6～10 次。各种呼吸道病毒均可引起本病，鼻病毒最为常见，流感和副流感病毒、冠状病毒及腺病毒也很常见。

（2）急性鼻炎引起头痛的机制：当鼻腔黏膜处于急性炎症初期，黏膜内血管收缩，腺体分泌减少。之后，逐渐转变为反射性血管扩张，腺体及杯状细胞扩大，黏膜水肿波及整个鼻腔及鼻窦开口处。一旦肿胀引起窦口通气引流障碍，就出现"阻塞性头痛"。如果得不到及时治疗，一段时间后窦腔内空气被吸收殆尽，则出现严重的"真空性头痛"。若病情进一步加重，窦腔内真空得不到缓解，黏膜血管反射性扩张，血清漏出充满窦腔，则产生"张力性头痛"。上述三种类型头痛的产生，主要原因是鼻腔黏膜肿胀累及鼻窦开口，引起了窦腔通气引流障碍，直至空气吸收和血清漏出。因此，在鼻窦开口处使用血管收缩剂喷雾或 1% 麻黄素棉片，收缩鼻黏膜，改善鼻腔、鼻窦通气，头痛可以减轻甚至痊愈。

（3）急性鼻炎的临床表现和头痛特点

1）临床表现：由于每次致病病毒的种类及其亚型不同，以及机体免疫功能和患者年龄的影响，本病的临床表现轻重不同。

在前驱期一般表现为鼻内干燥、灼热感、异物感和痒感，可有全身不适和畏寒，持续数小时或 1～2 天。卡他期表现为鼻塞逐渐加重，频频打喷嚏，流清水样涕伴嗅觉减退，说话时有闭塞性鼻音，还可能出现鼻出血；同时全身症状达高峰，可有倦怠、食欲减退及头痛等。一般持续 2～7 天。恢复期表现为清鼻涕减少，逐渐变为黏液脓性，合并细菌感染时，鼻涕变为脓性，全身症状逐渐减轻。如无并发症，7～10 天后痊愈。

2）头痛特点：多以前额、眉间的钝痛为主，午后加重。鼻塞一旦缓解，头痛明显减轻或消失。

（4）急性鼻炎的检查

1）一般检查：观察两侧鼻孔是否有破损、结痂、肿瘤或存在其他异物的现象。检查鼻腔内是否出现分泌物及分泌物的颜色、性质等。检查鼻中隔是否出现糜烂或严重鼻中隔畸形的现象。观察鼻腔内鼻黏膜是否充血、肿胀；鼻甲是否肥厚、充血、肥大增生或有鼻息肉。

2）鼻咽镜检查和鼻分泌物的检验。

（5）急性鼻炎的诊断和鉴别诊断

1）诊断：通过仔细询问病史，如发病前可能接触急性鼻炎患者、受凉、过度疲劳等，再根据急性鼻炎的临床表现和头痛特点，结合体格检查及鼻咽镜等检查，可以确定诊断。

2）鉴别诊断：需与流行性感冒、急性鼻窦炎、变态反应性鼻炎及鼻咽炎相鉴别。

（6）急性鼻炎引起的头痛治疗：缘于急性鼻炎引起的头痛主要是鼻腔黏膜肿胀累及鼻窦开口，引起了窦腔通气引流障碍。因此积极治疗急性鼻炎，改善鼻腔、鼻窦通气，头痛可以减轻甚至痊愈。对病毒感染引起的急性鼻炎，无特殊治疗方法，主要是对症及预防并发症治疗。

1）全身治疗：多喝热水，饮食清淡，注意休息。

2）局部治疗：主要以支持疗法和对症处理为主。卧床休息，早期可服用抗组胺药和解热镇痛药，后期可用吸引器抽出鼻内分泌物，改善鼻腔通气，注意预防并发症。鼻内局部滴用 1%麻黄素生理盐水有利于通气，排出鼻腔分泌物，缩短病程。可使用针灸及穴位按摩方法减轻鼻塞。

（7）急性鼻炎的预防、预后和健康指导：急性鼻炎是一种自限性疾病，病程为 7～10 日。平时应注意居室通风，勤洗手，改正揉眼、挖鼻等不良习惯。经常锻炼身体，增强体质，注意劳逸结合，清淡饮食。流行期间应避免与患者密切接触，减少外出或出入公共场所，外出时应佩戴口罩。

2. 慢性鼻炎

（1）慢性鼻炎概述：慢性鼻炎是指持续 4 周以上或炎症反复发作的鼻黏膜和黏膜下层的慢性炎症，无明确的致病微生物感染，伴有不同程度的鼻塞、分泌物增多、鼻黏膜肿胀或增厚等。导致头痛的慢性鼻炎有慢性肥厚性鼻炎和慢性萎缩性鼻炎两种。

（2）慢性鼻炎引起头痛的机制：慢性肥厚性鼻炎病程持久，鼻腔黏膜、黏膜下组织、甚至骨质都发生了增生性改变，以乳头状或息肉样变为主，直接压迫鼻腔内的疼痛敏感区，产生头痛。同时鼻腔阻塞引起通气、引流障碍，又加重了头痛。头痛部位多以鼻根部或两颊部为主，疼痛程度与鼻塞时间有关。

慢性萎缩性鼻炎时鼻黏膜和骨组织部分血管逐渐发生闭塞性动脉内膜炎，鼻黏膜萎缩，鼻甲骨吸收变小，鼻腔宽大，黏膜分泌减少，鼻腔失去调温、调湿作用。吸气时，大量冷而干燥的空气直接刺激萎缩的鼻黏膜，产生头痛。

（3）慢性鼻炎的临床表现和头痛特点：慢性肥厚性鼻炎首要症状为持续性鼻塞，其程度与鼻黏膜增生状态有关。有明显持续性的闭塞性鼻音，分泌物为黏液性或黏脓性，难以擤出。肥厚的鼻甲后端压迫咽鼓管，可出现耳鸣、听力减退。病程长者因张口呼吸和分泌物刺激可导致慢性咽炎，嗅觉显著减退。头痛为持续性闷痛，以额部为主，疼痛程度与鼻塞时间有关，如伴有慢性鼻炎急性发作，头痛则更剧烈。对血管收缩药不敏感。

慢性萎缩性鼻炎常有鼻及鼻咽部干燥感、鼻阻塞、鼻出血、嗅觉障碍、呼气时恶臭和头痛。头痛部位多在额部、颞部及枕部，呈剧烈性空痛和持续性钝痛，临床上称之为"空鼻综合征"。用棉花球填堵前鼻孔，减少进入鼻腔的气流，头痛可得到暂时缓解，这是本病的特点。

（4）慢性鼻炎的检查

1）鼻内镜检查：慢性肥厚性鼻炎可见鼻黏膜增生、肥厚，呈暗红色或淡紫色。下鼻甲黏膜肥厚，下鼻甲骨亦可肥大，下鼻甲表面不平呈结节状或桑椹状。探针轻压下鼻甲有硬实感并且不易出现凹陷，或凹陷出现但不易恢复。

慢性萎缩性鼻炎可见鼻腔宽敞，鼻甲缩小，下鼻甲有时小到无法辨认，中鼻甲有时稍呈肥大或息肉样变。鼻腔黏膜覆盖灰绿色痂皮，可闻及特殊臭味，除去痂皮后可见少许积脓，黏膜色红或苍白。咽部黏膜亦充血而发干，有时有脓痂覆盖，严重时喉部黏膜也呈萎缩性改变。

2）血管收缩药反应检查和鼻腔分泌物检验。

（5）慢性鼻炎的诊断和鉴别诊断：根据临床表现和症状、鼻内镜检查及鼻黏膜对麻黄素等血管收缩药的反应，可确定诊断。

慢性肥厚性鼻炎应与结构性鼻炎相鉴别，结构性鼻炎是鼻腔存在一种或几种结构解剖异常，如鼻中隔偏曲、中鼻甲反向弯曲及下鼻甲内展等，常常会引起鼻腔通气和功能异常。

慢性萎缩性鼻炎应注意与干燥综合征、鼻硬结症、麻风、结核等疾病相鉴别。

（6）慢性鼻炎引起的头痛治疗：缘于慢性鼻炎引起的头痛通过治疗慢性鼻炎，改善鼻腔、鼻窦通气，头痛可以减轻。

慢性肥厚性鼻炎应积极改善鼻腔通气、引流，恢复鼻腔的正常生理功能。常用的方法有：①下鼻甲黏膜下注射硬化剂。适用于早期肥厚性鼻炎，常用 50%葡萄糖、80%甘油、5%鱼肝油酸钠或 5%石炭酸甘油。②下鼻甲激光或微波术。局麻后，用针形微波电极头刺入下鼻甲黏膜，先烧灼后端肥厚黏膜，再向外边退边烧灼前端黏膜。③手术治疗。对于药物及其他治疗无效者，应行手术治疗。常用术式有下鼻甲黏膜下组织切除术和下鼻甲部分切除术。

慢性萎缩性鼻炎目前无特效治疗。常用的治疗方法有：①局部治疗。用生理盐水、3%硼酸溶液、1∶2000 高锰酸钾溶液进行鼻腔清洗，清除臭味。局部应用链霉素、庆大霉素，可改善症状，抑制臭鼻杆菌生长，使鼻腔内的继发感染得到控制。复方鱼肝油、复方薄荷油局部滴药可软化干痂，促进腺体分泌，润泽黏膜，改善症状。应用表皮生长因子喷雾剂，促进鼻腔黏膜上皮生长。②全身治疗。口服维生素 A、维生素 B_2、微量元素、生物制剂和中成药等。③手术治疗。目的在于缩小鼻腔，减少鼻腔水分蒸发，减轻鼻黏膜干燥和结痂形成。手术方法有鼻腔黏骨膜下填充术、鼻腔外侧壁内移术、前鼻孔封闭术等。

（7）慢性鼻炎的预防、预后和健康指导：慢性鼻炎目前尚无根治的方法，治疗的目的是改善症状，最大限度地恢复鼻腔的正常生理功能。急性鼻炎时应积极治疗，避免迁延为慢性鼻炎。平时注意饮食卫生和环境卫生，避免粉尘的长期刺激。加强身体锻炼，增强体质。注意气候变化，及时增减衣物。应尽量避免出入人群密集的场所，并注意佩戴口罩。

（二）鼻中隔偏曲引起的头痛

1. 鼻中隔偏曲概述 继发于鼻腔、鼻窦结构变异和阻塞压迫引起的头痛一直是诊断和治疗的难题。有不少头痛患者鼻部症状并不典型，或因为头痛较重而忽视鼻部症状。鼻中隔偏曲所致头痛较为常见。凡是鼻中隔的上下径或前后径偏离矢状面，向一侧或两侧偏曲，或者局部形成突起引起鼻腔功能障碍者，均为鼻中隔偏曲。

2. 鼻中隔偏曲引起的头痛机制

（1）机械压迫：鼻中隔呈嵴状或棘状突起时直刺下鼻甲，或偏曲侧压迫下鼻甲，引起反射性头痛。

（2）吸气时大量冷空气从前鼻孔进入鼻中隔偏曲凹陷侧，过度刺激鼻腔黏膜引起反射性头痛。

（3）鼻中隔高位偏曲时，中上鼻腔狭窄，鼻窦开口受阻，通气引流障碍，继发鼻窦感染。黏膜肿胀刺激末梢神经，出现剧烈头痛。

3. 鼻中隔偏曲的临床表现及头痛特点　早期不出现临床症状，一旦鼻黏膜、鼻甲发炎肿胀，立即表现为鼻阻塞，阻塞程度因鼻中隔偏曲的位置和类型而异。当鼻中隔呈 "C" 形改变时，仅凸侧鼻塞，呈 "S" 形改变时两侧均出现鼻塞。偏曲凸面黏膜薄而脆，小血管受侵糜烂时出现鼻出血。其他症状还包括头晕、流涕和耳鸣。

依据鼻中隔偏曲类型不同，呈现不同的头痛特点。鼻中隔呈 "C" 形时，凸侧为鼻阻塞引发的头痛，宽敞侧类似于 "空鼻综合征" 所致的头痛。鼻中隔呈 "S" 形时，为双侧阻塞性头痛。鼻中隔高位偏曲时，可压迫鼻睫神经出现鼻睫神经痛；还可继发鼻窦炎，共同作用产生头痛，疼痛部位多位于面部、额部和颞部。

4. 鼻中隔偏曲的检查

（1）前鼻镜检查：显示鼻中隔弯向一侧，两侧鼻腔大小不等。鼻中隔凸面可见利特尔区充血、糜烂，对侧下鼻甲代偿性肥大。

（2）鼻内镜检查：鼻腔前部表面麻醉后，用 0°、30°硬性鼻内镜观察。然后，在充分收缩鼻黏膜后检查鼻腔深部。观察鼻中隔与鼻腔、鼻道和鼻甲的解剖结构关系及对鼻腔、鼻窦通气引流产生的影响。鼻内镜检查鼻中隔偏曲使诊断更为准确。

（3）鼻窦 CT 扫描：鼻窦水平位和冠状位 CT 扫描，可了解鼻中隔偏曲的形态，还可清晰观察鼻中隔与相邻结构的解剖关系，并了解鼻中隔形态异常与鼻窦疾病的相关性。

5. 鼻中隔偏曲的诊断和鉴别诊断

（1）诊断：通过详细询问病史，根据临床表现和体征，结合鼻镜检查发现鼻中隔偏曲向一侧，两侧鼻腔大小不等可以确定诊断。软骨段偏曲，诊断较为容易。鼻中隔后段或高位偏曲易被忽略，需用 1%麻黄素收缩鼻黏膜后，方可确诊。在诊断中应注意鉴别是否为肥厚的鼻中隔黏膜。用探针触之可出现明显凹陷者则为黏膜肥厚。鼻中隔偏曲的诊断较易确立，但应需与鼻中隔黏膜肥厚、鼻中隔血肿或肿瘤相鉴别。

（2）鉴别诊断

1）鼻中隔结节：发生于鼻中隔高位近中鼻甲处，系中隔黏膜局限性肥厚形成的突起，以探针触之，质地柔软。中隔结节的形成与脓性鼻涕的慢性刺激有关。

2）鼻中隔梅毒瘤：其质地虽亦较硬，但该处黏膜明显充血。

3）鼻中隔肿瘤：肿瘤一般呈糜烂菜花状，鼻窦 CT 或鼻内镜检查有助于诊断。

6. 鼻中隔偏曲引起的头痛治疗　缘于鼻中隔偏曲引起的头痛系鼻腔结构改变后导致的，因此治疗鼻中隔偏曲后头痛会随之改善。鼻中隔偏曲的治疗目的是矫正偏曲、恢复鼻腔的生理功能。治疗的方法主要为手术治疗，术式包括鼻中隔黏膜下切除术、鼻中隔成形术、鼻中隔重建术、鼻中隔矫正术。由于鼻中隔偏曲的种类和形态各异，因此手术方法也不尽相同，术前要仔细进行检查，明确偏曲的种类和部位，据此制订手术方案并根据术中所见加以灵活运用。

7. 鼻中隔偏曲的预防、预后和健康指导　鼻中隔手术治疗后大部分症状会明显改善，部分术后鼻塞、头痛症状仍未改善者，应积极对症治疗，规范药物治疗，必要时可再次手术。避免头面部外伤是预防鼻中隔偏曲的重要措施。平时需保持鼻腔湿润，避免手挖鼻的不良习惯。

（三）鼻窦炎症引起的头痛

临床上将鼻窦炎症分为急性和慢性两种，以慢性鼻窦炎最为常见。筛漏斗及相邻区域称为窦口鼻道复合体，包括中鼻甲、筛漏斗、上颌窦口及额隐窝。该区常滞留细菌、病毒和变应原微粒，成为鼻源性感染的来源部位。窦口鼻道复合体的黏膜病变、纤毛功能异常、解剖变异均是鼻窦感染的重要因素。

1. 急性鼻窦炎

（1）急性鼻窦炎概述：急性鼻窦炎是鼻窦黏膜的一种急性化脓性炎症，常继发于急性鼻炎。急性鼻窦炎多由上呼吸道感染引起，细菌与病毒感染可同时并发。所有人群均易发生急性鼻窦炎，低龄、年老体弱者更多见。该病影响患者的生活质量，可能会导致下呼吸道感染，严重者有可能引起眼眶、颅内并发症。

（2）急性鼻窦炎引起头痛的机制：鼻窦位于颅面深部，两侧共 4 对。鼻窦感染导致窦口黏膜充血、肿胀、肥厚，鼻窦开口受阻引流障碍，腺体分泌亢进，分泌物潴留压迫窦内黏膜下神经末梢，产生头痛。同时，细菌毒素的释放也直接刺激神经末梢产生头痛。

（3）急性鼻窦炎的临床表现和头痛特点：急性鼻窦炎多由上呼吸道感染或急性鼻炎继发而来。全身症状有发热、周身不适、食欲缺乏、便秘等。局部症状有鼻塞、鼻腔分泌物增多，分泌物呈黏液性、黏液脓性或脓性。伴有鼻塞性头痛，头部沉重感、闷痛和放射痛等。

头痛特点视急性鼻窦炎的位置而定。

1）急性上颌窦炎：患侧面颊、前额部疼痛，晨起重午后轻，平卧时可减轻。如为牙源性，上列磨牙有胀痛及叩击痛。

2）急性筛窦炎：头痛较轻，局限于内眦或鼻根部，有时放射至头顶部。前组筛窦炎与急性额窦炎相似，晨起重、午后轻。后组筛窦炎与急性蝶窦炎相似，晨起轻、午后重。

3）急性额窦炎：表现为前额部周期性头痛。头痛晨起发生，逐渐加重，午后减轻，晚间完全消失，次日又重复发作。其周期性头痛发作的机制为晨起脓性分泌物积聚于窦底和窦口，排除过程缓慢产生真空甚至负压，出现真空性头痛，而午后脓性物排出，真空得到改善，头痛缓解。

4）急性蝶窦炎：头痛为颅底或眼球深处钝痛，可放射至头顶、耳后和枕部，晨起轻、午后重。

（4）急性鼻窦炎的检查

1）鼻内镜检查：鼻腔内可见脓液，鼻腔黏膜充血水肿。

2）X 线鼻窦摄片：急性鼻窦炎时，X 线鼻颏位和鼻额位摄片可显示鼻窦黏膜肿胀，窦腔浑浊、透光度减弱，有时可见液平面。因颅骨重叠，观察效果欠佳。

3）鼻窦 CT：可见鼻窦内液平面或软组织密度影。CT 由于其分辨率高，观察病变较为细致和全面，是目前诊断急性鼻窦炎的较好指标。

4）鼻窦 MRI：可见鼻窦内长 T_2 信号，可以与鼻窦软组织影相鉴别。

（5）急性鼻窦炎的诊断及其引起的头痛诊断及鉴别诊断：急性鼻窦炎发作且局限在某一鼻窦时，症状典型者通过病史、头痛部位、鼻腔检查和影像学检查容易诊断。多组鼻窦同时发炎时症状复杂，需根据病情和检查所见详细分析，方能确诊。若单侧鼻腔见脓性分泌物，应考虑牙源性上颌窦炎。

2018 ICHD-3 中对急性鼻窦炎引起的头痛的诊断标准进行了描述。

1）任何头痛符合标准 3）。

2）存在急性鼻窦炎的临床、鼻内镜和（或）影像学证据。

3）至少符合下列 4 项中的 2 项以证明存在因果关系

A. 头痛的出现与鼻窦炎的发作在时间上密切相关。

B. 至少符合下列 2 项中的 1 项：①头痛随着鼻窦炎恶化明显加重；②头痛随着鼻窦炎的改善或消失明显改善或消失。

C. 按压鼻窦会使头痛加剧。

D. 单侧鼻窦炎，头痛是局部的、并与其同侧。

4）不能用 2018 ICHD-3 中的其他诊断更好地解释。

急性鼻窦炎主要与引起头痛的其他疾病相鉴别，如偏头痛、颅内肿瘤；因有鼻塞，要与鼻腔鼻窦肿瘤相鉴别，如鼻腔内翻新乳头状瘤、鼻腔鳞癌等，病理检查有助于明确诊断。

（6）急性鼻窦炎引起的头痛治疗：缘于急性鼻窦炎引起的头痛是急性鼻窦炎的伴随症状，因此治疗急性鼻窦炎后头痛会随之改善。

急性鼻窦炎的治疗原则为根除病因，解除鼻腔、鼻窦引流和通气障碍，控制感染，预防并发症。

1）全身治疗：①一般治疗同上呼吸道感染和急性鼻炎，注意休息；②足量抗生素控制感染，防止发生并发症或转为慢性；③明确厌氧菌感染者同时应用抗厌氧菌药；④必要时全身给予抗变态反应药物和改善促进纤毛活动的药物；⑤对邻近感染病变（如牙源性上颌窦）或全身慢性病进行治疗。

2）局部治疗：鼻内用血管收缩药和糖皮质激素。

3）体位引流：促进鼻窦内脓液引流。

4）物理治疗：局部热敷、短波透热或红外线照射等，促进炎症消退，改善症状。

5）上颌窦穿刺冲洗：此方法有助于诊断和治疗，但应在全身症状消退及局部炎症基本控制后施行。

6）额窦环钻引流：急性额窦炎保守治疗无效且病情加重时，为避免额骨骨髓炎和颅内并发症，可行此术。

（7）急性鼻窦炎的预防、预后和健康指导：大多数急性鼻窦炎通过合理的治疗可以完全治愈，仅个别情况下会转为慢性鼻窦炎，出现眼部或头颅的并发症。平时应积极治疗急性鼻炎（感冒），及时、彻底治疗鼻腔的急性炎症和矫正鼻腔解剖畸形。加强体育锻炼，增强体质，预防感冒。游泳时避免跳水和呛水。

2. 慢性鼻窦炎

（1）慢性鼻窦炎概述：慢性鼻窦炎为鼻窦的慢性化脓性炎症。较急性者多见，常为多个鼻窦同时受累。所有人群均易发生，低龄、年老体弱者更多见。药物和手术治疗后大多数慢性鼻窦炎患者可以治愈，少数伴过敏、哮喘、阿司匹林不耐受等特异体质的患者，疾病常反复发作。

（2）慢性鼻窦炎引起的头痛机制：由于急性鼻窦炎反复发作未彻底治愈，迁延而来。头痛机制同急性鼻窦炎，是细菌毒素吸收所致的脓毒性头痛，或因窦口阻塞、窦内空气被吸收而引起的真空性头痛。

（3）慢性鼻窦炎的临床表现和头痛特点：慢性鼻窦炎的临床表现较轻，很少有全身感染的症状。局部症状为鼻腔分泌物多，以脓性为主，有反复鼻塞、嗅觉减退和头痛。

头痛特点如下：①一侧头痛居多，有时间规律性，部位固定，头痛程度较轻，多为钝痛、胀痛或头沉重感；②常伴鼻塞、流脓涕和嗅觉障碍；③改善鼻腔引流或通气后头痛即可改善。

（4）慢性鼻窦炎的检查

1）鼻内镜检查：用麻黄素收缩鼻黏膜，仔细检查鼻腔各部，可见水肿、脓涕或息肉。

2）上颌窦穿刺冲洗术：上颌窦穿刺冲洗既是对上颌窦炎的一种诊断方法，也是一种治疗措施。冲出液宜做需氧细菌培养和药敏试验。

3）鼻窦 X 线摄片：对诊断不明确或怀疑有其他病变者，可协助诊断。

4）牙科检查：在可疑牙源性上颌窦炎时，应进行有关牙的专科检查。

5）鼻窦 CT：鼻窦 CT 有助于明确病变范围，观察局部骨质变化情况，可与鼻腔肿瘤相鉴别。CT 由于其较高的分辨率，观察病变较为细致和全面，是目前诊断慢性鼻窦炎的良好指标。

6）鼻窦 MRI：MRI 对鼻窦内软组织和液体有较好的区分度，对制订完备的手术方案有益。

（5）慢性鼻窦炎的诊断及其引起的头痛诊断和鉴别诊断：除上述鼻源性头痛症状外，各鼻窦炎还具有本身特有的表现。通过病史分析、鼻腔检查、鼻窦影像学扫描、诊断性鼻窦穿刺冲洗可确诊。

1）慢性上颌窦炎：单侧或双侧鼻塞，鼻涕多呈黏液脓性。嗅觉减退，面部有压痛。上颌窦穿刺有脓液抽出。影像学检查示上颌窦区病变。

2）慢性筛窦炎：鼻塞较重，鼻涕为黏液脓性，嗅觉明显减退。内眦部及前额部压痛阳性。影像学检查示筛窦区气房模糊不清、黏膜增厚。

3）慢性额窦炎：前额部胀痛，以午前为重，鼻涕为黏液脓性。可见中鼻道黏膜肥厚、息肉样变及中鼻道受阻现象。影像学检查示额窦区病变。

4）慢性蝶窦炎：临床少见。鼻涕为黏液脓性，多流向后鼻孔至咽部咳出，嗅觉减退。头痛位于枕后，可放射到头顶，严重者伴眼球后疼痛。检查可见嗅裂处积脓。影像学检查示蝶窦区病变。

2018 ICHD-3 中对慢性鼻窦炎引起的头痛诊断标准进行了描述。

1）任何头痛符合标准 3）。

2）临床、鼻内镜和（或）影像学证据，证实鼻窦内存在急性或慢性感染或其他炎症的病理过程。

3）至少符合下列 4 项中的 2 项以证明存在因果关系

A. 头痛与慢性鼻窦炎的发生在时间上密切相关。

B. 头痛程度的强弱与鼻窦的通畅程度及其他症状相关。

C. 鼻窦加压可加剧头痛。

D. 对于单侧的鼻窦炎，头痛发生在同侧。

4）不能用 2018 ICHD-3 中的其他诊断更好地解释。

慢性鼻窦炎的鉴别诊断同急性鼻窦炎。

（6）慢性鼻窦炎引起的头痛治疗：缘于慢性鼻窦炎引起的头痛是慢性鼻窦炎的伴随症状，因此治疗慢性鼻窦炎后头痛会随之改善。慢性鼻窦炎的治疗目的在于促进鼻腔、鼻窦通气引流。

1）药物治疗：①抗生素。大环内酯类抗生素可以减少慢性细菌感染的毒性和减少细胞损害。选择性应用长期低剂量大环内酯类抗生素可有效治疗慢性鼻窦炎。②血管收缩药。能收缩鼻腔肿胀的黏膜，以利鼻窦引流。但血管收缩药不宜长期使用，会引起继发药物性鼻炎。③黏液促排药。黏液促排药可以辅助治疗，主要是可以减少治疗时间。④抗组胺药。抗组胺药可以明显减轻打喷嚏、流涕和鼻塞症状，对鼻息肉的大小无明显影响。⑤高渗盐水。高渗盐水可以改善鼻黏膜纤毛清除率。

2）理疗：一般用超短波透热疗法，以减轻鼻塞、流涕等症状。

3）手术治疗：鼻内镜下鼻窦手术为目前首选方法。在鼻内镜明视下，彻底清除各鼻窦病变，充分开放各鼻窦窦口，改善鼻窦引流，并尽可能保留正常组织，是一种尽可能保留功能的微创手术。其他手术有上颌窦鼻内开窗术、上颌窦根治术、鼻内筛窦切除术、鼻外筛窦切除术、额窦钻孔术、额窦切开术、蝶窦切开术等。

（7）慢性鼻窦炎的预防、预后和健康指导：慢性鼻窦炎经合理治疗后症状会明显改善。鼻窦炎患者需遵医嘱及时用药，平时可常做鼻部按摩，鼻涕过浓时以盐水洗鼻。鼻窦炎大多是着凉感冒引起的，所以要加强体育锻炼，增强抵抗力，避免过度疲劳、睡眠不足、受凉、吸烟、饮酒等。保持室内空气的湿度和室内空气流通。

（四）鼻腔及鼻窦肿瘤引起的头痛

1. 鼻腔及鼻窦肿瘤概述　鼻腔及鼻窦肿瘤包括良性肿瘤和恶性肿瘤，以恶性肿瘤多见，是耳鼻喉科恶性肿瘤中最常见的一种。绝大多数发生在 40～60 岁。病因未明，可能与长期慢性炎症刺激、经常接触致癌物质、良性肿瘤恶变、外伤等有关。

2. 鼻腔及鼻窦肿瘤引起头痛的机制　良性肿瘤主要包括血管瘤、乳头状瘤和骨瘤，恶性肿瘤以鳞状细胞癌最为多见。从肿瘤原发部位来看，上颌窦肿瘤占绝大多数，其次为筛窦，临床常见的是继发于上颌窦或筛窦的肿瘤。早期肿瘤压迫神经引起反射性疼痛，晚期肿瘤侵犯眶内或颅底导致难以忍受的顽固性神经痛。

3. 鼻腔及鼻窦肿瘤的临床表现和头痛特点

（1）头痛：与肿瘤侵犯的部位有关。肿瘤位于上颌窦底，常有牙痛；向窦前壁或眶底扩展时，出现眶下神经分布的面颊部胀痛；位于上颌窦后壁并穿破后壁侵入翼腭窝，则发生剧烈的蝶腭神经痛，一般镇痛药无效。

（2）脓血鼻涕或鼻出血：为较早期的症状，同时出现一侧进行性加重的鼻塞，晚期肿瘤可将鼻中隔推压向对侧，出现双侧鼻塞。

（3）伴随症状：复视及流泪提示眶组织受累，张口困难提示翼内肌受侵犯，面颊部隆起表明骨壁被破坏，面部瘘管或溃烂表明面颊软组织受侵袭。

4. 鼻腔及鼻窦肿瘤的检查

（1）病理检查及细胞涂片：鼻腔或鼻窦内新生物病理活检可确诊。高度怀疑鼻窦肿瘤时，亦可采用上颌窦穿刺病理检查或在鼻内镜下取肿瘤组织活检或细胞涂片。

（2）前后鼻镜检查：鼻腔中有菜花状新生物，基底广泛，表面有溃疡及坏死组织，易出血。注意中、下鼻甲有无向内侧推移现象，中鼻道或嗅裂有无血迹、息肉或新生物。

（3）鼻腔及鼻内镜检查：观察肿瘤部位、大小、外形，鼻窦开口位置。

（4）影像学检查：鼻窦 X 线，尤其是断层拍片，对诊断很有价值。CT 或 MRI 检查可以显示肿瘤的大小和侵犯范围，有助于术式的选择。

（5）正电子发射断层成像：正电子发射断层成像能反映各类组织间生化代谢的差异，通过局部血流量、氧利用率及葡萄糖代谢率等参数，区分肿瘤组织与正常组织在代谢上的差异，作为肿瘤早期诊断、定位和是否残留复发等的依据。

（6）对颈部出现淋巴结肿大，临床上难以确定为肿瘤转移时，可行颈淋巴结穿刺细胞学检查。因切开活检有导致肿瘤扩散之虞，因而应尽量避免。

5. 鼻腔及鼻窦肿瘤的诊断和鉴别诊断

（1）诊断：通过详细询问病史，根据临床表现和体征，结合相关检查及组织病理检查可明确诊断。

（2）鉴别诊断

1）牙源性囊肿：常可见牙齿畸形、缺牙和牙周病，X 线片或 CT 扫描显示窦壁扩张性病变。

2）上颌骨骨纤维组织异常增殖：患者发病年龄较轻，多见于女性。常以面部无痛性隆起、逐渐增大为主诉。一般无鼻出血，可产生鼻塞、突眼等。X 线片呈均匀的损害，边缘不规则，膨大的病损区呈毛玻璃样或斑点状外观，和正常骨无明显界线，此点可与恶性肿瘤相鉴别。

3）鼻窦真菌病：患者有鼻塞、流脓涕、涕中带血症状；或面部软组织隆起；鼻腔出现坏死组织和干酪样物，伴眼球突出、眼肌麻痹、视力减退等。鼻窦 X 线片示窦腔阴影模糊，有钙化影或有骨质破坏。病理检查或真菌培养可得证实。

6. 鼻腔及鼻窦肿瘤的治疗　根据肿瘤的性质、大小、侵犯范围和患者全身情况而选择治疗方法。目前多主张早期采用以手术为主，结合放疗和化疗的综合疗法。综合疗法包括：①手术加放疗；②化疗加手术；③手术加放疗加化疗；④有淋巴结转移时，行择区性或根治性颈淋巴结清扫术。

7. 鼻腔及鼻窦肿瘤的预防、预后和健康指导　鼻腔及鼻窦的良性肿瘤一般经手术切除治疗，预后较好。但恶性肿瘤确诊时往往病期较晚，大多预后不良。平时应加强体育锻炼，增强抵抗力，减少感冒和鼻窦炎的发生。注意鼻腔卫生，保持鼻腔湿润。避免头面部外伤。

第 2 节　耳源性头痛

一、耳源性头痛概述

耳郭、外耳道、中耳、内耳等部位的病变刺激和压迫局部神经末梢导致的头痛。

二、耳部的神经解剖

（一）外耳的神经分布

耳郭的神经有感觉神经、运动神经和交感神经。感觉神经有枕小神经、耳大神经、耳颞神经及迷走神经耳支，分布于耳郭前外侧面，后内侧面。运动神经有面神经颞支及耳后支，支配耳郭肌。耳郭的交感神经来自颈动脉交感丛，沿动脉和静脉分布。

外耳道的神经来源主要有两支。一支为下颌神经的耳颞支，分布于外耳道的前半部，故牙痛或舌病的疼痛可传至外耳道；另一支为迷走神经的耳支，迷走神经耳支自颈静脉神经节（即上神经节）分出后，随即有来自岩神经节的舌咽神经纤维加入，然后进入颈静脉窝内的乳突小管，横过面神经管，穿出鼓乳裂后分为两支供给外耳。一支分布于耳郭后面；另一支穿过外耳道软骨，分布于耳甲艇、耳甲腔、耳轮脚、三角窝、外耳道后半部与鼓膜外面的后部，故外耳道皮肤受到刺激，可引起反射性咳嗽。另有来自颈丛的耳大神经和枕小神经，以及来自面神经和舌咽神经的分支，分布于耳郭和外耳道的皮肤，并有小分支分布于乳突部皮肤。

（二）鼓膜的神经分布

按其神经分布，将鼓膜分成三部分，鼓膜前半部由三叉神经下颌支的耳颞神经分布，后半部由迷走神经的耳支分布（可能混有舌咽神经的颌面神经纤维），鼓膜内面则为舌咽神经的鼓膜支分布。

（三）中耳的神经分布

中耳腔的神经分布丰富，并组成了鼓室丛。有舌咽神经的鼓支、颈交感神经丛的颈鼓支和面神经的鼓室神经交通支，相互吻合构成鼓室丛。其位于鼓岬表面的浅沟内，由舌咽神经的鼓支（即鼓室神经）沿鼓岬中央的岬沟上行，与颈内动脉交感神经丛的上、下颈鼓支，以及起自膝神经节的面神经鼓室神经交通支等相吻合所组成。舌咽神经的鼓支又分出一支沿岬沟上行，称岩浅小神经，经同名沟并穿过蝶岩裂、卵圆孔加入耳神经节。又由鼓室丛发出一分支上行加入岩浅大神经。鼓室丛的子分支分布于鼓室、乳突气房及咽鼓管，主要管理黏膜的感觉。

（四）内耳的神经分布

第Ⅷ对脑神经为前庭蜗神经，又称位听神经，为感觉神经。为前庭蜗神经在内耳道内分成耳蜗神经和前庭神经。在内耳道内二者合成一束，经内耳门入颅。

三、耳源性头面痛的病因和发病机制

外耳、中耳及内耳病变均可以引起头痛，一般多在耳痛的同时伴发头痛，头痛程度与耳病性质有关，同时可伴有全身症状。鼓膜受到炎症刺激，产生三叉神经痛样头痛，由耳内向额区、颞区、颈部放射，疼痛较重，常在咳嗽、打喷嚏时加重。慢性炎症时多为持续性钝痛，若波及硬脑膜则疼痛加重，常是颅内并发症的先兆。除此之外，耳痛还包括继发性耳痛和神经性耳痛。继发性耳痛又称反射性耳痛，是指由于耳的邻近器官解剖上的关联，邻近器官或全身性疾病引起的神经反射所致的耳痛。神经性耳痛则是指耳部的感觉神经本身的病变引起的耳痛，如舌咽神经痛发作时引起的耳痛。与耳源性头面痛相关的耳部疾病如下。

1. 外耳、中耳的炎性疾病包括耳郭软骨膜炎、外耳道疖、外耳道炎、湿疹并感染、耳带状疱疹、急性鼓膜炎、大疱性鼓膜炎、急慢性中耳炎、乳突炎、耳源性脑膜炎和脑脓肿等。

2. 耳外伤、外伤性脑脊液耳漏及气压创伤性中耳炎。

3. 外耳、中耳良恶性肿瘤、颞骨巨细胞瘤、肉芽肿、颈静脉球体瘤和听神经瘤等。

四、耳源性头面痛的临床表现

（一）症状

耳源性疼痛可有多种原因，不同原因引起耳痛也有所区别。

1. **损伤** 耳郭的外伤、冻伤、灼伤以及外耳道、鼓膜、内耳等部位的外伤引起的原发性耳痛，均有明确的外伤史，外伤后急性起病，表现为剧烈锐痛，疼痛部位与外伤的具体部位有关，伴有局部外伤损害的症状体征，外伤修复后疼痛大多随之消失。

2. **感染** 各种细菌、病毒等引起的耳郭丹毒、外耳道疖、外耳道湿疹、中耳炎等原因导致的耳源性疼痛，多表现为缓慢起病的胀痛、钝痛，可伴有发热、白细胞增高等感染征象，局部检查能够明确感染病灶存在。

3. **肿瘤** 常见的有胆脂瘤、黑素瘤、鳞状细胞癌等，这些原因造成的耳源性耳痛多为慢性疼痛，检查可发现肿瘤组织。

4. **外耳道异物** 尖锐的异物刺入外耳道或嵌入耳道软组织会出现局部刺痛。昆虫飞入耳道内，则会引起难以忍受的耳内撕裂样疼痛。豆类、花生等植物性异物嵌顿在耳道，遇水肿胀后体积逐渐增大，则会导致耳内胀痛。

5. **外耳道耵聍堵塞** 外耳道内耵聍积存堵塞，可以刺激耳道、压迫鼓膜，引起耳部胀痛。

（二）体征

查体时要注意耳郭及周围皮肤的颜色、温度、有无赘生物及损伤等情况，必要时最好借助耳鼻喉科专业工具进行外耳道、鼓膜等部位的详细检查，来确认或排除损伤、感染、肿瘤等情况。

五、耳源性头面痛诊断

2018 ICHD-3 中对耳源性头面痛的诊断标准进行了描述。由单耳或双耳的炎症、肿瘤或其他疾病引起的头痛，伴随这种疾病的其他症状和（或）临床表现。诊断标准有以下 4 点。

1. 任何头痛符合标准 3。

2. 单耳或双耳的能引起头痛的感染、肿瘤、其他刺激性疾病或病变的临床、实验室和（或）影像学证据。

3. 至少符合下列 4 项中的 2 项以证明存在因果关系

（1）头痛的出现与耳功能失调或损害的发作在时间上相关。

（2）至少符合下列 2 项中的 1 项：①头痛随着耳功能失调或损害恶化或进展明显加重；②头痛随着耳功能失调或改善明显改善或缓解。

（3）对患耳或耳周围结构加压会使头痛加重。

（4）单侧耳病或损害的情况下，头痛是局部的，并位于病变侧。

4. 不能用 2018 ICHD-3 中的其他诊断更好地解释。

六、常见不同耳部疾病引起的头面痛

不同耳部疾病引起的耳源性头面痛各有差异。

（一）急性化脓性中耳炎引起的头痛

1. 急性化脓性中耳炎概述　急性化脓性中耳炎是细菌感染引起的中耳黏膜的化脓性炎症。主要致病菌为肺炎链球菌、流感嗜血杆菌、乙型溶血性链球菌、葡萄球菌及铜绿假单胞菌等。前两者在小儿多见。病变多位于鼓室，中耳其他各部黏膜多为轻微炎症。本病多见于 5 岁以内的小儿，常为上呼吸道感染的并发症，以耳痛、鼓膜充血、穿孔、耳漏为主要临床特点。

2. 急性化脓性中耳炎引起头痛的机制　该病引起的头痛多在渗出期，急性化脓性中耳炎时中耳腔内黏膜发生化脓性炎症，病变严重或病程久者炎症可累及骨膜。由于炎症，鼓室内渗出物堆积，压力逐渐增高，直接压迫鼓膜产生耳道深部疼痛，严重者可出现搏动性疼痛或刺痛。由于刺激鼓室丛和鼓膜表面的三叉神经分支和耳颞神经末梢，引起同侧颞部、枕部的放射痛，这种疼痛多呈持续性和搏动性。

3. 急性化脓性中耳炎的临床表现和头痛特点

（1）临床表现：急性化脓性中耳炎早期的临床症状为耳痛。耳痛一般较为剧烈，一旦鼓膜穿孔或切开引流后疼痛即减轻。其次是耳聋、耳鸣和眩晕，这些症状早期均被耳痛所掩盖，易被忽视。全身症状视患者抵抗力和感染细菌的毒力而不同。小儿还可有畏寒、高热、惊厥或呕吐等毒血症表现，成人一般会有周身不适。

（2）头痛特点：先有剧烈耳痛，然后向患耳同侧的颞、顶、枕部反射，引起难以忍受的半侧头痛。随着病程的进展，鼓膜发生穿孔，脓液溢出后，鼓室内压力下降，耳痛立即缓解，头痛也随之减轻或消失。

4. 急性化脓性中耳炎的检查

（1）耳部触诊：乳突尖及鼓窦区压痛。小儿乳突区皮肤可出现轻度红肿。

（2）耳镜检查：早期主要在鼓膜松弛部锤骨柄处发生鼓膜充血，继之为弥漫性全鼓膜充血，化脓期鼓膜凹膨隆；鼓膜穿孔时一般穿孔较小，有时仅如针尖大小，可见有脓液外溢，但坏死型鼓膜穿孔大，脓液量亦多。

（3）听力检查：多呈传导性听力损失，听阈可达 40～50dB。如内耳受到细菌毒素损害，则可出现混合性听力损失。

（4）血常规检查：可发现白细胞总数增高，多形核白细胞比率增加。穿孔后血象逐渐正常。

5. 急性化脓性中耳炎的诊断和鉴别诊断

（1）诊断：通过详细询问病史，根据急性化脓性中耳炎的临床表现，并结合耳部触诊、耳镜检查、听力检查和血常规检查等可对本病做出诊断。

（2）鉴别诊断

1）外耳道疖：外耳道疖是外耳道软骨部皮肤的局限性急性化脓性炎症，主要症状为剧烈、跳痛性耳痛，张口、咀嚼时尤甚，常向头部放射。全身多有不适感或体温升高。因外耳道无黏液腺，故当分泌物为黏液脓性时，提示病变部位在中耳而不在外耳道，或不仅位于外耳道。

2）分泌性中耳炎：分泌性中耳炎以耳内闷胀感或堵塞感、听力减退及耳鸣为最常见症状，而急性化脓性中耳炎全身症状较重，鼓膜穿孔前可高热不退，耳痛持续，鼓膜弥漫性充血，一旦穿孔便溢液不止。

6. 急性化脓性中耳炎引起头痛的治疗　缘于急性化脓性中耳炎引起的头痛是急性化脓性中耳炎的伴随症状，因此治疗急性化脓性中耳炎后头痛会随之改善。急性化脓性中耳炎治疗如下。

（1）一般治疗：预防发生并发症，早期选用足量敏感抗生素，全身用药，控制感染，防止转变为慢性中耳炎。头痛及耳痛给予对症治疗。

（2）局部治疗：鼓膜穿孔前，耳道内滴用 2%酚甘油以减轻耳痛和促进局部炎症消退。鼓膜穿孔后，保持良好的引流，并可滴用抗生素滴耳液，以利于炎症局限和消退。对鼓膜久不穿孔或穿孔过小引流不畅、症状持续不减者，应及时行鼓膜切开术，以利于引流。流脓已停止而鼓膜穿孔长期不愈合者，可行鼓膜修补术。

7. 急性化脓性中耳炎引起头痛的预防、预后和健康指导　急性化脓性中耳炎若治疗及时得当，分泌物引流通畅，炎症消退后鼓膜穿孔多可自行愈合，听力大多能恢复正常。日常注意锻炼身体，提高身体素质，积极预防和治疗上呼吸道感染。平时注意耳部清洁卫生，避免进水，鼓膜穿孔及鼓室置管者禁止游泳，洗浴时防止污水流入耳内。合理膳食，均衡营养，保证充足睡眠。

（二）慢性化脓性中耳炎引起的头痛

1. 慢性化脓性中耳炎概述　慢性化脓性中耳炎是中耳黏膜、鼓膜或深达骨质的慢性化脓性炎症。病变不仅侵犯鼓室，还经常累及鼻窦、乳突和咽鼓管。临床上以耳内长期间断或持续流脓、鼓膜穿孔和听力下降为特点。

慢性化脓性中耳炎一般无耳痛或头痛，但其颅内并发症是引起头痛的主要原因，根据慢性化脓性中耳炎的病理改变，可以将其分成单纯型、骨疡型、胆脂瘤型三型。能引起颅内并发症的主要是胆脂瘤型中耳炎，在这些并发症中可产生头痛的有耳源性硬膜外脓肿、耳源性脑膜炎和耳源性脑脓肿等。慢性中耳炎一旦出现耳痛和头痛，表示慢性化脓性中耳炎的急性发作，也提示患耳有并发胆脂瘤或骨质破坏的可能，应引起高度重视。发热、头痛和颅内压增高是慢性化脓性中耳炎发生颅内感染并发症的危险信号。

2. 慢性化脓性中耳炎引起头痛的机制　慢性化脓性中耳炎长期反复发作，可引起颅内并发症。常见途径有以下 3 种。

（1）胆脂瘤病变直接破坏中耳骨质，感染侵入颅内。

（2）硬脑膜与颞骨间血管联系密切，特别是颅后窝乙状窦附近感染经血液循环入侵颅内。

（3）中耳感染经缺损的迷路骨壁、圆窗和卵圆窗进入迷路后再侵入颅内。

感染进入颅内后，可侵犯脑膜各层、硬脑膜窦、脑实质或脑脊液循环系统。在感染过程中，由于脑膜受到炎症刺激和颅内压升高，出现高热、持续性头痛，头痛阵发性加重，严重时可波及整个头部。

3. 慢性化脓性中耳炎临床表现和头痛特点　慢性中耳炎中能引起颅内并发症的主要是胆脂瘤型中耳炎。该型患者长期耳流臭脓，如未经特殊治疗，流脓量突然减少或增多，同时伴有剧烈的耳痛、头痛，并且很快从一侧颞部、乳突部波及整个头部，首先要考虑产生了颅内并发症的可能。根据病灶部位不同，头痛也各有特点。

（1）硬膜外脓肿：患耳同侧头痛，程度较轻，与耳痛不成正比，伴有低热和耳流脓增多现象。CT 和 X 线检查可确诊。

（2）耳源性脑膜炎：头痛剧烈，呈持续性，伴恶心、呕吐。头痛部位早期在患耳侧，晚期时头痛部位不确定，常为全头痛。

（3）耳源性脑脓肿：几乎所有病例都产生头痛症状。初期头痛不规律；晚期头痛严重，多为钝痛。头痛常在夜间加重，使患者难以忍受，随着病情发展，患者表现为嗜睡和轻度神志不清，此时，头痛虽明显但患者无自诉，只在问及时才回答有头痛。头痛部位初期限于患侧，以后发展为弥漫性的全头痛。小脑脓肿的头痛部位常在枕部，有时也可在额部及全头痛，任何改变体位的动作均可加重头痛。

4. 慢性化脓性中耳炎的检查

（1）耳镜检查：耳镜检查时鼓膜穿孔较常见。鼓膜穿孔可分为中央型和边缘型两种，前者指穿孔的四周均有残余鼓膜环绕，不论穿孔位于鼓膜的中央或周边；后者指穿孔的边缘已达鼓沟，该处无残余鼓膜。穿孔可位于鼓膜的紧张部或松弛部，也可两者均受累。

（2）听力学检查：表现为不同程度的传导性、混合性或感音神经性听力下降。

（3）影像学检查：颞骨高分辨率 CT 是评价慢性化脓性病变性质及范围的有效工具。通过影像学检查可以了解乳突的气化程度、听小骨的状态、中耳各个部位及病变的范围。

5. 慢性化脓性中耳炎的诊断和鉴别诊断

（1）诊断：通过详细询问病史，根据上述耳部特有的临床症状、头痛特点及体征，结合耳科专业检查等可对本病做出诊断。慢性化脓性中耳炎包括鼓膜的穿孔、中耳腔的活动性感染，病程持续数周或更长。感染时脓液可很多，流出耳道；或很少，仅可通过耳内镜或显微镜才可发现。这类疾病常见于咽鼓管功能不佳的患者，听力下降是常见的症状。由于各类慢性化脓性中耳炎在预后及处理原则上不同，因此还须结合体格检查、影像学检查等，对病变的类型做出明确诊断。

（2）鉴别诊断

1）膝状神经节综合征：是由水痘-带状疱疹病毒感染面神经膝状神经节所致的疾病，也称为疱疹性膝状神经节炎。临床上表现为一侧耳部剧痛，疼痛主要位于外耳道、耳郭及乳突部，疼痛剧烈，呈烧灼样疼痛。多数会有耳部疱疹，可出现同侧周围性面瘫，伴有听力减退和平衡障碍，也可出现其他脑神经受损的表现。

2）偏头痛：多见于青年女性，为反复发作的头痛，伴有各种神经系统症状、胃肠道和自主神经功能障碍等。偏头痛主要表现是发作性搏动样中重度头痛，累及范围较耳源性疼痛要大，多为单侧头部。偏头痛可有发作先兆，一般持续 4～72 小时，可伴有恶心、呕吐等症状，各种声、光刺激或日常活动均可加重头痛，大多数经休息或在安静环境下可缓解。

3）三叉神经痛或舌咽神经痛：常见于中老年人，疼痛性质类似，但疼痛部位不同。三叉神经痛表现为一侧面部反复发作的电击样、刀割样剧痛，可由面部传至患侧耳部和颞部，但疼痛的起始点在口角或颜面部，多数患者的口角周围或鼻旁存在"扳机点"，洗脸、刷牙、吃饭、说话等常可诱发疼痛。舌咽神经痛的部位主要在舌根部和咽喉部，有时也可累及耳道深部，多在吞咽、说话等动作时诱发。

6. 慢性化脓性中耳炎引起头痛的治疗　缘于慢性化脓性中耳炎引起的头痛应积极治疗慢性化脓性中耳炎，头痛会随之改善。

慢性化脓性中耳炎治疗原则为控制感染、通畅引流、清除病灶、恢复听力。首先以耳部疾病的治疗为主，根据脓液细菌培养及药敏试验结果，选择敏感药物。早期给予大剂量敏感抗生素，轻者耳道局部用药，可用 3%过氧化氢溶液或硼酸水清洗，然后用棉签拭净或用吸引器洗净脓液后，方可滴药。待病情允许可配合手术治疗，包括清除中耳乳突病灶及脓肿的引流。在局部治疗的同时应兼顾全身治疗，相应的颅内并发症应住院治疗。首先选用大剂量能够通过血-脑屏障的广谱抗生素静脉滴注，再根据细菌培养及药敏试验结果选用敏感抗生素，同时给予适量脱水药，控制颅内压，严防脑疝的发生。若上述方法治疗效果欠佳或无效，可行手术治疗，手术方法包括乳突切除术或成形术、鼓膜成形术和听骨链重建术等。

7. 慢性化脓性中耳炎的预防、预后及健康指导　慢性化脓性中耳炎及中耳胆脂瘤，若获得及时和正确的诊断和治疗，是可能完全治愈的，不遗留任何功能和结构的异常。明确病因后，根据不同的病因采取有效的治疗方法才能消除疼痛。若针对病因进行充分治疗后，仍不能缓解疼痛，可采用药物治疗、局部物理治疗及相应神经阻滞治疗，亦可采取手术治疗。平时应注意锻炼身体，增强体质，预防感冒，这样才能够在很大程度上减少中耳炎的发生。

第 3 节　其他耳鼻咽喉部疾病引起的头面痛

其他耳鼻咽喉部疾病所致的头面痛是指由耳、鼻、咽喉其他结构的其他疾病导致的头痛或面部疼痛。

一、鼻咽癌引起的头痛

（一）鼻咽癌概述

鼻咽癌是指发生于鼻咽腔顶部和侧壁的恶性肿瘤，是我国高发恶性肿瘤之一，发病率为耳鼻咽喉恶性肿瘤之首，国内广东、广西地区发病率较高。其病因尚未明确，可能与遗传因素、病毒因素和环境因素有关。由于鼻咽部位置隐蔽，所以早期症状不明显，必须提高警惕，早期发现，及时治疗。

（二）鼻咽癌引起头痛的机制

鼻咽癌引起头痛的原因主要是由于癌肿向上浸润，经患侧咽隐窝由破裂孔侵入颅内，常先侵犯第Ⅴ、Ⅵ对脑神经，继而累及第Ⅱ、Ⅲ、Ⅳ对脑神经而发生头痛、面部麻木、眼球外展受限和上睑下垂等脑神经受累症状。由于瘤体的直接侵犯或因转移淋巴结压迫均可引起第Ⅸ、Ⅹ、Ⅺ、Ⅻ对脑神经受损而出现软腭瘫痪、呛咳、声嘶、伸舌偏斜等症状。

（三）鼻咽癌引起头痛的临床表现及头痛特点

1. 鼻咽癌根据其生物学行为可分为 3 型，即上行型、下行型和混合型。上行型多因累及脑神经而引起症状，此型中有 53% 的患者首发症状为头痛；下行型多以淋巴结转移和浸润为特点；混合型的主要症状为耳鼻症状，表现为一侧鼻塞、回吸性血涕或鼻出血、耳鸣及听力下降。

2. 头痛出现在患病初期，病变刺激三叉神经第一支，引起神经血管性头痛，表现为严重类似三叉神经痛样的头痛，以患侧为主。后期癌肿破坏颅底骨质直接进入颅内，累及三叉神经半月节则出现顽固性剧烈头痛。鼻咽癌所致头痛部位较固定，呈持续性头痛，程度较重。少数病例当三叉神经被肿瘤破坏时，头痛则可消失。

（四）鼻咽癌引起头痛的辅助检查

1. **实验室检查**　鼻咽癌患者血清中 EB 病毒壳抗原-IgA 抗体明显高于其他肿瘤患者或正常人。目前国内广泛应用的是免疫酶法，可用来作为鼻咽癌的辅助诊断方法。

2. 内镜检查　鼻咽镜检查简单易行而且结果可靠。医生将内镜（一根细长的光纤）通过患者的鼻腔深入鼻咽和咽喉部来检查鼻咽和咽喉的黏膜是否有异常病变情况，并可在镜下采取肿瘤组织做病理检查。导光纤维鼻咽镜能更清楚地观察鼻咽部各壁的改变、后鼻孔或口咽部受侵情况，对鼻咽部微小病灶观察与取材也很适用。鼻咽镜检查是鼻咽癌诊断中最主要的检查方法之一。

3. CT/MRI 检查　CT 扫描能显示鼻咽部表层结构的改变，还能显示鼻咽癌向周围结构及咽旁间隙浸润的情况，对颅底骨质及向颅内侵犯情况亦显示较清晰、准确。MRI 对软组织的分辨率比 CT 高。MRI 检查可以确定肿瘤的部位、范围及对邻近结构的侵犯情况。还可以鉴别放疗后组织纤维化和复发的肿瘤。

4. 病理检查　当检查发现鼻咽部有肿瘤时应采取肿瘤组织块送病理检查，以明确病变性质、病理类型、分化程度、确定诊断，作为制订治疗方案的依据。部分患者鼻咽部病灶隐蔽或不明显而颈部肿大的淋巴结明显，可考虑做颈部淋巴结切除活检。一般情况下，仍以取鼻咽部原发灶病变的标本为主。

（五）鼻咽癌引起头痛的诊断和鉴别诊断

1. 诊断

（1）不明原因的头痛，一侧颈部无痛性肿块或同时伴有不明原因的回吸涕中带血、单侧鼻塞、耳鸣、耳闭、听力下降、复视等一种以上的耳鼻症状，持续两周以上者应考虑鼻咽癌的可能。

（2）行鼻腔镜、纤维鼻咽镜或鼻内镜检查，EB 病毒血清学检查，一经发现病变立即取活检。对于原发病灶隐匿而有淋巴结转移的，可行淋巴结活检。

（3）同时还应进行头颅的 CT、MRI 等影像学检查有利于了解肿瘤侵犯的范围及颅底骨质破坏的情况。

2. 鉴别诊断

（1）鼻咽和颈部的非霍奇金淋巴瘤：可在鼻咽部和颈部发现肿物，好发于青年人，原发肿瘤较大，常有较重的鼻塞及耳部症状，头痛、面神经麻痹症状少见，该病为淋巴结转移，不单局限在颈部，全身多处淋巴结均可受累，脑神经损伤不如鼻咽癌多见，确诊需要病理检查。

（2）鼻咽部纤维血管瘤：为最常见的良性肿瘤，在青少年中多见，特征是鼻咽部反复出血，通常没有颈部淋巴结肿大，头痛和面神经麻痹少见。增强 CT 或增强 MRI、磁共振血管成像可确诊。

（3）颅底脊索瘤：临床表现以头痛、脑神经麻痹及中线部位的颅底骨质破坏为特征。肿瘤可向下生长侵及鼻咽部，但颈部没有淋巴结肿大，确诊也需要病理检查。

（4）鼻咽部结核：患者多有肺结核病史，常有午后低热、乏力、盗汗等全身症状。鼻部症状有鼻阻塞、涕血，检查见鼻部溃疡、水肿、颜色较淡。分泌物涂片可找到抗酸杆菌。可伴有颈淋巴结结核；淋巴结肿大、粘连、无压痛；颈淋巴结穿刺可找到结核分枝杆菌；结核菌素试验强阳性。

（六）鼻咽癌引起头痛的治疗

1. 放射治疗 由于鼻咽癌大部分为低分化鳞癌，因此放射治疗为首选治疗，常采用"钴"或直线加速器高能放疗。放疗 5 年生存率在 45% 左右。鼻咽癌放疗后的局部复发与转移是主要死亡原因，因此对部分放疗外照射已达 60～70Gy、患者仍有局部病灶残留者可再做补充治疗。

在放疗期间可配合中医中药及免疫治疗，提高放疗敏感性和减轻放疗并发症，对以下情况可采用下述治疗：①鼻咽癌放疗后 3 个月仍有残灶或局部复发，可采用光辐射（激光加光敏剂）治疗或手术治疗；②放疗后仍有颈部残存转移灶，可手术切除残灶。合理应用镇痛药物或针剂，必要时做选择性三叉神经切断以缓解头痛。

2. 化学药物治疗 主要用于中、晚期病例。放疗后未能控制及复发者，所以是一种辅助性或姑息性治疗。常用给药方式有 3 种。

（1）全身化疗：可口服、肌内注射、静脉注射。常用药物有氮芥、环磷酰胺、5-氟尿嘧啶、博来霉素等。可单独使用一种药物或联合用药。

（2）半身化疗：是压迫腹主动脉，暂时阻断下半身血液循环，从上肢静脉快速注射氮芥的治疗方法。氮芥注入体内 2～3 分钟后便产生效应，15 分钟后药力可减少一半，这样既可以提高上半身药物浓度，又可以保护下半身骨髓造血功能。

半身化疗的禁忌证：高血压，心脏病患者；年老、体弱、肥胖者；上腔静脉受压者；肝硬化、肝大者；肝、肾功能严重损害者；白细胞计数 $<3\times10^9$/L 者。

（3）动脉插管化疗：采用颞浅动脉或面动脉逆行插管，注入抗癌药物。对于早期（Ⅰ、Ⅱ期）包括有单个较小颈深上组淋巴结转移病例，晚期有脑神经受累的病例，或者放疗后鼻咽部局部残存或复发病例，均有一定的近期疗效。常用的抗癌药物有 5-氟尿嘧啶、平阳霉素、顺铂等。该方法可增加鼻咽部药物浓度，减少全身副作用。

3. 放疗与化疗联合治疗 对于晚期鼻咽癌可用放射与化学药物联合治疗。有文献报道联合治疗的效果明显优于单项治疗。

4. 手术治疗

（1）适应证：非主要治疗方法，仅在少数情况下进行。其适应证为鼻咽部局限性病变经放疗后不消退或复发者。颈部转移性淋巴结，放疗后不消退，呈活动的孤立性包快，鼻咽部原发灶已控制者，可行颈淋巴结清扫术。

（2）禁忌证：有颅底骨质破坏或鼻咽旁浸润，脑神经损害或远处转移。全身情况欠佳或肝肾功能不良者。有其他手术禁忌证。

（七）鼻咽癌引起头痛的预防、预后及健康指导

注意气候变化，预防感冒，保持鼻腔及口腔卫生。尽量避免有害烟雾吸入，避免大量吸烟及饮酒。保持健康饮食，少食熏、烤、腌制食品。适当锻炼，增强机体抵抗力。鼻咽癌患者以放射治疗为主，残余病灶可手术切除。因肿瘤易复发及早期转移，预后不佳。对放射不敏感的鳞状细胞癌 5 年存活率为 0～10%，放射敏感的淋巴上皮癌 5 年存活率约为 30%。

二、急、慢性鼻咽炎引起的头痛

急性鼻咽炎是鼻咽部黏膜的急性炎症，多为病毒感染引起，继而发生细菌感染。疲劳、受凉、便秘、烟酒过度、室温高而湿度不足或变态反应都可成为诱因。常见症状有咽后刺激感、鼻塞、全身不适并伴有头痛。头痛部位多在头顶部和枕部，表现为尖锐性疼痛，常伴发于高热及脑膜刺激症状。成人及儿童均有发病，但儿童起病突然，症状重。早期鼻咽部症状不明显，1～2 天后局部才出现灼热、干燥感，尤其在吸气时加重，头痛也会随之加重。

慢性鼻咽炎是鼻咽部黏膜慢性炎症性疾病，常见致病原因有慢性鼻窦炎的脓涕流向鼻中隔、增殖体残留、潴留囊肿或咽囊炎。症状可长期存在而不被察觉。常有咽部不适、干燥感、鼻后部有黏液分泌物下流引起咳嗽，以及慢性持续性头顶部和枕部头痛。头痛产生的原因可能由于鼻咽部长期受炎症刺激，使垂体分泌增多，脑室脉络丛发生炎症反应致脑脊液产生过多之故。治疗原则为病因治疗及提高机体抵抗力，配合局部用药，可获治愈。

三、茎突综合征引起的头痛

茎突综合征又称茎突过长症或茎突神经痛。为茎突过长或其方位、形态变异触及临近血管、神经所引起的咽部异物感、咽痛、头颈痛等综合征。

茎突神经痛是由于过长的茎突压迫相应的神经（舌咽神经）、血管引起反射性神经痛样头痛或血管性头痛，多为胀痛、钝痛、搏动痛及游走性痛。可因头位变化，吞咽、冷风刺激加重。头痛的部位多在颊、眶额、颞顶部。可能因茎突的方向和形态异常压迫颈内动脉或颈外动脉所致血管性疼痛或影响三叉神经、舌咽神经出现神经性头痛。部分患者可因做扁桃体手术后瘢痕收缩，使过长伸入肌肉中的茎突压迫血管和神经而引起症状。治疗以手术切除过长的茎突为主。

四、咽囊炎引起的头痛

咽囊炎为咽囊的感染，可由鼻咽囊肿、鼻咽脓肿及鼻咽中部瘘管引起。咽囊位于鼻咽后壁中央，开口于咽扁桃体下端，向上、向后扩展成袋状，囊的顶部附着于枕骨底部咽结节前面的骨膜上。囊的深浅大小不一，内覆黏膜。开口处如有粘连阻塞，则可以妨碍引流形成囊肿，如继发感染则形成脓肿。

患者经常有脓液从鼻咽部流下，尤以清晨为重，有时从鼻咽部吸出豆渣样分泌物或痂皮，自觉呼吸发臭。常规行鼻内镜检查，应包括鼻咽，在相当于增殖体下方正中位，常有凹陷即咽囊，可见鼻咽黏膜充血或呈息肉样变，有时囊口溢脓或被痂皮覆盖。压迫囊口上方，可有黏液或胶状物质排出。其头痛特点为持续性钝痛，局限于枕外隆凸上方，与蝶窦炎头痛相似，早起较轻，午后较重，常伴有头晕。少数患者伴有低热、恶心、干咳等。治疗原则是破坏或切除囊袋内壁黏膜，以防复发。

五、慢性扁桃体炎引起的头痛

慢性扁桃体炎多由急性扁桃体炎反复发作或因隐窝引流不畅，窝内细菌、病毒滋生感染而转为慢性炎症。患者咽痛可反复发作，咽部经常不适、口臭、有异物感和头痛。细菌聚集在扁桃体陷窝产生毒素，被组织吸收而出现不定位的全头痛，呈持续性，白天较重、夜间减轻。劳累或睡眠少时加重。临床症状与毒素吸收程度有关，如低热、四肢无力和易疲倦等。治疗方法一般先采取非手术治疗，若效果不明显可经手术切除以免引起其他并发症。

（刘玉林　冯卓蕾）

第12章 药物相关性头痛

第1节 药物过量性头痛

一、药物过量性头痛概述

药物过量性头痛（medication-overuse headache，MOH）又称镇痛药物过度使用性头痛（MOH），是一类发生在原发性头痛的基础上，由于频繁、长期、过度、规律服用镇痛药物而导致原有头痛加重或出现新的头痛形式。

药物过量性头痛曾被称为反跳性头痛、药物滥用性头痛和药源性头痛。1988年国际头痛协会（IHS）首次将其归类于慢性物质或物质戒断引起的头痛；2004年IHS正式使用了药物过量性头痛（MOH）这一术语，并制订了其诊断标准。MOH是长期过度使用镇痛药物的不良事件。过度使用是指药物使用的天数，而不是每次服用药物的剂量，不是所有频繁服用急性期镇痛药物的患者均会发展为MOH。MOH常继发于偏头痛、紧张性头痛和外伤后头痛。

2013年全球疾病负担调查结果表明，MOH发病率在世界范围内为普通人口的0.5%～2.6%，占慢性每日头痛患者的11%～70%。由于MOH患者每月头痛超过15天，多数为每日头痛，因此MOH是一种严重威胁公共健康的致残性疾病，给社会和家庭造成严重的经济负担，在2015年全球疾病负担中排名第20位。

MOH的危险因素包括女性、精神共病、先前存在的疼痛和药物过度使用及不良生活方式等。MOH在偏头痛和紧张性头痛的女性患者中比例较高，并且在过度使用镇痛药物的女性患者中也较高，多发年龄在40～45岁。MOH相关的镇痛药物包括非甾体抗炎药物、阿片类药物、曲普坦类、麦角胺类及复方镇痛药物（由两种或两种以上镇痛药物或其辅助药组成的镇痛药物）。

二、药物过量性头痛的发病机制

有关MOH的发病机制目前仍不清楚，原发性头痛以及过度使用的镇痛药物参与MOH

的发生。

1. 遗传因素　①血管紧张素转化酶基因的多态性（插入或缺失）可增加患者继发 MOH 的易感性。血管紧张素转化酶是肾素-血管紧张素系统的限速酶，可将血管紧张素 Ⅰ 转换成血管紧张素 Ⅱ，导致血压升高。研究发现，肾素-血管紧张素系统同样存在于脑内，参与调节神经元的可塑性，参与单胺类神经突触间信号传递，介导成瘾行为。②脑源性神经营养因子在中枢性痛觉敏化和物质成瘾性疾病中发挥重要作用。脑源性神经营养因子的基因突变通过降低其活性，介导行为障碍和物质滥用。③儿茶酚-O-甲基转移酶，可降解儿茶酚胺类神经递质，如多巴胺、去甲肾上腺素和肾上腺素，参与疼痛调节。④5-羟色胺转运体负责将 5-羟色胺由突触间隙转移到突触前膜。编码 5-羟色胺转运体的 *SLC6A4* 基因突变被证实与多种神经精神疾病（抑郁症和焦虑症）、物质滥用疾病（酒精中毒）和肠易激综合征有关。研究表明，*SLC6A4* 基因突变增加 MOH 患者戒药治疗失败的可能性和 MOH 患者戒药治疗成功后复发的危险。⑤多巴胺 D4 受体基因多态性常见于有先兆偏头痛继发 MOH 的患者，提示多巴胺 D4 受体基因多态性与 MOH 有关。同时，多巴胺和中脑纹状体回路在由发作性头痛转变成 MOH 的过程中发挥重要作用。

2. 物质依赖　既往临床研究发现 MOH 治疗成功后有较高的复发率，提示有其他因素参与 MOH 的发生，如物质依赖。定期使用阿片类药物不仅成瘾，而且继发 MOH。有研究显示，67%的偏头痛患者存在对急性期镇痛药物的依赖。

3. 心理学和行为学机制　许多患者因为对疼痛的不耐受和恐惧，或者担心错过重要的社会活动，会在头痛的先兆期或头痛并未发作时服用镇痛药物，期望预防或减缓头痛发作。这可能导致患者服用超量的药物，甚至在不需要治疗时盲目服用镇痛药物来缓解头痛。这种行为有一定的家族倾向性。

4. 脑部结构改变　MOH 患者影像学研究发现，与物质成瘾相关脑区存在结构、功能和代谢的改变。结构影像学研究发现 MOH 患者的纹状体灰质体积增加，眶额叶皮质灰质体积减小。正电子发射体层摄影（positron emission tomography，PET）研究发现，MOH 患者双侧丘脑、眶额皮质、前扣带回、岛状皮质-腹侧纹状体区域和右侧顶小叶内代谢减低，小脑蚓部代谢增高，停用镇痛药物 3 周后上述大部分脑区的代谢恢复正常，仅眶额皮质持续低代谢，并且使用复方镇痛药物和含有麦角胺-咖啡因镇痛药物的患者较使用单方镇痛药物的患者眶额皮质代谢更低。因此，无论从临床观察性研究还是影像学研究均表明物质成瘾参与 MOH 的发病。

三、药物过量性头痛的临床表现

MOH 患者的共同特征是几乎每天发作的头痛。临床表现为难治性头痛，头痛程度、类型、部位不固定，性质以搏动性、闷痛及胀痛为主，头痛程度多为中至重度。不同药物过量引起的头痛特点有所不同，如曲普坦类药物过量的头痛类似偏头痛，麦角胺或镇痛药过量引起的头痛具有偏头痛和紧张性头痛的特点。MOH 伴随的症状有恶心、呕吐、无力、躁动、焦虑、注意力不集中和睡眠障碍等。麦角胺类药物过量还可以出现肢体发冷、心动过速和血压增高。

四、药物过量性头痛的辅助检查

在原有头痛加重或出现新的头痛形式时，应仔细询问患者病史，头部 CT 和 MRI 检查有助于排除器质性病变引起的头痛。若通过询问用药史，符合 MOH 诊断标准，辅助检查并非必须，但有些辅助检查有助于观察 MOH 患者的治疗效果，如 PET 检查，可以发现 MOH 患者脑部相关区域代谢变化，对临床治疗具有指导意义，但该检查项目费用较高，可能限制其临床应用。

五、药物过量性头痛的诊断和鉴别诊断

（一）病史

对符合 MOH 诊断标准的患者应详细询问病史，记录临床资料，包括一般情况（性别、年龄、教育程度、职业）、用药史（过度服用镇痛药物的名称及剂量）、头痛发作频率、持续时间及严重程度、伴随症状、情绪状况等。

由患者完善头痛日记，记录治疗前后头痛频率、服用镇痛药物频率、头痛伴随症状、头痛持续时间、头痛部位、性质及影响因素等。采用国际通用的视觉模拟评分法（VAS）评估头痛程度，采用焦虑自评量表（SAS）和抑郁自评量表（SDS）进行焦虑抑郁程度的评估。

（二）诊断

2018 ICHD-3 中对 MOH 的诊断标准进行了描述：既往有原发性头痛因规律服用（每月大于 10 天或 15 天，根据药物种类不同而变化）过量的急性或症状性头痛治疗药物导致每月头痛发作 15 天以上，并且持续至少 3 个月。一般情况下，停止过量服用药物后头痛可缓解，但也不是所有患者都有缓解。诊断标准有以下 3 点。

1. 原发性头痛患者每月头痛发作的天数≥15 天。

2. 规律服用过量的头痛急性治疗或症状性治疗药物 3 个月以上。

3. 不能用 2018 ICHD-3 中的其他诊断更好地解释。

（三）鉴别诊断

药物过量性头痛需要和一些每月头痛时间超过 15 天的头痛相鉴别。

1. 慢性偏头痛　患者有明确的周期性偏头痛发作史，头痛发作频率随着时间进展而增加，发作频率每月超过 15 天。临床标准诊断难以确定时，需要借助药物撤退法来鉴别。

2. 慢性紧张性头痛　患者头痛表现为紧箍感或压力感，位置弥漫不确定，常为钝痛，头痛程度多为轻至中度，伴或不伴少量自主神经症状，包括恶心、畏光或畏声等。慢性紧张性头痛的患者口服镇痛药每月超过 15 天，或联合使用镇痛药超过 10 天，只能通过药物撤退或"药物假日"来诊断慢性紧张性头痛合并药物过量性头痛。

3. 静脉窦血栓头痛　急性或慢性出现（数周或数月），由于静脉压迫症状多变，可出

现除头痛以外的症状，如癫痫发作、局灶神经功能缺损等表现。多数患者可出现全头痛，用于治疗头痛的药物一般无效，随着时间的进展症状会逐渐加重。血管造影或头部血管 MRI 检查有助于诊断。

4. 巨细胞动脉炎头痛　好发于老年患者，通常位于一侧或双侧颞部，疼痛程度不一，一般较为剧烈，触摸、压迫、转头和咀嚼可加重头痛。其他相关临床症状如颞动脉变硬、搏动减弱、红细胞沉降率增高等有助于鉴别诊断，用于治疗头痛的药物对于该疾病同样无明显疗效。

六、药物过量性头痛的治疗

（一）一般治疗

1. 健康教育　推荐将简单的健康教育作为 MOH 程序化治疗管理的第一步。通过简单的健康教育，告知患者频繁使用急性镇痛药物与慢性头痛及 MOH 之间的关系，发挥患者主动性，使其积极加入治疗中，减少急性镇痛药物的摄入。对于部分 MOH 患者，通过简单的健康教育向其告知 MOH 的本质，可能促使患者自行停止某些过度使用的药物。在一般人群中，以简单的健康教育作为干预手段能够改善慢性头痛和 MOH。

2. 指导患者填写头痛日记　记录治疗前后头痛频率、服用镇痛药物的频率、头痛伴随症状、头痛持续时间、头痛部位、头痛性质及影响因素等。

（二）药物治疗

1. 药物戒断治疗　主要是戒除导致 MOH 的药物。大部分学者认为戒断治疗可以改善头痛。目前没有证据表明直接戒药或逐渐戒药哪种方式更好，但大多数专家认为，对于非苯二氮䓬类及巴比妥类药物，直接戒药比 4～6 周逐步戒药效果更好，而对于苯二氮䓬类及巴比妥类药物，建议逐渐减药。根据药物使用类型、头痛程度和时间、是否有共病（即复杂型 MOH），可采取门诊戒药和住院戒药。对于麦角胺、曲普坦、对乙酰氨基酚、阿司匹林等非甾体镇痛药物，推荐门诊戒药。对于不能完成门诊戒药，或者合并有精神、情绪障碍（严重焦虑或过度使用苯二氮䓬类、巴比妥类药物）的患者，建议住院戒药。

2. 镇痛药物戒药时的对症治疗　大多数患者在戒断后第 2～10 天出现戒断症状，常见症状为初始化的头痛，伴随不同程度的恶心、呕吐、心动过速、低血压、睡眠障碍、焦虑和紧张。不同药物的戒断头痛持续时间不同，与过度使用的药物类型有关，曲普坦类持续时间最短约 4 天，麦角胺类约 7 天，镇痛药物约 10 天。戒断头痛和伴随症状可以使用既往患者未使用过的镇痛药物进行治疗或对症处理。①甲氧氯普胺或氯丙嗪：治疗恶心、呕吐。②NSAID：对乙酰氨基酚（100mg 口服，必要时最大剂量每日 300mg）或洛索洛芬钠（60mg 口服，最大剂量每日 120mg）治疗头痛。症状性治疗要依据患者的病史个体化治疗，不能使用患者以往过度使用的镇痛药物。

戒断急性期需采取与既往过度使用的镇痛药物不同种类的镇痛药物，且使用该药物的最小剂量。最小剂量不仅能降低该药物成为另一种过度使用药物的风险，也减少了该药的副作用。国内外大多数专家推荐急性期每周服用对症镇痛药物少于 2 次，且严密监测药物的使用剂量。部分患者在戒药过程中可能出现焦虑症状，需要使用抗焦虑药物，但使用时间应小于 1 周。

3. 预防性药物戒断时头痛的预防性治疗 药物应在以下证据充分的一线药物中选择：①无情绪障碍的简单型 MOH 患者，主要选择氟桂利嗪或托吡酯。氟桂利嗪 5mg/d 和托吡酯 50mg/d 作为初始计量，若头痛频率减少＞50%，则维持原有剂量，若疗效不佳时，逐渐增加剂量，氟桂利嗪最大剂量为 10mg/d，托吡酯最大剂量为 200mg/d。②伴情绪障碍的 MOH 患者，加用抗焦虑抑郁药物，如度洛西汀、氟哌噻吨美利曲辛、艾司西酞普兰、文拉法辛缓释胶囊、阿米替林等。由小剂量开始，逐渐增加，若无效或不良反应明显，则改用另一种药物。

（三）非药物治疗

非药物治疗包括枕神经阻滞、枕神经刺激、针灸治疗、心理治疗等。非药物治疗能帮助 MOH 患者减轻头痛负担，减少头痛发生的频率和程度。

七、药物过量性头痛的预防、预后和健康指导

原发性发作性头痛患者是 MOH 的高危群体，都有可能发展成为 MOH。避免过度使用镇痛药物是预防 MOH 的有效方法。含有巴比妥类、咖啡因、可待因及安定类的复方镇痛药物应尽量避免使用。有研究报道 MOH 患者在戒断的长期随访中有较高的复发率，随访 1 年 MOH 的复发率为 20%～40%。采取紧密随访和多学科教育（医师、理疗师、心理学家、护士）联合方法，1 年复发率较低，4～6 年复发率为 40%～60%。戒断复方镇痛药物时心理治疗对患者更有帮助。

第 2 节　药物戒断性头痛

药物戒断性头痛是指持续应用数周或数月的药物停止应用或停止暴露后引起的头痛。该类型的头痛主要指阿片类戒断性头痛，其他药物戒断性头痛还包括咖啡因戒断性头痛、雌激素戒断性头痛、其他物质长期使用后戒断性头痛。

一、阿片类戒断性头痛

（一）阿片类戒断性头痛概述

阿片类戒断性头痛是指每日使用阿片类药物超过 2 周的患者在突然戒断阿片类药物后 24 小时内发生的头痛。头痛可在戒断之后 7 天内自然缓解。

常见的阿片类物质有阿片、吗啡、美沙酮、丁丙诺啡、哌替啶和芬太尼等，其具有镇痛、镇静、改变心境（如欣快）、镇咳及呼吸抑制等药理作用。反复使用阿片类物质可出现耐受性、依赖综合征、戒断综合征等不良反应。

（二）阿片类戒断性头痛的发病机制

人类大脑中存在与吗啡具有相似生物学效应的小分子肽类物质，称为内源性阿片肽。其通过和靶细胞膜上 μ、κ、δ 三种阿片受体结合，发挥生物学效应，如镇痛、呼吸抑制，以及影响内分泌和心血管系统等。

阿片类物质（吗啡、可待因）是阿片受体较强的激动剂，进入中枢神经系统后和阿片受体结合，产生强效镇痛、愉悦、欣快等效应，同时抑制内源性阿片肽的分泌。反复、大量应用阿片类物质会使内源性阿片肽的分泌停止，导致机体必须依赖外源性阿片类物质。阿片类物质依赖性极强，一旦停用即出现严重的头痛和其他强烈的戒断症状，也称生理依赖。

阿片类戒断还表现为心理依赖，即出现强烈、无法控制、渴求用药的欲望，迫使出现强迫性觅药行为，不顾一切地使用阿片类物质，以获得心理上的满足。

（三）阿片类戒断性头痛的临床表现

1. 急性戒断症状和体征　①症状：头痛、流泪流涕、打哈欠、打喷嚏、恶心、呕吐、肌肉疼痛、骨关节痛、腹痛、食欲差、疲乏、发冷、发热、男性自发泄精、女性出现性兴奋等。②体征：瞳孔扩大、出汗、鸡皮征、血压升高、脉搏和呼吸加快、体温升高、震颤等。③精神障碍：不安、焦虑、抑郁、睡眠障碍等。

阿片类戒断症状的严重程度和持续时间与既往使用的阿片类物质种类、剂量、半衰期、停药方式和阿片类物质的拮抗剂有关。短效类（如吗啡、二醋吗啡）戒断症状一般在停药后 8～12 小时出现，48～72 小时达高峰，持续 7～10 天；长效类（如美沙酮）戒断症状在停药后 1～3 天出现，3～8 天达高峰，可持续数周。使用拮抗剂（如纳洛酮或纳曲酮）后戒断症状即刻出现，持续数小时到 1 天。

2. 稽延性戒断症状　部分阿片类物质使用障碍患者在急性戒断状态消退数月甚至数年后，仍可出现睡眠障碍、疼痛、情绪障碍、消化道症状、渴求、全身乏力等症状，统称为"稽延性戒断综合征"，是导致复发的主要原因之一。

（四）阿片类戒断性头痛的检查

1. 评估　全面评估患者是做出正确诊断的基础和前提。评估内容主要包括病史、体格检查、精神检查及相关辅助检查。

2. 病史采集　通过询问患者、家属及知情人等获得病史信息，重点内容包括物质滥用史、精神症状史、既往史、个人史、高危行为、成瘾物质使用后器官功能损害、社会心理功能等。病史采集需要一定的临床访谈技巧，综合运用精神科病史采集和成瘾疾病知识，并注意保护患者隐私，采用非歧视性和中性的态度。

3. 体格检查　包括常规检查和阿片类物质使用相关项目的检查（如营养状况、皮肤注射瘢痕等），并注意评估患者是否存在阿片类物质过量使用或者中毒的体征。

4. 精神检查　通过沟通和观察，检查患者的一般精神状况、认知、情感和意志行为，旨在了解患者当前或过去有无精神问题存在、是单一症状还是某种综合征、症状与使用阿片类物质之间的关系以及能否诊断为与精神疾病共病等。

5. 辅助检查 包括阿片类物质生物学检测、实验室检查和相关心理学量表评估等。尿液吗啡检测可呈阳性。实验室检查可有贫血、白细胞升高或下降、肝功能异常、病毒性肝炎、梅毒、人类免疫缺陷病毒阳性等。心电图检查可有异常，胸部影像学检查可发现肺部感染征象，抑郁量表或焦虑量表可发现抑郁或焦虑症状。

（五）阿片类戒断性头痛的诊断

2018 ICHD-3 中对阿片类戒断性头痛的诊断标准进行了描述。

1. 任何头痛符合标准 3。

2. 每天使用阿片类药物，持续时间＞3 个月，突然戒断。

3. 符合下列全部 2 项以证明存在因果关系

（1）上次使用阿片类药物后 24 小时内发生头痛。

（2）阿片类药物戒断后 7 天内头痛缓解。

4. 不能用 2018 ICHD-3 中的其他诊断更好地解释。

（六）阿片类戒断性头痛的治疗

治疗目的主要有两个方面：①治疗生理依赖。采用药物或其他方法，脱离患者身体对阿片类物质的依赖状态，消除戒断症状。美沙酮替代递减疗法是目前最常用的生理依赖治疗方法。②降低心理依赖，防止复发。通过药物或其他方法，降低患者对阿片类物质的渴求及强迫性觅药行为。

常见的治疗方法分为药物治疗和非药物治疗。药物治疗包括阿片受体激动药、部分激动药、拮抗药、精神药物和其他对症及支持药物治疗。非药物治疗包括简短干预、行为治疗、认知-行为治疗、动机强化治疗、社区强化治疗、人际关系治疗，以及针对青少年的多维度家庭治疗和多系统治疗等。有效治疗的基本要素包括治疗容易获得、治疗个体化、综合性治疗、疗程足够长、积极治疗共病、重视脱毒治疗、持续监测与评估、确立正确的治疗理念、维持良好的医患关系、提高患者的治疗动机。

心理干预和社会干预主要是针对影响阿片类物质使用障碍患者的心理和社会因素，包括对个体心理、行为及家庭、社会环境多方面的干预，是治疗的重要环节。

（七）阿片类戒断性头痛的预防、预后及健康指导

正确使用阿片类药物是预防阿片类戒断性头痛的前提，必须使用阿片类药物的患者应在医师指导下应用，停药也应遵循医师指导。阿片类戒断性头痛治疗易出现反复，应与患者建立良好的沟通，增强患者戒断的信心。

二、咖啡因戒断性头痛

咖啡因戒断性头痛指每日服用咖啡因＞200mg 超过 2 周的患者突然戒断咖啡因后 24 小时内发生的头痛。头痛可在戒断后 7 天内自然缓解。

咖啡因是一种兴奋剂，迅速进入大脑后阻滞腺苷受体，导致血管收缩，长期大量摄入咖啡因使身体对腺苷产生超敏性，停止摄入咖啡因后，脑血管迅速扩张，产生头痛。此外，还会出现大脑兴奋性降低、精神萎顿和浑身乏力等戒断症状。对健康受试者的研究发现，咖啡因戒断性头痛的发生率和严重程度随每日饮用咖啡量的增加而增大，每天低于100mg或每日一小杯咖啡的有限用量也可能引起使用者的戒断症状。

咖啡因戒断性头痛表现为头痛温和而短暂，通常只持续1～2天，但有时会持续1周之久。头痛呈"禁锢"感，与紧张性头痛相似，部分患者会出现剧烈的偏头痛。其他伴随症状包括疲劳或倦怠、情绪不安（抑郁、躁怒）、注意力不集中和流感样症状（恶心、呕吐、肌肉疼痛或僵硬）。

2018 ICHD-3中对咖啡因戒断性头痛的诊断标准进行了描述。

1. 任何头痛符合标准3。
2. 咖啡因使用量＞200mg/d，持续时间＞2周，突然戒断或未按时服用。
3. 符合下列全部2项以证明存在因果关系
（1）上次服用咖啡因后24小时内发生头痛。
（2）至少符合下列2项中的1项
1）服用100mg咖啡因后头痛在1小时内好转。
2）咖啡因戒断后7天内头痛缓解。
4. 不能用2018 ICHD-3中的其他诊断更好地解释。

三、雌激素戒断性头痛

雌激素戒断性头痛是指每日使用外源性雌激素超过3周的患者在突然戒断雌激素后5天内发生的头痛或偏头痛（经常发生在联合口服避孕药停药期、雌激素替代或支持治疗之后）。继续戒断，头痛可在3天内缓解。

2018 ICHD-3中对雌激素戒断性头痛的诊断标准进行了描述。

1. 任何头痛符合标准3。
2. 每天使用外源性雌激素，持续时间＞3周，突然戒断。
3. 符合下列全部2项以证明存在因果关系
（1）使用外源性雌激素5天内发生头痛。
（2）头痛或偏头痛发生后可在3天内缓解。
4. 不能用2018 ICHD-3中的其他诊断更好地解释。

四、其他物质长期使用后戒断性头痛

其他物质长期使用后戒断性头痛是指除上述药物之外其他长期使用的药物戒断后引起的头痛。

2018 ICHD-3中对其他物质长期使用后戒断性头痛的诊断标准进行了描述。

1. 任何头痛符合标准 3。

2. 每天使用除上述药物之外的其他物质，持续时间＞3 个月，突然戒断。

3. 符合下列全部 2 项以证明存在因果关系

（1）戒断该物质后短时间内发生的头痛。

（2）头痛可在完全戒断该物质后 3 个月内缓解。

4. 不能用 2018 ICHD-3 中的其他诊断更好地解释。

（刘玉林　谭　晶）

第13章 颅内压相关性头痛

颅内压是指颅内容物对颅腔壁所产生的压力，临床中用腰段蛛网膜下隙或侧脑室所测的脑脊液静水压来表示。正常成人在平卧时侧脑室的压力为 80～180mmH$_2$O（0.78～0.76kPa），儿童为 40～95mmH$_2$O（0.39～0.93kPa）。正常情况下，颅内压主要靠脑脊液量的生理调节来维持相对稳定。当这种生理调节机制遭受破坏时就可能发生颅内压增高或降低，从而引起头痛、呕吐等临床症状。

第 1 节　脑脊膜刺破后头痛

一、脑脊膜刺破后头痛概述

脑脊膜刺破后头痛（meningeal puncture headache，MPH）是指硬脊膜和蛛网膜被刺破导致脑脊膜的完整性被破坏，脑脊液外漏造成的体位性头痛。脑脊膜穿刺后出现的直立性双侧头痛是 MPH 特征性症状。在以往的国际头痛疾病分类中，这种头痛被命名为"腰椎穿刺后头痛"。然而，该术语由于意思模糊和不准确，现今多被 MPH 所替代。MPH 是椎管内麻醉常见的并发症，也可见于脊髓造影和诊断性腰椎穿刺后。

MPH 至今是临床医师十分关注的问题，这种头痛影响日常生活，甚至导致颅内硬膜下血肿。典型的头痛可发生在椎管内麻醉后 6～12 小时，多数发生在椎管内麻醉后 1～3 天，也可早至 15 分钟或迟至 2 周。75%的病例头痛持续 4～5 天后消失，10%持续 1 周，个别病例迁延数月甚至 1 年以上。

随着对 MPH 危险因素认识的不断提高和医师临床实践能力的不断提升，MPH 的发生率逐渐下降，由 19 世纪 50 年代的 10%降至目前的 1%甚至更低。对 MPH 的发生影响较大的因素有穿刺针的大小、穿刺针斜面方向和穿刺针尖的设计。穿刺针越细、穿刺针头越钝、穿刺针斜面与脊髓长轴平行均能进一步降低 MPH 的发生。加拿大麻醉学杂志公布的数据结果显示，对于产科患者高危人群，椎管内麻醉后 MPH 的发生率仍可达 1.7%。MPH 发病率女性较男性高 2 倍，13 岁以下儿童及 60 岁以上老年人发病率显著降低。

二、椎管内容物解剖

椎管上接枕骨大孔与颅腔相通，下达骶管裂孔，是由游离椎骨的椎板和椎弓上下连接而成的管状结构。椎管内包含脊髓、脊神经根、脊髓被膜、血管和少量结缔组织等。

（一）脊髓和脊神经根

脊髓上端平枕骨大孔处与脑相连，下端成人止于第 1 腰椎体下缘或第 2 腰椎体上缘，小儿止于第 3 腰椎体下缘，末端形成终丝附着于尾骨。脊髓全长粗细不等，有颈、腰两处膨大。颈膨大位于 $C_8 \sim T_2$ 节段，最大直径 3.8cm，平 C_6 节段；腰膨大位于 $L_1 \sim S_3$ 节段，最大直径 3.5cm，平 T_{12} 节段。

脊神经根共有 31 对，包括颈神经根 8 对、胸神经根 12 对、腰神经根 5 对、骶神经根 5 对和尾神经 1 对。脊神经前、后根在椎间孔汇合，合成脊神经，出椎间孔后，按节段分布于躯体各部。

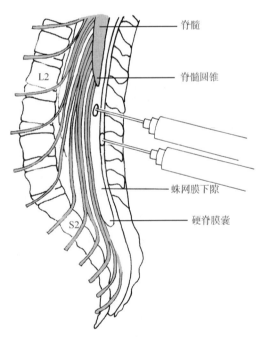

图 13-1　硬膜外麻醉和蛛网膜下隙阻滞的
不同进针途径

（二）被膜间隙

根据椎管内进针路径，脊髓表面被膜由外至内分别称为硬脊膜、脊髓蛛网膜和软脊膜，对脊髓起到营养、支持和保护作用。其中，硬脊膜和脊髓蛛网膜组成脑脊膜。各层被膜之间及硬脊膜与椎骨骨膜间存在腔隙，由外至内分别是硬膜外隙、硬膜下隙和蛛网膜下隙。

1. 硬膜外隙　是存在于硬脊膜和椎管内壁间的狭窄间隙。上端起自枕骨大孔，与颅腔不通，下端止于骶管裂孔。硬膜外隙内有脂肪、疏松结缔组织、椎内静脉丛和淋巴管。30 对脊神经根及其伴行血管在硬膜外隙通过，故临床施行硬膜外麻醉时均将局麻药注入此间隙，以阻滞脊神经根（图 13-1）。硬膜外隙内呈负压，穿刺针进入此间隙有落空感。

以脊神经为界，硬膜外隙分为前、后两部分。前隙狭窄短小，其中疏松结缔组织连于硬脊膜和后纵韧带。后隙宽阔较大，常有纤维中隔连于椎弓板与硬脊膜后面。这些结构经常出现在颈段和上胸段，是导致硬膜外麻醉出现单侧麻醉或阻滞不全的解剖学基础。硬脊膜囊在第 2 骶椎处变细，形成终丝，连于骶管前、后壁上，并且腔内存在较多脂肪，这可能是骶管麻醉出现单侧麻醉的原因。

椎静脉丛包含椎外静脉丛和椎内静脉丛。椎外静脉丛位于椎管外，收集椎体和邻近肌的静脉，注入椎颈深静脉丛、腰静脉、肋间静脉和骶外侧静脉。椎内静脉丛位于椎管内，收集脊髓、椎骨和韧带的静脉血。两丛交互吻合，沟通上、下腔静脉，与颅内的横窦和乙状窦交通，也与盆腔内静脉广泛吻合。当胸、腹、盆腔器官发生感染、肿瘤或寄生虫病时，可直接通过椎静脉丛侵入颅内和其他远隔器官。

2. 硬膜下隙　是位于硬脊膜和脊髓蛛网膜之间的潜在腔隙，内有少量液体。

3. 蛛网膜下隙　是位于脊髓蛛网膜和软脊膜之间的腔隙，内含脑脊液、脊髓和神经。此隙经枕骨大孔上端与脑室相通，下至第 2 骶椎平面。蛛网膜下隙在第 1 腰椎至第 2 骶椎高度扩大，称"终池"。蛛网膜下隙最宽处位于腰椎第 3、4 间隙，是临床中行腰椎穿刺和蛛网膜下隙阻滞（也称腰麻）的常用穿刺点，在此处操作不会损伤脊髓（图 13-1）。

脑脊液呈无色透明状，充满蛛网膜下隙和脑、脊髓的室管系统。脑脊液似淋巴液，但淋巴细胞少，无红细胞，pH7.4，比重 1.003～1.009，葡萄糖 2.5～4.5mmol/L，蛋白质 0.10～0.25g/L。成人脑脊液总量 125～150ml，其中脊髓蛛网膜下隙 35～40ml，脑室 60～70ml，脊髓腔 25～35ml。脑脊液压力在平卧位时较小，小于 100mmH$_2$O（0.98kPa），坐起时较高，为 200～300mmH$_2$O（1.96～2.94 kPa），咳嗽、用力或压迫颈静脉时压力进一步升高。

4. 软脊膜下隙　是位于软脊膜和脊髓间潜在的间隙。间隙较窄小，即使少量局部麻醉药进入就能使麻醉平面急剧升高，导致患者突然发生意识丧失，甚至心搏、呼吸骤停。

（三）被膜的血管和神经

1. 血管　主要来自根动脉分支。这些根动脉在颈段来源于椎动脉、甲状颈干、颈升动脉等；在胸段来自肋间后动脉、肋下动脉；在腰段来自肋下动脉、腰动脉等。根动脉发出分支至脊神经根和硬脊膜表面，穿破脊髓被膜至脊髓。

2. 神经　主要来自脊神经脊膜支。

（四）脊髓的血液供应

1. 动脉　由脊髓前动脉、脊髓后动脉和根动脉供应。

（1）脊髓前动脉：起自椎动脉颅内段，左、右椎动脉分支在近髓腹侧合成一干，沿脊髓前正中裂向下纵行，与前根动脉相连，形成前正中动脉，供应脊髓前 2/3 的血液。

（2）脊髓后动脉：起自椎动脉颅内段，于脊髓后表面下行，与后根动脉相连，在脊髓后表面交通成网，营养脊髓后角后部和后索。

（3）根动脉：起自节段性动脉的脊支，与脊髓前、后动脉吻合，分别营养脊髓下颈节以下腹侧 2/3 的区域和脊髓侧索后部。

2. 静脉　共有 6 条纵行静脉分布于脊髓表面，与动脉走行大致相似。纵行静脉有许多交通支相互吻合，收纳根静脉，并有分支穿破硬脊膜注入椎内静脉丛。

三、脑脊膜刺破后头痛的病因和发病机制

（一）病因

1898 年麻醉鼻祖 Bier 首次报道了 MPH。他认为脑脊膜穿刺处出现漏口、脑脊液持续

漏出、脑脊液体积减小引起的低颅内压和颅内疼痛敏感组织被牵拉移位是 MPH 的主要病因。腰椎穿刺后脑脊液从脑脊膜缺损处漏出，并且脑脊液漏出的速度大于产生的速度，脑脊液体积减小，脑水垫的作用被削弱，其产生的张力牵拉颅内脑脊膜、血管及周围对疼痛敏感的组织，产生头痛。脑脊膜血管分布较少，损伤后自我修复困难，脑脊膜穿刺后至少需要 2 周漏口才能修复，故易造成脑脊液漏。若脑脊液丢失过多，牵拉刺激使小脑幕上的痛觉经三叉神经传向前额，小脑幕下的痛觉经迷走神经和上颈段神经传向枕区和颈部，从而产生头痛。

近期研究报道证实，MPH 的独立危险因素包括患者因素和操作因素。年龄是患者因素中的重要因素，尤其是 31～50 岁的人群发病率较高。其他患者因素有女性、妊娠、慢性双侧张力性头痛病史、既往有 MPH 病史或意外穿破脑脊膜病史等。此外，低体重指数的年轻女性发生 MPH 的风险较大。操作因素中穿刺针型号和尖端设计是重要因素，细针发病率低，锥形针尖较切割型针尖发病率低。其他操作因素有穿刺针斜口与脊柱长轴方向平行发病率低，穿刺次数增加时发病率高。

此外，脑脊膜穿刺过程中若将滑石粉、消毒液等异物带进蛛网膜下隙，可直接刺激脑膜引起头痛，通常发生于穿刺后 4 小时。由于这些异物刺激脑膜和脉络膜，使脑脊液分泌过多，颅内压增高引起头痛，也称为假性脑膜炎，通常发生于脑脊膜穿刺后 5～72 小时。MPH 也可能与过分强调术后卧床以及反复暗示术后可能发生头痛有关，即精神因素在 MPH 的发生中有重要地位。临床统计证实，小手术、病情轻的患者比大手术、病情重的患者发生 MPH 的概率高，也证明精神因素在 MPH 发生中的重要性。

（二）发病机制

MPH 的确切发病机制目前尚存在争议，是多因素调控的结果。大多数学者认为存在双重机制，包括颅内容物丢失和颅内血管扩张（主要指静脉扩张）。其中，脑脊液漏所致脑脊液容量减少起到主要作用。脑脊液对脑组织的支持力减少使患者在直立位时脑组织垂直下移，导致对痛觉敏感的硬膜外、脑干、痛觉神经、交通血管和静脉窦等结构出现牵拉移位从而产生头痛。

MPH 的另一个重要发生机制，即在固定的颅腔容积内，颅腔内容物（包括脑组织、脑脊液、脑血流量）的总量保持固定不变。当脑脊液丢失时，动静脉壁内外压力失去平衡。静脉壁薄，弹性小，常固定于周围组织，易被动扩张；动脉管径细，管径坚韧富有弹性，不易扩张。血管因受到被动牵拉也会产生头痛。此外，脑脊液减少介导腺苷释放，引起血管舒张，也是 MPH 的发病机制之一。

MPH 的症状发生涉及许多神经通路，包括三叉神经的分支眼神经、第IX和第X对脑神经、$C_{1\sim3}$颈神经，这些神经均参与 MPH 的发生。颅后窝结构受舌咽神经和迷走神经支配，可将痛觉传递至枕部，还能刺激延髓化学感受器区域，引起恶心、呕吐。脑脊液和外淋巴通过蜗水管产生听觉神经和前庭神经症状，导致内耳前庭压力降低，内淋巴和前庭功能失衡。另外，支配眼外斜肌的神经、颅内展神经、面神经、前庭蜗神经也参与 MPH 的发生。

四、脑脊膜刺破后头痛的临床表现

1. 头痛特点 与体位变化有关。直立位时头痛迅速发生或加重，平躺后头痛多在 1 分钟内减轻或消失。

2. 头痛部位 多位于额部、枕部、颞部或弥漫至全头部。

3. 头痛性质 钝痛、跳痛或压榨性头痛。

4. 头痛程度 头痛轻微者，安静休息即可缓解；头痛剧烈者，往往影响日常生活。MPH 患者约 11% 为轻度头痛，23% 为中度头痛，67% 为重度头痛。

5. 体格检查 诊断价值不大，但是仍可进行以下两项检查：①按压双侧颈静脉（10～15 秒）加重 MPH。②坐位上腹部压力测试减轻 MPH。坐位上腹部压力测试：患者坐位引发头痛症状，测试者对患者腹部连续施压，15～30 秒后头痛减轻，停止施压后头痛复旧。此外，受累神经支配区的感觉和运动检测常呈异常表现。

6. 伴随症状 后颈部疼痛或僵硬、恶心、呕吐约占伴随症状的 50%。其他罕见的伴随症状包括听觉症状（畏声、耳聋、耳鸣、听觉过敏、前庭器官失衡致头晕目眩等）、视觉症状（畏光、视物模糊、调节困难、复视等）和上下肢疼痛。重症患者可能因为硬膜下血肿出现意识障碍，甚至发生脑疝。

五、脑脊膜刺破后头痛的辅助检查

1. 脑脊液检查 脑脊液压力和化学成分测定有助于诊断。

2. 影像学检查 包括头部 MRI 平扫及增强、头部 CT、脊柱 MRI 和脊髓造影检查等。头部影像学的改变与病程和病情有关，病程短、病情轻者颅脑影像学大多正常，而病程长、病情重者可出现特征性表现。

六、脑脊膜刺破后头痛的诊断和鉴别诊断

（一）诊断

2018 ICHD-3 中对 MPH 的诊断标准进行了描述。

1. 任何头痛符合标准 3。

2. 头痛发生在脑脊膜穿刺后。

3. 头痛发生在脑脊膜穿刺术后 5 天内。

4. 不能用 2018 ICHD-3 中的其他诊断更好地解释。

（二）鉴别诊断

1. 良性病因产生的头痛 包括非特异性头痛、慢性头痛急性发作、高血压头痛、颅内积气、鼻窦炎、药物副作用、自发性颅内低压等。良性头痛程度通常比 MPH 轻，头痛的体位性变化特征不如 MPH 典型。当良性头痛与 MPH 难以鉴别时，硬膜外血液补片充填疗

法有效常提示 MPH 的诊断。

2. 严重疾病引起的头痛　比较罕见，但必须排除，如颅内出血、硬膜下血肿、脑膜炎、蛛网膜下腔出血、感染、子痫、脑静脉血栓形成等。出现单侧神经体征、发热、抽搐、寒战、精神状态改变都不符合 MPH 的诊断。假性脑脊膜炎在脑脊液中可见淋巴细胞和白细胞增多。化脓性脑膜炎除具有上述特征外，尚有体温增高、脑脊液细菌培养阳性的特征。若先前出现典型的 MPH 症状，但随病程进展，失去其体位性特征并出现局灶性神经系统紊乱，须警惕硬膜下血肿的发生。

3. 脑脊液漏头痛　常因手术、外伤、损伤或自发性所致的脑脊液外漏引起，其头痛与 MPH 相似，漏出液成分检测与脑脊液一致，蛛网膜下隙注入染料或放射性物质后可以在漏出液中检测到。

七、脑脊膜刺破后头痛的治疗

治疗原则是减少脑脊液漏出，或增加脑脊液产生，以恢复正常脑脊液压力。

（一）一般治疗

脑脊膜刺破后发生轻中度头痛的患者，应采用支持治疗，如卧床休息、补液、减少体位变化等。有些患者无须特殊处理，头痛多能自行缓解。

（二）药物治疗

脑脊膜刺破后发生重度头痛的患者，需给予药物治疗。咖啡因广泛用于临床治疗重度 MPH，如静脉注射 250mg 或口服 300mg。由于咖啡因的半衰期<6 小时，故重复剂量的咖啡因治疗是必要的。咖啡因治疗 1~4 小时后可以改善大部分 MPH 患者的症状。

（三）硬膜外充填疗法

该方法是目前治疗 MPH 最有效的方法，适用于症状严重且经 24~48 小时保守治疗难以缓解的患者。由粗针（如硬膜外隙穿刺针）引起的 MPH 症状多较严重，持续时间长，往往需要进行多次硬膜外隙充填，症状方能逐渐缓解。

1. 方法　患者取侧卧位，穿刺点选择硬脊膜穿破的节段或下一个节段。穿刺针到达硬膜外隙后，将拟充填液体以 1ml/3s 的速度缓慢注入硬膜外隙，直至患者背部、臀部或颈部出现饱胀不适感，两耳突然听觉灵敏或突然眼前一亮，均是颅内压恢复正常的反映。患者在操作后 1~2 小时保持卧位，同时静脉滴注 1000ml 液体。在操作后 24~48 小时避免抬举动作、Valsalva 动作及空中旅行，以减少补片破裂的风险。

2. 充填液体的选择

（1）无菌自体血 10~20ml 可以有效恢复颅内压，解除头痛，但可能引起注射部位硬膜外隙粘连和感染。但是大量临床观察表明，硬膜外隙血液充填是足够安全的。在过去的数十年中，硬膜外血液充填疗法一直作为 MPH 治疗的"金标准"，也被认为优于其他保守治疗措施。其作用机制没有完全阐明，可能与脑脊膜缺损处血块形成和脑脊液头侧移位（硬膜外压力充填）的填塞效果阻止脑脊液流失有关。但是由于缺乏大样本的随机试验，硬膜外血液充填对 MPH 的疗效仍有争议，大多数麻醉医师更愿意推迟施行此方法，在进一步确定诊断的同时等待 MPH 的自行缓解。

（2）其他替代血液的充填物包括中分子量右旋糖酐、羟乙基淀粉、明胶和纤维蛋白胶。这些物质可以提供长久的硬膜外压塞和（或）封闭脑脊膜裂缝的作用，其临床应用仅见于案例报告和小样本队列研究。尽管有优点，但是这些应用仍处于起步阶段，没有大样本试验研究证实其确切疗效。同时还需注意不良反应，如右旋糖酐可引起严重的免疫反应。

（3）单次或持续硬膜外隙注入生理盐水 20～30ml 可以缓解头痛。但是，单次硬膜外注入生理盐水引起硬膜外压力的增加只能持续约 10 分钟，机制为硬脑膜瓣机械的"罐盖"现象。所以，此疗法复发率高，疗效不如自体血充填，特别是治疗大口径穿刺针导致的 MPH 应用价值有限。

3. 操作步骤　①获得书面知情同意。②开放静脉通道。③摆硬膜外穿刺体位，如侧卧位。④严格遵循无菌操作，在先前穿刺位置的下方或水平位置进针，进入硬膜外隙。⑤通过静脉通道，收集 10～20ml 无菌、新鲜自体静脉血。⑥即刻将血液通过硬膜外针注入硬膜外隙，直到患者背部、臀部或颈部出现饱胀不适感。⑦保持卧位 1～2 小时有助于缓解症状。⑧在这段时间内，静脉滴注 1000ml 液体。⑨出院后患者自行选择非处方镇痛药，避免直立、紧张或 24 小时的空中旅行，症状缓解或加重时联系医师。

硬膜外血液充填的禁忌证包括凝血功能障碍、败血症、发热、穿刺点处皮肤破溃等。并发症与其他硬膜外操作一致，如感染、出血、神经损伤等。目前尚无证据证明禁用于艾滋病患者和严重水痘感染患者。

（四）星状神经节阻滞

研究表明对星状神经节进行 2～3 次阻滞可以有效缓解 MPH。这可能与星状神经节阻滞提高脑循环血流量、改善脑血管舒缩功能有关。

（五）中医治疗

综合治疗的同时可以配合按摩和针刺手法。常选择的穴位包括大椎、印堂、太阳、头维、丝竹空及合谷穴。另外，在头痛治疗门诊治疗其他类型的慢性头痛时，辅以按摩手法可收到不错的效果，但由于资料和经验有限，尚需对疗效进一步观察和分析。

（六）其他方法

若诊断为 MPH 已经 7～10 天，症状没有消退，或进行 2～3 次硬膜外血液充填后症状未见好转，应请神经内科会诊。若头痛持续进展且与体位无关，应请神经内科和放射科会诊。尽管头痛及其伴随症状在施行硬膜外血液充填后很快消失，但脑神经麻痹（如第Ⅷ对脑神经）的症状通常消失很慢，为安全起见，也应请神经内科会诊。研究表明，早期给予皮质类固醇能够缓解脑神经麻痹。

八、脑脊膜刺破后头痛的预防、预后和健康指导

临床医师在操作时应严格遵守操作规范，注意穿刺针类型和穿刺角度，避免多次穿刺。诊断为 MPH 的患者，应卧床休息、补液、减少体位变化。有些患者无须特殊处理，头痛能自行缓解。大多数患者数日内恢复，预后良好，不留后遗症。及时诊断和治疗尤为重要，预防重于治疗。

第 2 节　脑脊液漏头痛

一、脑脊液漏头痛概述

持续性脑脊液外漏引起脑脊液压力降低，并发生直立性头痛，称为脑脊液漏头痛。

脑脊液漏见于各种年龄。发生原因分为外伤性（20%）和非外伤性（80%）。外伤性脑脊液漏没有明显的性别差异，在头部损伤患者中发生率为 2%～9%，与颅骨骨折的部位有关，与脑损伤的严重程度无关。最常见的外伤性脑脊液漏的发生部位是蝶窦（30%）、额窦（30%）和筛窦（23%）。超过50%的病例在创伤后 2 天内出现，70%的病例在 1 周内出现，几乎 100%的病例在 3 个月内出现。延迟病例可能是由于伤口收缩或瘢痕形成、骨边缘坏死或软组织嵌入、水肿消退、组织缺血、治疗后肿瘤萎缩及继发脑水肿所致。非外伤性脑脊液漏好发于女性，主要由肿瘤梗阻、良性颅内高压或脑积水引起。

本节主要讲述较为常见的非外伤性脑脊液漏头痛。

二、脑脊液漏头痛的病因和发病机制

病因和发病机制尚不明确。可能与病毒感染、过度紧张、疲劳、药物中毒（如苯巴比妥类）、糖尿病昏迷、全身严重脱水、尿毒症等有关。此外，还可能与下列因素有关：①脉络丛脑脊液生成减少或吸收过度；②神经根解剖异常；③脉络丛血管痉挛；④下丘脑功能紊乱；⑤脊膜膨胀和脊膜蛛网膜憩室存在潜在的脑脊液漏，在脑脊液压力变化或外伤时可引起破裂。

生理情况下，脑和脊髓周围充满大量脑脊液，形成围绕的保护性水垫，使外界的振动和冲击很难对脑和脊髓产生机械性震荡作用。而脑脊液漏患者直立位时脑脊液对脑和脊髓的这种保护作用减轻或消失，脑组织压迫、牵拉颅内痛觉敏感结构，如颅顶静脉窦、颅底脑膜、血管和神经根，导致患者出现头痛、呕吐，并伴有颈部抵抗。部分患者脑脊液中红细胞、白细胞及蛋白轻度增高，可能是颅内压力低、颅内静脉扩张、血液成分渗入蛛网膜下隙之故。

三、脑脊液漏头痛的临床表现

1. 头痛特点　直立性头痛是最典型的临床表现，即直立姿势时脑组织因重力关系在颅腔内下降移位，牵拉颅内痛觉敏感组织，引起剧烈头痛。患者被迫卧床不起，平躺或头低足高位后头痛在 1 分钟之内很快消失或减轻。病程越长，体位性头痛的特征越不明显。部分患者表现为非直立性头痛，如劳累性头痛、平卧位加重的间歇性头痛。部分患者甚至可能没有头痛症状。

2. 头痛部位　位于额部、双侧枕部，有时向额面部放射，甚至弥漫至整个头部。

3. 头痛性质　钝痛或搏动性跳痛。

4. 头痛程度　多为轻至中度，重度者可影响日常生活。

5. 诱发因素　咳嗽、打喷嚏、用力、活动头部或变换体位可加剧头痛。多数患者可以回忆起头痛出现的确切时间。

6. 体格检查　大多数眼底正常，约 15% 出现视盘水肿。低颅内压累及颈神经根可出现颈部强直和僵硬感，颈部抵抗较真性脑膜刺激征轻。累及单侧或双侧第Ⅲ、Ⅳ、Ⅵ对脑神经出现眼球运动障碍；累及面神经出现周围性面瘫；累及三叉神经出现神经支配区域感觉减退或过敏。可在鼻腔、外耳道、皮肤切口处漏出脑脊液，伴有各种与脑神经功能障碍相关的症状。漏口位置在筛板时，出现单侧嗅觉丧失或单侧视力障碍；漏口位置在额窦时，出现眶上神经分布区感觉消失；漏口位置在蝶窦时，鼻孔可流出液体，或仅出现单侧视力障碍；漏口位置在鞍结节时，发生单侧视力障碍；漏口位置在颅中窝时，出现三叉神经上颌支分布区感觉消失。

7. 伴随症状　主要为眩晕，表现为身体不平衡、定向力差、物体旋转，但是程度较轻，卧床休息和大量饮食补液后可消失。其他伴随症状包括恶心、呕吐、耳鸣、听觉过敏、面瘫或面肌痉挛、面部麻木、共济失调、延髓麻痹。重症患者可因硬膜下血肿而出现意识障碍，甚至发生脑疝。

四、脑脊液漏头痛的辅助检查

仅凭症状诊断脑脊液漏头痛并不可靠，需要结合包括影像学和脑脊液压力测量在内的多种检测方法进行确诊。

1. 侧卧位腰穿时脑脊液压力 $<60mmH_2O$，白细胞数正常或轻度升高。部分患者脑脊液蛋白轻度增高，糖和氯化物正常。

2. 头部影像学的改变与病程和病情相关，病程短、病情轻者颅脑影像学正常，而病程长、病情重者可以出现一系列特征性表现。

（1）颅脑 MRI 平扫及增强：是诊断脑脊液漏头痛的敏感检查。MRI 增强扫描可见特征性改变：①弥漫性硬脑膜增强，而软脑膜、蛛网膜无增强，是最常见的特征性表现，基本上可以诊断脑脊液漏头痛；②硬膜下积液，但占位效应不明显，随头痛消失恢复正常；③脑下坠，如小脑扁桃体可逆性下降至枕骨大孔处；④静脉系统扩张充血，主要见于人的脑静脉和（或）静脉窦。

（2）头部 CT：可见双侧硬膜下积液或出血、蛛网膜下池消失，有助于发现有无气颅，并通过调节窗位观察颅底骨折情况。敏感性不如 MRI，适用于急诊检查。

（3）脊柱 MRI：可见硬膜外和硬膜内静脉扩张充盈、硬膜下积液、硬膜憩室等。脂肪抑制成像可发现硬膜外水样异常信号，推测可能是脑脊液漏口。

（4）CT 脊髓造影：可采用 131 标记的人血清白蛋白、^{99m}Tc 或 ^{169}Yb-DTPA 经腰穿注入蛛网膜下隙行脑池造影，观察并直接查找脑脊液漏的确切位置。或采用水溶性造影剂注入蛛网膜下隙，在透视下调节患者体位，使造影剂能够进入脑底部脑池，行颅底薄层 CT 扫描显示漏口部位。恰当的显像体位有利于明确诊断。研究表明在俯卧位或仰卧位行 CT 脊髓造影未能显示漏口时，部分患者在侧卧位可发现脑脊液漏的部位。CT 脊髓造影的缺点主要是较高的辐射剂量和相对较差的时间分辨率。目前多采用动态脊髓造影，可以准确地确定"隐源性"脑脊液漏的位置，是一种有价值的辅助诊断工具。

（5）磁共振脊髓造影：若 CT 脊髓造影仍未找到脑脊液漏口的位置，建议采用磁共振脊髓造影。研究发现，在 CT 脊髓造影呈阴性的脑脊液漏头痛患者中，有 25% 的患者通过磁共振脊髓造影成功地识别到脑脊液漏口，而 CT 脊髓造影能检测到的脑脊液漏在磁共振脊髓造影中均能检测到。近年来，磁共振脊髓水成像即重 T_2 加权脊髓造影研究较多，利用长回波时间加长的重复时间结合脂肪抑制技术，降低一般组织结构的信号，使脑脊液信号更加突出，达到水成像效果。该方法无辐射、无创伤、无须造影剂、无发生并发症的危险，尤其适用于重症脑脊液漏患者。

（6）放射性核素脑池造影术：是评估和随访疑似脑脊液漏患者的一项重要检查。可以显示与脑脊液动力学障碍相关的变化，如脑脊液漏、正常压力性脑积水、脑脊液分流等。脑脊液漏的直接征象是放射性显像剂外溢所确定的漏口位置。间接征象包括显像剂在肾脏和膀胱内早期浓集、显像剂沿脊柱轴缓慢上升、24 小时颅内凸面放射性缺失，以及神经根套显像异常等。

五、脑脊液漏头痛的诊断和鉴别诊断

（一）诊断

2018 ICHD-3 中对脑脊液漏头痛的诊断标准进行了描述。

1. 任何头痛符合标准 3。

2. 存在低颅内压（脑脊液压力 < 60mmH$_2$O）和（或）脑脊液漏的影像学证据（见上述影像学改变）。

3. 头痛的发生与脑脊液压力低下或者脑脊液漏在时间上密切相关，或因头痛使后者被确诊。

4. 不能用 2018 ICHD-3 中的其他诊断更好地解释。

（二）鉴别诊断

主要与以下原因所致的头痛相鉴别。

1. 蛛网膜下腔出血　脑脊液漏表现为头痛、恶心、呕吐，甚至脑膜刺激征阳性，酷似蛛网膜下腔出血。不同的是，蛛网膜下腔出血起病突然，可伴有意识障碍，头痛剧烈，卧位不能减轻，脑膜刺激征特别明显，可伴有动眼神经麻痹、视网膜前出血和玻璃体出血，脑脊液压力增高并呈血性。

2. 高颅内压

（1）脑脊液漏平卧位后头痛明显减轻或缓解，高颅内压与此相反。

（2）两者病史不同。

（3）高颅内压一般有视盘水肿，脑脊液漏则无。

（4）腰椎穿刺有鉴别诊断价值。侧卧位腰穿时，脑脊液漏患者脑脊液压力低于 $60mmH_2O$，甚至等于 0，高颅内压患者脑脊液压力高于 $250mmH_2O$。

3. 其他　与脑炎、脑膜炎、内耳眩晕症、中枢神经系统感染、脑静脉系统血栓形成、转移性脑膜癌、姿势性直立性心动过速综合征、枕骨大孔疝等导致的头痛相鉴别。

六、脑脊液漏头痛的治疗

积极查找病因，治疗原发病，给予相应的对症治疗，可以收到迅速而显著的效果。

（一）病因治疗

脑脊液漏头痛是由多种病因而致的临床综合征，对每一个患者应首先查清病因，制订个体化治疗方案，解除病因，缓解症状，提高生活质量。

（二）对症治疗

1. 一般治疗　多数脑脊液漏头痛患者经过卧床休息、去枕平卧、甚至床脚抬高 20°～30°、口服补液、捆绑腹带、静脉滴入大量生理盐水等保守治疗后，可以改善脑脊液循环，提升脑脊液压力，使患者病情好转。对头痛较重、烦躁不安者，酌情选用镇静镇痛药，如非甾体抗炎药、糖皮质激素、咖啡因和茶碱等。

2. 补水疗法　通过补液提高血容量，增加脑脊液分泌，加强脑脊液的水垫缓冲作用。鼓励患者多饮水，最好是生理盐水，每日 3000～4000ml。静脉滴入等渗液体、生理盐水或5%葡萄糖盐水，每日 1500ml，连用 5～7 天。重症者鞘内注射生理盐水。

3. 硬膜外血液充填疗法　有确切脑脊液漏口的患者，应使用硬膜外血液充填疗法，即将自体血注入硬膜外隙，凝血块填塞硬脊膜漏口，减少脑脊液外漏。硬膜外血液充填治疗分为靶向和非靶向。研究表明，脊髓手术后脑脊液漏头痛患者，通过靶向硬膜外血液充填治疗后头痛明显减轻，随访 6 个月后头痛症状消失；非靶向硬膜外血液充填治疗脑脊液漏头痛也已经取得了明显效果，该方法无须影像学漏点定位。虽然硬膜外血液充填疗法对脑脊液漏头痛非常有效，但是单次充填的作用可能不会持久，仅仅在几天内改善头痛症状，要使症状完全缓解或许需要两次甚至更多次的充填。

4. 阻滞治疗　常用 0.25%～0.50%的利多卡因 20ml 阻滞颈交感神经节，使脑血管扩张，脑血流量增加，颅内压升高。此法对外伤性脑脊液漏头痛疗效确切。

5. 手术治疗 对极少数患者来说，即使进行了内科治疗和多次硬膜外血液充填治疗，仍不能持续改善头痛程度，这种情况下需要外科手术治疗。若漏口位置已明确，手术可取得较好的效果。据报道，一位胸腔硬膜外蛛网膜憩室处发生脑脊液漏头痛的患者，结扎憩室后头痛缓解，术后第 2 天即可行走，随访 1 年未见头痛反复。一位外伤性脑脊液漏头痛患者，脊髓 MRI 和 CT 脊髓造影显示颈胸段脊髓空洞和蛛网膜憩室，硬膜外血液充填疗法 3 次无效。通过手术缝合这两处漏口，并在蛛网膜憩室周围放置明胶海绵，术后第 3 天头痛消失。一位腰椎间盘病变患者，行脊髓造影后头痛持续 9 个多月，在椎间盘手术中使用 Cushing 夹缝合硬脊膜漏口，术后第 2 天头痛消失。因此，若有蛛网膜憩室则可权衡利弊考虑手术治疗；若继发硬膜下血肿，应及时手术清除血肿。

6. 其他疗法 对于外伤出血或慢性脉络丛炎症所致的绒毛基质纤维化，可用透明质酸酶、碘剂、铋剂等使粘连消散。应用糖皮质激素进行短期治疗。使用促脑脊液生成药物、罂粟碱、新斯的明、麻黄素等进行辅助治疗。

七、脑脊液漏头痛的预防、预后和健康指导

绝对卧床，一般采用头低位或头偏向患侧。避免用力咳嗽或打喷嚏，减少头部活动或体位变换。大多数非外伤性脑脊液漏头痛患者预后良好，通常在数日至 3 周内恢复，不留后遗症状。外伤性脑脊液漏头痛患者预后视其原发病不同而有所差异，症状出现越早者，其预后越差。

第 3 节　高颅内压头痛

一、高颅内压头痛概述

高颅内压头痛是指侧卧位时成人脑脊液压力超过 $250mmH_2O$ 或肥胖儿童脑脊液压力超过 $280mmH_2O$ 引起的头痛，常伴有颅高压引起的其他症状和（或）临床体征，头痛在脑脊液压力恢复正常后可缓解。该病是由颅内或全身性疾病引起的脑血液循环与代谢障碍，如不及时诊治严重者可发生脑疝，危及生命。

二、高颅内压头痛的病因和发病机制

（一）病因

颅内压增高是引起头痛的重要原因之一，应引起充分重视。颅腔的不可变性和颅腔内容物有限的可变性，两者之间的平衡被打破导致颅内压增高。因此，各种原因导致颅腔内容物增加和颅腔变小均可造成颅内压增高。颅腔内容物有脑组织、脑血流和脑脊液三部分组成，任何部分的增多均会引起颅内压增高。

1. 颅腔内容物体积或重量增加 脑组织体积增加的原因包括颅腔内占位性病变和各

种原因导致的脑水肿。颅腔内占位性病变包括脑肿瘤、脑脓肿、颅内血肿、颅内肉芽肿和脑寄生虫病等。脑水肿常由于脑损伤、炎症、缺血缺氧等病变和全身性疾病引起，分为血管源性水肿、细胞毒性水肿和间质性水肿。

2. 脑血流量增加　包括动脉性充血、静脉性淤血和颅内血管异常。各种原因引起的二氧化碳蓄积、高碳酸血症及严重的高血压可引起动脉性充血；丘脑下部、鞍区、脑干等处血管运动中枢附近受到刺激可导致急性脑血管扩张；颅内静脉窦血栓形成导致静脉性淤血；颅内各种血管性疾病，如动静脉畸形、血管瘤、脑毛细血管扩张症等，引起脑血流量增加，这些均可引起颅内压增高。

3. 脑脊液量增多　见于脑脊液分泌过多、脑脊液吸收障碍、脑脊液循环受阻，如先天性或后天性脑积水、丹迪-沃克（Dandy-Walker）综合征、静脉丛乳头状瘤、各种静脉窦受压或梗阻、各种原因引起脑脊液循环通路受阻所致的阻塞性脑积水、由于脑脊液分泌过多或吸收减少所致的交通性脑积水。

4. 颅腔狭小　多见于颅骨先天性病变和畸形，如狭颅症、扁平颅底、畸形性骨炎、颅缝早闭及颅底凹陷症，还有颅骨异常增生症及颅底凹陷性骨折等。

（二）发病机制

由于维持正常颅内压的条件是颅腔内容物的总体积必须与颅腔容积相适应，即颅腔容积基本恒定，脑组织、脑血流、脑脊液三者的体积在不同的生理与病理情况下可于一定范围内改变。所以，颅内压的生理调节是通过脑组织、脑血流、脑脊液及颅腔体积的相应缩减或增加来实现的。生理情况下，脑组织体积比较恒定，特别是在急性颅内压增高时不能压缩，颅内压的调节就在脑血流量和脑脊液量之间保持平衡。发生颅内高压时，首先被压缩的是脑脊液，再压缩脑血流量，可供缓解颅内高压的代偿容积约为颅腔容积的 8%。脑脊液的压缩主要通过改变脑脊液的吸收和转移来实现，脑血流量的自动调节功能主要依靠血管阻力和脑灌注压的变化来完成。当颅腔内容物体积增加超过机体代偿能力可使颅内压剧增，刺激、牵拉脑膜血管和神经，产生头痛。

三、高颅内压头痛的临床表现

1. 头痛特点　平卧时头痛较重，头痛部位与病灶部位并非一致，头痛程度与颅内压并非成正比，头痛突然缓解并不代表颅内高压的缓解，如蝶鞍内肿瘤突破鞍膈后头痛可突然减轻。

2. 头痛部位　大部分位于额颞部，同时牵扯枕部或后颈部。

3. 头痛性质　呈搏动性胀痛，少数呈撕裂样。

4. 头痛时间　可为持续性、阵发性、持续性伴阵发性加剧，每次发作持续数分钟至 1 小时或更长，一天中出现一次或数次，间歇期可正常。

5. 头痛程度　随颅内压增高呈进行性加重，快速注射 20% 甘露醇头痛明显缓解。

6. 诱发因素　咳嗽、用力、弯腰、头部突然活动等可使头痛加剧，也可在夜间痛醒，起床活动后减轻，与平卧位静脉回流较差有关。

7. 体格检查　约 90%的患者眼底检查有双侧视盘水肿，但无视觉症状，有时出现一过性视物模糊和色觉异常。颅内压增高如波及黄斑且出现水肿，可出现中心暗点，中心视力下降。急性颅内压增高可出现意识障碍，严重者出现脑疝。慢性颅内压增高可出现意识障碍和继发性视神经萎缩，甚至失明。一侧或双侧展神经麻痹可见于部分患者。视野检查能发现早期盲点扩大和周围视野缩小，尤其是鼻下方。

8. 伴随症状　呕吐是高颅内压头痛的常见伴随症状，典型表现为喷射样呕吐，呕吐后头痛缓解，最常见于成人。婴幼儿出现频繁呕吐，常提示第四脑室或颅后窝占位性病变，有时也见于脑积水或硬膜下出血。急性颅内压增高者头痛出现早且剧烈，多为炸裂样胀痛，伴有烦躁不安、频繁呕吐。如有意识障碍、瞳孔改变、出现锥体束征应考虑小脑幕切迹疝，如伴有颈痛、颈项强直提示枕骨大孔疝。

四、高颅内压头痛的辅助检查

1. 脑脊液检查　腰穿测定脑脊液压力确定是否存在颅内高压。侧卧位脑脊液压力成人＞250mmH$_2$O 或肥胖儿童＞280mmH$_2$O 视为颅内高压。此时，脑脊液细胞数、糖和氯化物均正常，蛋白一般正常。值得注意的是，颅内压增高的患者腰椎穿刺进行脑脊液检查有发生脑疝的危险，应小心谨慎。必要时，可在给予脱水剂后进行脑脊液检查，腰穿后严密观察。

2. 影像学检查

（1）头颅 X 线平片检查：前囟未闭的婴幼儿可见前囟凸出、骨缝开裂，成人慢性颅内压增高可见鞍背与后床突骨质吸收、指压样痕迹增加或异常钙化等。

（2）头颅 CT 检查：显示各种颅内占位性病变、脑积水和脑静脉血栓。也可显示脑组织体积增加的影像形态或密度改变，发现脑室系统大小、有无移位、变形或不对称等。必要时，还需要注射对比剂进行增强 CT 扫描。

（3）数字减影脑血管造影：对占位性病变、动静脉畸形和动静脉瘘有诊断价值。适用于某些高颅内压头痛的进一步检查。

（4）头部磁共振检查：显示颅内占位性病变、脑积水和脑静脉血栓。虽然部分高颅内压头痛患者颅脑 MRI 正常，但是可见空蝶鞍、眼周蛛网膜下隙扩张、视盘突入玻璃体、巩膜后扁平化和大脑横窦狭窄等表现。

3. 太阳穴压迫试验　检查者用手强力压迫双侧太阳穴，若患者颅内压增高，将会出现明显疼痛。这仅是作为判断是否有颅内压增高的参考。

五、高颅内压头痛的诊断和鉴别诊断

（一）诊断

2018 ICHD-3 中对高颅内压头痛的诊断标准进行了描述。

1. 新发头痛或者既往头痛显著加重，符合标准 3。

2. 已确诊为特发性颅内压增高，并测得脑脊液压力＞250mmH$_2$O 或者肥胖儿童＞280mmH$_2$O，并且脑脊液组成成分正常。

3. 至少符合下列 3 项中的 2 项以证明存在因果关系。

（1）头痛的发生或显著加重与颅内高压在时间上密切相关。

（2）降低颅内压，头痛减轻。

（3）视盘水肿。

4. 不能用 2018 ICHD-3 中的其他诊断更好地解释。

（二）鉴别诊断

高颅内压头痛应与低颅内压头痛相鉴别。

1. 平卧位时低颅内压头痛明显减轻或缓解，高颅内压头痛与之相反。

2. 两者病史不同。

3. 高颅内压头痛一般有视盘水肿，低颅内压头痛则无。

4. 腰椎穿刺有鉴别诊断价值：低颅内压头痛侧卧位脑脊液压力<60mmH$_2$O，甚至等于 0，高颅内压头痛脑脊液压力>250mmH$_2$O。

六、高颅内压头痛的治疗

关键在于明确诱因，治疗原发病，并积极对症治疗。早期诊断、有效的病因治疗、及时阻断颅内压增高的恶性病理循环是提高治疗效果的重要环节。头颅 X 线、CT、MRI、造影等辅助检查有助于明确诊断。对症治疗可缓解症状，为病因治疗创造条件。

（一）病因治疗

1. 外伤、炎症、脑缺血缺氧等原因引起脑水肿，采用脱水治疗，应用脑保护剂，改善微循环，保护血脑屏障。

2. 颅内占位性病变引起颅内压力增高，应及时手术切除病变，如切除肿瘤、清除血肿、排出脑脓肿、脑寄生虫囊肿或肉芽肿。

3. 脑脊液循环通路受阻形成脑积水，可做脑脊液分流手术。

4. 及时处理广泛性凹陷性骨折，采用颅缝再造术治疗狭颅症，纠正颅底凹陷症等。

5. 为防止急性颅内压增高形成脑疝，可急诊行外科手术，如颞板下减压术。

6. 慢性颅内压增高可出现意识障碍和继发性视神经萎缩，如果经正规内科药物治疗无效，视力仍然进行性下降，视野缺损范围逐渐扩大，或应用药物治疗有明显不良反应，应尽早手术治疗。手术治疗的目的是降低颅内压，减轻视盘水肿，挽救视力及视野，提高患者生活质量。传统术式包括脑室-腹腔分流术、三脑室底造瘘术、视神经鞘开窗术、颞肌下减压术等。视神经鞘开窗术可改善或稳定视野和视敏度，甚至可使高达 65% 的患者头痛得以改善。

（二）对症治疗

1. 脱水　目前常用 20%甘露醇或呋塞米，呋塞米 40～60mg/d 同时补钾可有效降低颅内压，缓解头痛。静脉滴注甘油果糖、口服甘油盐水、口服或静脉注射利尿药也可降低颅内压，减轻水肿。高渗性脱水药只能临时缓解颅内高压，争取获得全面诊断与治疗的时间，不宜长期应用。辅以浓缩血清白蛋白，可提高血浆胶体渗透压有助于脱水作用的维持，效果更好。

2. 激素治疗 肾上腺皮质激素具有促进细胞膜稳定性、增加损伤区血流量、防治创伤性脑水肿的优点，易早期应用。首选地塞米松，降低颅内压，且水钠潴留的不良反应较弱。另外，口服或静脉注射皮质类固醇可以减轻脑水肿，降低颅内压。皮质类固醇也用于视力丧失的紧急治疗。但应警惕皮质类固醇的停药反应，如颅内压反弹性升高、体重增加和水钠潴留，尤其对肥胖患者更为不利。

3. 脑组织保护剂 有助于神经元对抗脑缺血性损害，常用苯巴比妥类、甘露醇、维生素 C、辅酶 A 等。

4. 人工冬眠 亚低温疗法显著降低脑组织代谢和耗氧量，减轻脑水肿，提高脑组织对缺血性损害的耐受性。

5. 控制性过度通气 过度通气减少脑的高灌注区血流，增加低灌注区血流，被广泛应用于控制重型广泛颅脑损伤引起的颅内高压。但近年来研究认为，过度通气不但不能增加脑组织氧含量，反而使脑组织氧含量显著降低，加重脑损害。

6. 药物对症治疗

（1）镇痛药：阿司匹林、布洛芬、对乙酰氨基酚等解热镇痛药可缓解头痛，若头痛剧烈可合用一些麻醉类镇痛药。

（2）偏头痛药物：预防偏头痛的药物对顽固性头痛有一定疗效。但是经常应用镇痛药物会诱发药物过量性头痛，使情况更加复杂。对某些病例，预防偏头痛的药物和利尿药合用有一定的价值。托吡酯有减轻头痛、抑制碳酸酐酶和减轻体重的作用，采用逐渐加量的方案，根据疗效由小量开始逐渐增至 100～200mg/d，对高颅内压头痛非常有效。托吡酯的不良反应包括感觉异常、嗜睡、肾结石等。

（3）碳酸酐酶抑制剂：乙酰唑胺抑制碳酸酐酶，减少脑脊液生成，对高颅内压头痛有效。初始剂量每次 250mg，每日 2 次，根据患者对药物的反应，可酌情加量。妊娠时发病，在妊娠 20 周后才可以服用乙酰唑胺。不良反应包括手、足、口周麻木和麻刺感，恶心和肾结石等。

7. 控制体重 研究表明减轻体重可以缓解头痛，减轻视盘水肿，有助于视力恢复。研究者在一项研究中发现，3 个月内减去 2.5kg 或更多体重的肥胖女性患者，其视盘水肿和视野功能障碍恢复得更快。

七、高颅内压头痛的预防、预后和健康指导

高颅内压头痛的预后主要取决于原发病的严重程度，应早诊断、早治疗，尤其是危及生命的原发病的诊断和治疗。对出现视力视野损害的患者，如内科治疗效果不好，应尽早手术治疗。外科治疗虽可将颅内压恢复正常，视盘水肿消失，但对于已损伤并死亡的视神经节细胞则功能不能恢复。控制体重有助于减轻高颅内压头痛。

（谭　晶　孙东光）

第14章 其他头面痛

第1节 舌咽神经痛

一、舌咽神经痛概述

舌咽神经痛（glossopharyngeal neuralgia，GN）是指在舌咽神经分布区内反复发作的短暂剧烈疼痛，以突发突止为特征。疼痛常出现在耳、舌根、扁桃体窝和（或）下颌角处，在吞咽、说话或咳嗽时诱发。因本病常有迷走神经参与，故又称为迷走舌咽神经痛。其发作和缓解方式与三叉神经痛十分相似，但其发病率仅为三叉神经痛的 1/100，两者偶尔可并发。多在 40 岁以上发病，发病率男女无差别，以中老年多见，左侧多于右侧，偶尔可双侧发病。

二、舌咽神经的解剖

舌咽神经为混合神经，内含运动、感觉和副交感神经纤维。起自延髓，位于面神经、位听神经根的下方和迷走神经根的上方。舌咽神经根丝向外侧走行并集合成干，其中感觉根位于背侧，运动根位于腹侧，经第四脑室脉络丛的腹侧和绒球前面，与迷走神经和副神经一起经颈静脉孔出颅腔，沿颈内动、静脉之间下行，之后呈弓形向前经舌骨舌肌深面至舌根。在颈静脉孔处，舌咽神经干有较小的上神经节和较大的下神经节（又名岩神经节）。

舌咽神经干的分支包括：①颈动脉窦神经分布到颈动脉窦内的压力感受器和颈动脉体小球内的化学感受器，这些感受器与血压及呼吸调节反射有关。②咽神经于岩神经节下侧有 3～4 条小分支，自神经干发出，向内下方立即与迷走神经咽支和颈上神经节分支共同形成咽丛，主要支配咽黏膜感觉。③扁桃体神经，从舌咽神经经舌骨舌肌深面发出，分布于扁桃体，并与腭中和腭小神经结合，围绕扁桃体呈环状丛。发出小支至硬腭及软腭，分布于腭扁桃体上部和软腭邻近的部分黏膜。④舌支有两支，分布于舌体后 1/3 的味蕾，其中一支分布于轮廓乳头及界沟附近的舌黏膜，另一支分布于舌滤泡及会厌前黏膜。两侧的舌支与三叉神经的舌神经相结合。

舌咽神经包含 5 种纤维成分：①一般内脏感觉纤维；②特殊内脏感觉纤维（味觉）；③一般内脏运动纤维；④特殊内脏运动纤维；⑤一般躯体感觉纤维。

三、舌咽神经痛的病因和发病机制

舌咽神经痛分为原发性和继发性两大类。原发性舌咽神经痛最为多见，其病因不明，有学者认为可能与局部缺血有关，也有学者认为可能与某些原因造成舌咽神经及迷走神经脱髓鞘病变，导致舌咽神经的传入冲动与迷走神经之间发生"短路"有关。近年来，随着显微外科的开展，已经证实部分舌咽神经痛与椎动脉或小脑后下动脉压迫第Ⅸ、Ⅹ对脑神经有关，解除压迫后疼痛缓解。继发性舌咽神经痛通常由舌咽神经或其周围肿瘤、血管病变或炎症累及该神经所致。常见的原因有颅内外肿瘤、小脑脑桥角肿瘤、茎突过长、茎突舌骨肌韧带钙化、椎动脉粥样硬化、颈动脉瘤、蛛网膜炎及扁桃体周围脓肿等。目前，舌咽神经痛的发病机制主要有以下几种。

1. 神经受压学说　1980 年 Jannetta 提出三叉神经痛的病因是由于神经入脑桥处被小脑上动脉压迫所致，同样的机制亦引起舌咽神经痛。在接受开颅手术的舌咽神经痛患者中，研究者发现舌咽神经和迷走神经入脑处因椎动脉或小脑后下动脉弯曲使其受压或扭转，提示血管异常在舌咽神经痛的发病中起着重要作用。有病例提示茎突舌骨韧带钙化也可引起舌咽神经痛。此韧带与舌咽神经相邻，当其钙化时可使舌咽神经受压迫产生脱髓鞘改变，导致舌咽神经的传入信号与迷走神经之间发生"短路"，从而产生疼痛。

2. 神经重叠终止学说　原发性舌咽神经痛较三叉神经痛少见，且不易诊断，尤其两者发生于同一患者时，诊断尤为困难。有人提出舌咽神经和迷走神经在三叉脊束核内有重叠终止。Mccarron 等报道了 1 例病史长达 20 年的左侧舌咽神经痛患者，通过 MRI 检查除发现其左侧脑桥 T_2 呈高信号外，无其他异常发现，从而提出假设，即进入三叉脊束核的中枢疼痛纤维和三叉神经纤维或舌咽神经纤维存在神经元间的接触传导，可引起舌咽神经痛。

3. 中枢神经递质兴奋学说　谷氨酸/天冬氨酸有兴奋毒性作用，可引起神经细胞死亡。谷氨酸/天冬氨酸作用于不同种类受体，其中 N-甲基 D-天冬氨酸（NMDA）受体能打通膜通道，让大量钙离子通过，有学者认为这种机制是引起 NMDA 受体长期兴奋性毒性的主要原因。Eide 等报道，口服氯氨酮可缓解舌咽神经痛。氯氨酮是 NMDA 受体的非竞争性阻滞剂，因此推断 NMDA 受体在舌咽神经痛的发病中起重要作用。由此提出假说，即舌咽神经痛是由于 NMDA 受体激活，使中枢疼痛感觉神经元过分活跃所致。

4. 神经脱髓鞘及蛛网膜粘连　据手术中所见和术后病检所示，舌咽神经痛多有舌咽神经受压及蛛网膜粘连。电子显微镜下可见舌咽神经纤维髓鞘变性、增生、结构破坏，并见脱髓鞘改变，但是轴突变化不明显。变性髓鞘中可见很多异常髓鞘，异常髓鞘的纹理结构不清。光镜下见其主要病变为神经纤维变性肿胀，结构模糊不清，部分髓鞘消失。透射电镜可见神经纤维髓鞘严重变性，板层排列结构消失或断裂，出现空泡，轴浆呈固缩状。舌咽神经表面有小脑后下动脉压迫，舌咽神经根周围均有明显的蛛网膜增厚、粘连。蛛网膜病检显示蛛网膜增殖、变厚，瘢痕形成，部分有钙化灶，说明蛛网膜粘连性病灶也是引起舌咽神经痛的重要病因。

四、舌咽神经痛的临床表现

1. 发作特点　绝大多数患者无先兆，突发突止，每次发作时间持续数秒至数十秒，轻者每年发作数次，重者一天内可发作数十次。间歇期长短不一，且完全无痛。

2. 疼痛部位　主要位于一侧咽部、扁桃体区及舌根部，可反射到同侧舌面、外耳道深部、耳后部和下颌角。疼痛部位分为两型。①口咽型：痛区始于咽侧壁、扁桃体、软腭及舌后 1/3，而后放射到耳区，此型多见。②耳型：痛区始于外耳、外耳道及乳突，或介于下颌角与乳突之间，很少放射到咽侧，此型少见。

3. 疼痛性质　疼痛可为触电样、撕裂样、针刺样、刀割样、烧灼样。

4. 疼痛程度　多为重度，疼痛剧烈，突然发生，患者多难以忍受。

5. 诱发因素　有"扳机点"或"触发点"，常因说话、反复吞咽、打哈欠、舌部运动、触摸患侧咽壁、扁桃体、舌根及下颌角等原因引起疼痛发作。

6. 体格检查　面部神经系统无阳性体征。咽和舌部运动、触摸患侧咽壁、扁桃体、舌根及下颌角等处诱发疼痛，患者不敢说话、进食。

7. 伴随症状　心率和血压会出现波动，还可能出现自主神经功能改变，如低血压、唾液及泪腺分泌增多、出汗、咳嗽。个别患者可伴有耳鸣、耳聋、喉部痉挛。严重者会出现晕厥，伴有心动过缓或心搏停止，但较为罕见。

8. 丁卡因试验　非典型病例可行丁卡因试验。用 1%丁卡因溶液喷涂扁桃体及咽部，疼痛消失并维持 1～2 小时，正常饮食、吞咽不再触发疼痛，视为丁卡因试验阳性。舌咽神经痛患者丁卡因试验阳性率高达 90%。

五、舌咽神经痛的辅助检查

1. 对于临床确诊的舌咽神经痛患者，CT 和 MRI 检查的价值在于可以发现肿瘤等占位性病变引起的继发性舌咽神经痛。对于原发性舌咽神经痛，MRI 薄层扫描部分患者可见血管压迫舌咽神经根或与舌咽神经根关系密切。磁共振体层血管造影能清晰显示舌咽神经与邻近血管之间的解剖关系，明确舌咽神经是否受迂曲血管压迫或与其相接触，具有较高的敏感性和特异性，可为舌咽神经痛的病因诊断及微血管减压术的术前评估提供可靠的影像学依据。

2. 脑脊液检查和鼻咽部软组织活检，以排除颅底蛛网膜炎、鼻咽癌颅内转移等。

3. 丁卡因试验阳性。

六、舌咽神经痛的诊断与鉴别诊断

（一）诊断

2018 ICHD-3 中对舌咽神经痛的诊断标准进行了描述。

1. 出现在舌咽神经分布区内的反复发作的单侧痛，并符合标准 2。

2. 疼痛符合下面 4 项。

（1）每次持续数秒至 2 分钟。

（2）重度。

（3）触电样、撕裂样、针刺样或锐痛。

（4）在吞咽、咳嗽、说话或打哈欠时诱发。

3. 不能用 2018 ICHD-3 中的其他诊断更好地解释。

（二）鉴别诊断

诊断时一定要排除鼻咽癌、咽鼓管肿瘤及颈部恶性肿瘤等引起的继发性舌咽神经痛。其疼痛多为持续性，无扳机点，常伴有神经系统体征和局部病变症状特点，X 线、CT 及 MRI 等检查有助于发现原发病。排除继发性舌咽神经痛后仍需与三叉神经痛、喉上神经痛、中间神经痛相鉴别。

1. 三叉神经痛　以中老年女性多见，疼痛以颜面为主，且不超过三叉神经支配区。"扳机点"通常在口周、鼻旁、眶上孔、眶下孔和口腔牙龈等处，易在洗脸、咀嚼、说话、触摸面部时诱发。舌咽神经痛与三叉神经分支舌神经痛的区分在于，后者疼痛部位在舌前部、舌侧缘及舌尖，而不是舌根部，通常累及下颌神经分布区，而不向外耳道放射。

2. 喉上神经痛　位于一侧咽喉部，可向同侧下颌角、外耳道和枕部放射的剧烈疼痛，在颈外侧甲状软骨和舌骨之间有明显压痛。阻滞该区疼痛可减轻或完全缓解。

3. 中间神经痛　发病年龄较年轻，为一侧外耳道阵发性深在的疼痛，持续时间较长。"扳机点"大多在耳道的后壁，常伴有舌前 2/3 味觉障碍和泪腺、舌下腺、下颌下腺分泌增强及周围性面瘫等症状。丁卡因试验阴性。

七、舌咽神经痛的治疗

治疗目的是缓解疼痛，尽可能减少不良反应，提高患者生活质量。若病因明确且能去除者，应先去除病因。临床上舌咽神经痛治疗流程如下：确诊为舌咽神经痛的患者→口服药物（无效或不可耐受者）→神经阻滞→舌咽神经射频热凝术→手术治疗。

（一）药物治疗

舌咽神经痛的药物治疗与三叉神经痛基本一致。卡马西平为最常用的药物，效果显著，可有效缓解疼痛，口服剂量为每次 100～200mg，每日 3 次。长期服用卡马西平的患者需要检测血常规和肝功能。患者也可选用奥卡西平，口服剂量为 600～1800mg/d。三环类抗抑郁药物，如阿米替林和多塞平。5-羟色胺和去甲肾上腺素重摄取抑制剂，如度洛西汀，其口服剂量为 60mg/d，最大剂量为 120mg/d。抗惊厥药物，如加巴喷丁和普瑞巴林，两者均为治疗神经病理性疼痛的一线药物，也可用于治疗舌咽神经痛。其他药物还包括苯妥英钠、氯胺酮、巴氯芬、B 族维生素等。药物治疗舌咽神经痛总有效率不高，虽有少数患者疼痛可完全缓解，但复发率较高。

（二）神经阻滞

适用于药物治疗效果不佳或症状严重者。神经阻滞包括局部神经阻滞和舌咽神经阻滞。

1. 局部神经阻滞　是用局部麻醉药丁卡因行咽喉部喷洒而产生镇痛作用。常用 1% 的丁卡因进行局部麻醉。

2. 舌咽神经阻滞　分为口腔外入路和口腔内入路，其中口腔外茎突内侧法最常用。舌咽神经阻滞的定位标志是颞骨的茎突（图 14-1）。患者仰卧位或坐位，头转向对侧，常规消毒后从外耳道外口下方、乳突前缘稍前方垂直皮肤进针 1.25～2.50cm，触及茎突后，将穿刺针针尖稍向后移动，沿茎突后缘进针 0.5～1.0cm，针尖到达颈静脉孔下方，回吸无血，注入药物。常用药物为 2% 利多卡因 0.5～1.0ml。穿刺时应注意以下几点：①茎突不易触到；②舌咽神经紧靠颈内动脉外侧，注药时必须回吸无血；③舌咽神经与周围神经、血管关系密切，用此法不宜注入神经破坏药。

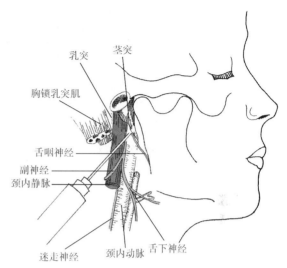

图 14-1　舌咽神经阻滞

神经阻滞可能出现的并发症：①出血和血肿。是经口腔外入路实施舌咽神经阻滞时最常见的并发症。舌咽神经出颅后走行于颈动脉表面，并包埋于颈动脉鞘的深面，与颈静脉伴行，若穿刺过深会损伤颈内动、静脉，误将局部麻醉药注入血管内可引起惊厥和心血管意外。因此定位要准确，把握好穿刺深度，回抽无血方可给药。②迷走神经和舌咽神经在出颈静脉孔时相距很近，在该水平阻滞不仅可引起心动过速和高血压，还可使缺氧性通气驱动功能降低。③口腔外入路舌咽神经阻滞可引起咽肌麻痹，所以禁忌同时行双侧舌咽神经阻滞。④迷走神经、副神经、舌下神经及颈交感神经链一并阻滞，可出现霍纳综合征、声音嘶哑、声门关闭而窒息和耸肩无力。在进行舌咽神经阻滞时，准备好急救药物和抢救设备是非常必要的。

（三）射频治疗

经皮舌咽神经射频热凝术是在 CT 或 X 线透视下，对舌咽神经干或经颈静脉孔对岩下神经节进行射频热凝治疗。该方法适用于药物治疗无效或不能耐受药物不良反应的患者，也适用于高龄或一般情况差不能耐受开颅手术的患者。射频治疗术后复发率与术中热凝温度相关，若想保留面部触觉，术中热凝温度偏低，则术后复发率较高。对复发患者再次行射频热凝治疗，疗效仍很确切。由于舌咽神经周围结构复杂，与迷走神经、副神经、颈动静脉等结构相邻，穿刺或热凝治疗时损伤这些结构可引起严重的并发症，包括吞咽困难、发音困难、声音嘶哑等。因此，此方法在临床应用上不如三叉神经射频热凝治疗广泛。

（四）手术治疗

适用于疼痛严重，经保守治疗无效的顽固性舌咽神经痛患者。常用的手术方式有以下3种。

1. 经颅乙状窦后入路舌咽神经根微血管减压术　舌咽神经痛可由于血管在脑神经根进入区压迫舌咽及迷走神经所引起，行血管减压治疗能够有效消除疼痛。因此，有学者认为采用神经血管减压术治疗本病是最佳方案，可保留神经功能，避免神经切断术的一系列并发症，如病侧咽部干燥、感觉消失和复发。

2. 经颅乙状窦后入路舌咽神经切断术　舌咽神经周围结构复杂，舌咽神经切断术危险性较高。而且周围神经距感觉神经节较远，术后疼痛复发率高，故适用于不能耐受开颅手术的患者。

3. 经颅外入路舌咽神经切断术　术中探查没有明显的血管压迫神经，可选用舌咽神经切断术。若误切较多迷走神经根丝，可引起一系列并发症，如吞咽困难、声音嘶哑、刺激性干咳等。

八、舌咽神经痛的预防、预后和健康指导

舌咽神经痛是否复发和复发时间难以预测。在发作间期，尽可能避免疼痛的诱发因素，如说话、反复吞咽、舌部运动，以及触摸患侧咽壁、扁桃体、舌根及下颌角等处。舌咽神经痛一般预后良好，但是药物治疗不能预防发作或改变自然病程。

第 2 节　鼻睫神经痛

一、鼻睫神经痛概述

鼻睫神经痛是导致头痛的耳鼻喉科疾病之一，临床上常表现为从一侧鼻翼开始，急骤发作的刀割样或烧灼样剧痛，迅速扩布至同侧鼻根、眼内角、眼球、眼眶、前额等部位，又称筛前神经痛或嗅裂综合征。最早由 Charlin 在 1931 年对鼻睫神经痛的临床症状首次做了详细描述和总结，所以也称 Charlin 综合征。本病好发于中年女性。鼻睫神经痛可因为鼻腔结构性改变压迫鼻睫神经引起，也可由于鼻黏膜肿胀、局部外伤、眶内感染、筛窦炎及某些全身性感染或中毒性疾病等引起。

二、鼻睫神经的解剖

鼻睫神经是三叉神经第一支即眼支的分支，由眶上裂出颅入眼眶，位于眼眶的最内侧。其发出睫状神经节长根、长睫神经、筛后神经及滑车下神经等分支后，终支通过筛前孔进入鼻腔。鼻睫神经主要由感觉纤维组成，但也有一部分来自颈动脉丛的交感纤维加入，和

邻近的神经尚有许多吻合支,与睫状神经节有密切的联系。此神经传导眼球、泪腺、额窦、一部分蝶窦和筛窦、鼻腔前部和外侧的黏膜以及鼻前外侧皮肤的感觉;另外支配一部分鼻腔黏膜腺体分泌、一部分面部汗腺分泌和小血管运动,并反射性地影响泪腺分泌及眼内肌的活动。

三、鼻睫神经痛的病因和发病机制

大部分学者认为鼻睫神经痛是由于鼻腔结构性改变,如鼻中隔高位偏曲、中鼻甲肥大、筛泡肥大、钩突肥大等导致嗅裂狭窄,引起鼻睫神经末梢受压或炎症、气压等刺激引起神经兴奋性增高所致。但也有学者认为,神经 P 物质是疼痛的重要介质,紧张的黏膜可刺激P 物质释放,引起局部反射性血管舒张,导致激肽、组胺、前列腺素的释放,引起疼痛。少数学者认为自主神经功能障碍是其原因之一,副交感神经兴奋使鼻黏膜血管扩张、鼻甲肿大、分泌增多,加重鼻腔上部解剖间隙的狭窄,使鼻睫神经、筛前神经受挤压而引起疼痛。

四、鼻睫神经痛的临床表现

本病起病急骤,多于触摸鼻翼、擤鼻涕或经鼻孔用力呼吸时诱发,主要表现为从一侧鼻翼开始的刀割样或烧灼样痛,迅速闪电样传导至同侧鼻根、眼内眦、眼球、眼眶,甚至可达前额内侧或颞部。每次发作持续数秒至数分钟。疼痛程度剧烈,伴有同侧鼻塞、流涕、眼睑及结膜充血肿胀、流泪等。体格检查多无阳性体征。发作间期查体可见患侧眼睑及结膜充血肿胀,鼻翼皮肤感觉过敏,鼻翼、鼻根部、眼内眦触痛或压痛。间歇期如常,无任何不适。本病的典型表现有以下 4 大特征。

1. 发作性一侧眼鼻部剧痛。
2. 发作期间同侧流涕。
3. 伴有同侧流泪、眼结膜充血以及继发角膜炎或溃疡。
4. 丁卡因涂抹上鼻甲前上方的神经出口处黏膜可立即止痛。

五、鼻睫神经痛的辅助检查

1. 鼻内镜或鼻部 CT 检查 多可发现鼻中隔高位偏曲、中鼻甲肥大、筛泡肥大、钩突肥大等病变引起嗅裂狭窄。

2. 局部麻醉试验阳性 用丁卡因或利多卡因在嗅裂、上鼻甲后部的筛前神经分布区域行表面麻醉,疼痛可立即消失或明显缓解。

六、鼻睫神经痛的诊断与鉴别诊断

(一)诊断

1. 典型临床表现为单侧鼻翼及鼻根部发作性闪电样剧痛,累及眼眶、眼球或前额内侧。

2. 伴有同侧鼻塞、流涕、结膜充血、流泪。

3. 丁卡因或利多卡因局部麻醉可以消除或缓解疼痛。

（二）鉴别诊断

鼻睫神经痛容易误诊，需要注意与以下疾病相鉴别。

1. 鼻窦炎　鼻睫神经痛与筛窦炎、额窦炎所致的头痛相似，但鼻窦炎头痛一般较轻，表现为眼内眦和鼻根深部发胀或微痛，有时为额部头痛，有时头痛局限于颞部，常为周期性发作。前鼻镜检查、额窦 X 线摄片、鼻窦 CT 扫描有助于诊断。

2. 蝶腭神经痛　蝶腭神经痛的疼痛性质和部位与鼻睫神经痛相似，二者鉴别比较困难。蝶腭神经痛起源于蝶腭神经，发作时伴有下面部疼痛，丁卡因涂抹中鼻甲后部黏膜疼痛即能缓解，或者采用蝶腭神经节阻滞也能消除疼痛。

3. 三叉神经痛　三叉神经第二支的分布区域可出现鼻部疼痛，与鼻睫神经痛相似，但多于说话、洗脸、刷牙时诱发，并且较少伴有流泪、眼结膜充血症状，丁卡因试验阴性。

七、鼻睫神经痛的治疗

主要包括药物治疗、局部神经阻滞、射频治疗及手术治疗。其中手术治疗是鼻睫神经痛的主要治疗手段。

（一）药物治疗

药物治疗总体效果不佳，抗癫痫药较为常用，例如卡马西平、奥卡西平、丙戊酸钠等。其次是钙通道调节剂，如加巴喷丁和普瑞巴林。非甾体类药物可用于镇痛，如双氯芬酸钠、塞来昔布和布洛芬等，但镇痛效果欠佳。

（二）神经阻滞治疗

行鼻睫神经阻滞治疗时患者仰卧，眼向前视。常规消毒铺巾后，持 3.5cm 长的 7 号穿刺针于眶内眦上 1cm 或眶上缘之内下 1/3 处缓慢进针，进针至眶内或下侧壁 2.0~2.5cm，回吸无血，注入 1%利多卡因 1ml，可以同时注射糖皮质激素和甲钴胺。穿刺时注意保护好眼球，避免针尖划伤。反复穿刺容易造成眶内血管出血，形成血肿。大多数患者需要多次重复阻滞治疗，才能取得一定疗效，而长期疗效往往难以满意。

（三）射频治疗

与鼻睫神经阻滞治疗相比，射频热凝毁损鼻睫神经能得到更持久的疗效。有学者对 21 例鼻睫神经痛患者进行筛前神经射频热凝治疗，术后效果良好，复发率较低。但该治疗方法有造成筛前动脉损伤导致大出血的可能，故临床应用受限。

（四）手术治疗

手术治疗是目前临床上治疗鼻睫神经痛的重要手段，一般由专业的耳鼻咽喉科医师在鼻内镜下施行。常用术式有筛前神经切断术、中鼻甲切除术、鼻中隔及中鼻甲矫正术、筛窦开放术、中鼻甲部分切除加外展术等，总体治疗效果较好。

八、鼻睫神经痛的预防、预后和健康指导

影响鼻睫神经痛预后的因素包括引起疼痛的病因、病程长短及治疗方式等。对于感染、炎症等良性疾病，通过及时对病因治疗，预后往往较好。

第 3 节 喉上神经痛

一、喉上神经痛概述

喉上神经痛是指喉上神经分布区域反复发作的剧烈疼痛，多位于一侧咽喉部，可向同侧下颌角、外耳道和枕部放射，是一种临床上少见的神经痛。该病好发于中年男性。分为原发性和继发性两种，继发性喉上神经痛一般由上呼吸道感染或喉部手术引起。

二、喉上神经的解剖

喉上神经是迷走神经的分支，位于咽外侧，斜越颈内动脉内侧，沿咽缩肌向前下伸延，中途有来自颈上交感神经节和咽丛的吻合支加入。在舌骨大角处，该神经分为内支和外支。喉外支与甲状腺上动脉并行，支配咽下缩肌和环甲肌；喉内支属纯感觉神经，与喉上动脉一起穿过甲状舌骨膜入喉，分布于声门裂以上的喉黏膜、会厌及部分舌根，在喉下部与来自喉返神经的喉下神经相吻合。喉上神经痛的范围主要局限于以感觉纤维为主的迷走神经分支，如喉上神经、耳支及脑膜支的分布区。

三、喉上神经痛的病因和发病机制

目前，关于原发性喉上神经痛的文献报道较少，具体发病机制不明，可能与三叉神经痛或舌咽神经痛的发病机制相似，与颅内血管对迷走神经出脑干处的压迫有关。继发性喉上神经痛最常见的原因是喉上神经炎，可由上呼吸道疾病、病毒感染或喉部手术激惹引起。其他常见的诱发因素包括颈动脉内膜剥脱术后瘢痕形成、扁桃体切除术、甲状腺炎、舌骨偏移挤压、显微神经外科手术、咽侧壁憩室和创伤等。

四、喉上神经痛的临床表现

典型症状表现为一侧咽喉部的发作性剧痛，从甲状舌骨膜向同侧下颌角放射，偶尔可

达同侧耳、眼（球后）及枕部，有时可沿颈部向下传导至上胸部或肩部。疼痛多位于一侧，左侧多于右侧，有时累及双侧。疼痛持续时间从数分钟至数小时不等，发作间隔及强度均不规律。发作期可伴有剧烈干咳、恶心、面部潮红、多汗、唾液分泌增多、呼吸急促或心率减慢等症状，偶尔在疼痛剧烈时出现短暂晕厥。发作间歇期常无症状。声嘶是喉上神经痛的显著症状之一。吞咽动作可诱发剧烈疼痛，导致患者不敢进食。

查体可发现"扳机点"或"触发点"多位于甲状舌骨膜区域（喉上神经内支穿过甲状舌骨膜的入口点）和梨状隐窝。在颈外侧甲状软骨和舌骨之间有明显压痛。甲状舌骨膜周围没有其他重要的神经分布，源于这个部位的疼痛通常能够诊断为喉上神经痛。

诱发因素包括吞咽、叫喊、转头、唱歌、咳嗽、打喷嚏、尖声说话等。

五、喉上神经痛的辅助检查

1. 通过颅颈部 MRI 平扫及增强、CT、甲状腺彩超、喉镜检查排除咽喉部肿瘤、炎症、畸形等其他可能。
2. 影像学检查常无阳性发现。
3. 肌电图确定喉肌的功能变化。

六、喉上神经痛的诊断与鉴别诊断

（一）诊断

按压喉上神经穿过甲状舌骨膜处引起剧烈疼痛可作为诊断的重要证据之一，行喉上神经阻滞使疼痛缓解可更进一步明确喉上神经痛的诊断。但喉上神经痛不是引起颈前区疼痛的常见原因，必须在进行大量相关检查排除其他可能病变后才考虑此病。

（二）鉴别诊断

1. 喉部肿物、炎症、结核和喉梅毒　疼痛部位及性质可与喉上神经痛相似，通过喉镜检查和局部组织活检可以鉴别。原发性喉上神经痛患者喉镜检查及活检基本正常。

2. 其他脑神经痛　如三叉神经痛、舌咽神经痛等，通过受累神经分布部位及触发点不同可以鉴别。三叉神经痛疼痛范围一般不超过下颌骨。

3. 甲状腺疾病　亚急性甲状腺炎局部可有压痛，常伴有 C 反应蛋白或红细胞沉降率增高。

4. 颈动脉炎　主要以颈前三角区颈总动脉压痛、肿胀、特异性搏动为特征，多为一侧性，呈周期性发作，常伴血管源性头痛及偏头痛。可通过颈动脉分叉处按压诱发疼痛与喉上神经痛相鉴别。

5. 其他引起喉部疼痛的疾病　如茎突综合征、舌骨综合征和咽上缩肌综合征等，可通过局部触诊及选择性神经阻滞等方式加以鉴别。

七、喉上神经痛的治疗

（一）治疗原则

首先明确是原发性还是继发性喉上神经痛，对于继发性喉上神经痛如病因明确且能去除者，应先去除病因。喉上神经痛治疗的目的在于缓解疼痛，减少不良反应，提高患者生活质量。治疗方法可参考三叉神经痛的临床治疗。确诊为喉上神经痛的患者先口服药物治疗，无效或不可耐受者采取神经阻滞治疗，仍无效或效果不佳者可手术治疗。

（二）药物治疗

1. 抗癫痫药 最常用的药物为卡马西平，其次为苯妥英钠。具体应用剂量参考三叉神经痛药物治疗。

2. 抗惊厥药 加巴喷丁或普瑞巴林是钙通道调节剂，对各种神经痛治疗有效，具体应用剂量参考三叉神经痛药物治疗。

3. 神经修复药 维生素 B_1、维生素 B_6 及维生素 B_{12} 有神经修复作用。其他神经修复药物包括牛痘疫苗致炎兔皮提取物注射液、神经妥乐平、胞二磷胆碱钠注射液等。

（三）神经阻滞治疗

喉上神经阻滞治疗时患者取仰卧位，头稍后仰，在颈总动脉内侧触及舌骨大角尖端，在其下缘用 3.5cm 长的 7 号短针向前、内、下方缓慢进针约 1cm，抵达舌骨大角和甲状软骨上角间隙中点，即喉上神经入口处。不必寻找异感，回吸无血，注入 1%利多卡因 2ml。但有研究发现，高浓度利多卡因行喉上神经阻滞治疗喉上神经痛的镇痛时间，显著低于行眶下神经阻滞治疗三叉神经痛的镇痛时间，这可能与眶下神经阻滞时局麻药集中于眶下导管内，而喉上神经阻滞时局麻药在组织内迅速扩散有关。因此，建议行多次、重复的喉上神经阻滞治疗。注射过浅或药量过大容易发生喉返神经阻滞。随着超声引导介入技术的不断普及推广，目前可在超声引导下完成喉上神经阻滞，成功率和安全性显著提高。另外，也可在超声引导下行喉上神经射频治疗。

（四）手术治疗

当非手术治疗无效时考虑手术治疗。手术治疗主要包括颈部喉上神经内支切断术、迷走神经显微血管减压术、迷走神经上部根丝切断术。如合并舌咽神经痛，则经枕下入路在颅后窝底行舌咽神经根与上部迷走神经根丝切断术。另有研究报道，通过切除甲状舌骨膜使喉上神经间接减压可以治疗喉上神经痛，但疗效有待于进一步探讨。

八、喉上神经痛的预防、预后和健康指导

喉上神经痛发病率非常低，及时诊断、有效治疗是关键，一般预后良好。尽可能避免可能诱发疼痛的机械动作，避免诱发疼痛的刺激。

第4节　睡眠性头痛

一、睡眠性头痛概述

睡眠性头痛（hypnic headache，HH）是指在睡眠中唤起患者的钝性头痛发作，也称为"睡眠性头痛综合征"和"闹钟"头痛。睡眠性头痛是临床上较少见的一种头痛，其发作与睡眠密切相关，常于睡眠中某个固定时刻突然出现，持续长达4小时，疼痛消失后患者继续入睡，而后可能被头痛再次惊醒。睡眠性头痛不发生脑内结构的损害，不属于三叉神经自主性头痛的范畴，不伴有特征性的伴随症状。多数始发于50岁以后，但也可见于年轻人群，男女患者比例约为1∶2。睡眠性头痛患者无明显家族史。

二、睡眠性头痛的病因和发病机制

病因和发病机制尚不明确，可能与睡眠、创伤、应激反应、应激后放松、天气变化、食物或饮食习惯等有关。目前研究证实的发病机制有如下几种。

1. 下丘脑功能障碍　头痛发作的昼夜节律性和睡眠的依赖性是睡眠性头痛的显著特征。下丘脑是调节睡眠及疼痛的功能区域，因此有学者假设下丘脑功能障碍是睡眠性头痛的发病机制。2011年Dagny Holle通过基于体素的MRI形态学检查方法发现，睡眠性头痛患者下丘脑后部及其他疼痛处理区域，如扣带回、额叶、颞叶等，灰质体积减小。该研究证实了下丘脑后部与睡眠性头痛病理生理的相关性，也验证了下丘脑后部对睡眠及疼痛的重要调节作用。

2. 褪黑激素紊乱　体内褪黑激素紊乱可能和睡眠性头痛有关。褪黑激素具有强化氨基丁酸的作用，后者可以抑制疼痛信号的传导。夜晚，褪黑激素水平降低，对氨基丁酸的兴奋作用减弱，因而，敏感人群的头痛常在夜间发生。

3. 生物钟紊乱　头痛常在夜间的固定时间发生，提示睡眠性头痛与人体生物钟紊乱有关。人体生物钟位于视交叉上核，视交叉上核接受中脑导水管周围灰质的传入和传出信号。老年人下丘脑松果体轴特别是视交叉上核功能减退，褪黑激素分泌减少，可能与睡眠性头痛的发病相关。

4. 5-羟色胺代谢异常　干预5-羟色胺代谢的药物可以改善睡眠性头痛，因此推测5-羟色胺的代谢也与睡眠性头痛的发病有关。

5. 大脑皮质缺血　睡眠性头痛的局灶性神经系统症状多为大脑皮质缺血所致，表现为局部小动脉和毛细血管收缩引起的皮质血液分流、血小板聚集或上述两种情况同时存在。

6. 其他　多种药物通过不同机制可有效治疗睡眠性头痛，说明睡眠性头痛的发病机制不是单一的，可能存在多种病理生理机制。遗传因素所致的单胺类神经递质代谢紊乱也可使患者头痛的发生率增加。

三、睡眠性头痛的临床表现

约 2/3 患者表现为双侧头痛，多位于额部或全头部，也可为单侧，甚至可局限为额部、顶部、颞部、枕部。疼痛性质多为针刺样、烧灼样或钝痛，少数为搏动样头痛。头痛程度通常为轻中度，少数患者为重度。头痛类似紧张性头痛的特点，最近也有报道称头痛可以具有偏头痛的特点，一些患者头痛发作时伴恶心。头痛通常持续 15～180 分钟或更长时间，甚至长达 600 分钟。大部分患者为每天头痛或近乎每天头痛，但也可能为发作性头痛（每月＜15 天）。头痛每晚多发作一次，具有规律性，常在入睡后 3 小时或凌晨 2～4 时出现。少数患者每晚可发作两次，每次间隔约 60 分钟；极少数患者每晚可发作数次，白天小睡时头痛也可发作。

睡眠性头痛可伴恶心、畏光、畏声等偏头痛样症状。有的患者还伴噩梦、失眠。睡眠性头痛发作期均伴有特征性的自主活动，如阅读、运动、看电视、吃东西、喝咖啡等，未发现焦躁不安者，由此可与偏头痛和丛集性头痛相鉴别。

四、睡眠性头痛的诊断和鉴别诊断

（一）诊断

2018 ICHD-3 中对睡眠性头痛的诊断标准进行了描述。

1. 反复发作的头痛符合标准 2～5。
2. 仅在睡眠中出现，会导致患者痛醒。
3. 每月发作天数≥10 天，持续＞3 个月。
4. 痛醒后头痛持续≥15 分钟，可长达 4 小时。
5. 无头颅自主神经症状或坐立不安。
6. 不能用 2018 ICHD-3 中的其他诊断更好地解释。

（二）鉴别诊断

1. 颅内占位　小脑血管母细胞瘤、颅后窝纤维型脑膜瘤、无功能垂体大腺瘤、生长激素分泌性垂体瘤常常诱发类似睡眠性头痛的症状。

2. 脑干病变　有脑桥腹外侧梗死的患者，在脑卒中 2 周后出现睡眠性头痛样表现。

3. 夜间高血压　夜间高血压与睡眠性头痛的关系仍不明确。有些伴高血压的夜间头痛患者，24 小时动态血压监测结果提示夜间存在血压峰值。有学者认为，既往无高血压病史或日间血压正常的患者，血压达峰时间可能与夜间头痛发作时间相关。

4. 药物反应　麦角胺、对乙酰氨基酚、咖啡因等镇痛药物的过度使用及长期应用锂剂后突然停药均可诱发睡眠性头痛样症状。

5. 睡眠呼吸暂停综合征　睡眠呼吸暂停综合征性头痛为继发性头痛，多表现为双侧头痛，不伴恶心、畏声、畏光等症状，4 小时内可缓解，多发生于睡醒后，头痛发作与呼吸暂停有密切的时间关系，头痛程度与睡眠呼吸暂停的严重程度呈正相关。睡眠性头痛患者睡眠监测发现，呼吸阻塞事件会导致夜间血氧饱和度降低，经鼻持续气道正压呼吸和吸氧治疗后，头痛明显减轻。因此，当患者伴有白天嗜睡、清晨醒后仍感疲乏症状时，在确诊睡眠性头痛前需排除睡眠呼吸暂停综合征。

五、睡眠性头痛的辅助检查

头部 CT 或 MRI、脑电图、脑脊液检查有助于排除肿瘤、炎症、脑血管等疾病引起的头痛。睡眠性头痛患者诱发电位、多普勒检查大多正常。多导睡眠图检查可发现快速眼动期缩短、睡眠期觉醒时间延长、睡眠分期不典型等异常。

六、睡眠性头痛的治疗

主要以预防性治疗为主，推荐使用碳酸锂、咖啡因、褪黑素、吲哚美辛作为预防性治疗药物。推荐的一线治疗用药为睡前每天应用碳酸锂 300～600mg，可与咖啡因和（或）褪黑素联合应用。推荐的二线治疗用药为睡前应用吲哚美辛和（或）咖啡因。推荐的三线治疗用药为睡前应用维拉帕米、氟桂利嗪或托吡酯，可与咖啡因和（或）褪黑素联合应用。连续应用 3～4 个月后逐渐减量。具体应用如下。

1. 碳酸锂 锂增加褪黑素水平，是预防睡眠性头痛最常用、最有效的药物。从小剂量开始应用，睡前服用 150mg/d，每 1～2 周加量 1 次，常规剂量为每晚 300～600mg，3～4 个月后逐渐减量。某些情况下，碳酸锂可以联合咖啡因和（或）褪黑素用于预防性治疗。不良反应有震颤、腹泻、口渴、多尿等，常常使治疗中断，老年人尤为显著。禁忌证包括心力衰竭、肾衰竭、银屑病、心血管疾病、电解质功能紊乱、甲状腺功能减退等，治疗前应进行心功能、肾功能、电解质和甲状腺功能检查。

2. 咖啡因 睡前每天服用咖啡因 40～60mg 或一杯咖啡被证实能有效预防睡眠性头痛。仅有极少数患者在服用咖啡因或咖啡后出现睡眠障碍。

3. 吲哚美辛 对单侧睡眠性头痛效果显著，有效率约为 70%。睡前每天 25～150mg（平均 75mg/d），也可与咖啡因联合应用。常见的不良反应是头痛，以白天出现头痛为特征表现。

4. A 型肉毒毒素 1 周内注射 4 次 A 型肉毒毒素头痛可完全缓解，2 个注射周期后头痛完全缓解期可达 5 个月。因此，A 型肉毒毒素可作为不能耐受锂剂和吲哚美辛患者的替代治疗。

七、睡眠性头痛的预防、预后和健康指导

睡眠性头痛大多预后良好，对生活质量无明显影响。轻者通过调整生活方式和养成良好的睡眠习惯可改善头痛症状，严重者采取综合治疗后预后较好。睡眠性头痛的发作可终身存在，但女性绝经后、男性中年后可停止发作，孕期发作减轻。

（刘玉林　李小琳）

参 考 文 献

艾登斌，谢平，肖建民，等，2019. 实用疼痛治疗技术手册. 北京：人民卫生出版社.

艾登斌，谢平，许慧，等，2016. 简明疼痛学. 北京：人民卫生出版社.

葛坚，余敏斌，卓液鸿，等，2016. 临床青光眼. 3 版. 北京：人民卫生出版社.

葛坚，赵家良，崔浩，等，2005. 眼科学规划教材. 北京：人民卫生出版社.

郭政，王国年，熊源长，等，2016. 疼痛诊疗学. 北京：人民卫生出版社.

国家药典委员会，2015. 中华人民共和国药典（二部）. 北京：中国医药科技出版社.

何亮亮，倪家骧，2016. 颈源性头痛诊断及治疗研究进展. 中国全科医学，19（12）：1392-1395.

黄宇光，徐建国，于布为，等，2010. 神经病理性疼痛临床诊疗学. 北京：人民卫生出版社.

刘延青，崔健君，于生元，等，2019. 实用疼痛学. 北京：人民卫生出版社.

刘延青，张达颖，傅志俭，等，2020. 中国疼痛病诊疗规范. 北京：人民卫生出版社.

田勇泉，孙虹，张罗，等，2018. 耳鼻咽喉头颈外科学. 9 版. 北京：人民卫生出版社.

张励才，曹焕军，马坚妹，等，2016. 麻醉解剖学. 4 版. 北京：人民卫生出版社.

张文波，王宇卉，2013. 丛集性头痛及其药物治疗进展. 世界临床药物，34（7）：394-397.

中华医学会神经外科学分会功能神经外科学组，中国医师协会神经外科医师分会功能神经外科专家委员会，上海交通大学颅神
  经疾病诊治中心，2015. 三叉神经痛诊疗中国专家共识. 中华外科杂志，53（9）：657-664.

中华医学会疼痛学分会头面痛学组，中国医师协会神经内科医师分会疼痛和感觉障碍专委会，2016. 中国偏头痛防治指南. 中
  国疼痛医学杂志，22（10）：721-727.

中华医学会眼科学分会青光眼学组，2017. 急性原发性闭角型青光眼糖皮质激素治疗的使用操作专家共识. 眼科，26（2）：76-77.

中华医学会眼科学分会眼免疫学组，2016. 我国前葡萄膜炎临床诊疗专家共识. 2016. 中华眼科杂志，3（5）：164-166.

Attanasio，R.，2010. Management of temporomandibular disorders and occlusion. Journal of Prosthodontics，12（3）：230-231.

Bahram Mokri，2014. Radioisotope cisternography in spontaneous CSF leaks：interpretations and misinterpretations. Headache，
  54（8）：1358-1368.

Headache Classification Committee of the International Headache Society（IHS），2018. The International Classification of Headache
  Disorders，3rd edition. Cephalalgia，38（1）：1-211.

Headache Classification Committee of the International Headache Society（IHS），2013. The International Classification of Headache
  Disorders，3rd edition（beta version）. Cephalalgia，33（9）：629-808.

Keita Sakurai，Masafumi Kanoto，Motoo Nakagawa，et al，2017. Dinosaur tail sign：a useful spinal MRI finding indicative of
  cerebrospinal fluid leakage. Headache，57（6）：917-925.

Kohnen T，Mahmoud K.，Jens Bühren，2005. Comparison of corneal higher-order aberrations induced by myopic and hyperopic lasik.
  Ophthalmology，112（10）：1692.e1-1692.e11.